わかりやすい
子どもの精神科薬物療法ガイドブック

著
ティモシー・E・ウィレンズ

監訳・監修
岡田　俊

訳
岡田　俊
大村正樹

星 和 書 店

Seiwa Shoten Publishers

2-5 Kamitakaido 1-Chome
Suginamiku Tokyo 168-0074, Japan

STRAIGHT TALK ABOUT PSYCHIATRIC MEDICATIONS FOR KIDS

Revised Edition

by
Timothy E. Wilens, M.D.

Translated from English
by
Takashi Okada, M.D.
and
Masaki Omura

English Edition Copyright © 2004 Timothy E. Wilens
Published by arrangement with The Guilford Press,
A Division of Guilford Publications, Inc., New York
Japanese Edition Copyright © 2006 by Seiwa Shoten Publishers, Tokyo

謝　辞

　私が本書を執筆できたのは，私を育ててくれた環境，そして，私が医療を行っている環境によるところが大きいでしょう．医師とは，ある日突然なれるものではありません．しばしば幼少期から始まる発達の過程で，情緒的および知的な成長を遂げ，はじめて一人の医師が誕生するのです．本書を読みすすめるなかで，リベラルなソーシャルワーカーであった母，そして堅実な実業家・哲学者であった父の影響が垣間見えるに違いないでしょう．私は家族に大変深い恩義を感じていますし，この気持ちが変わることは決してないでしょう．両親は，私の人生全体を通して多大なサポートと大きな自信を与えてくれました．現状に満足することなく，将来を見据えた議論を交わし，知的好奇心を追求していた両親の姿は，今でも私の行動の手本となっています．

　子どもに使用される様々な薬剤の使用経験を，本当に快く提供してくれた大勢の同僚に感謝の意を表します．米国マサチューセッツ総合病院児童精神薬理クリニックと研究プログラムの一員であることを光栄に思っています．また，研究においても，本書を完筆する上でも，長年サポートしてくれた同僚たちに謝意を表したいと思います．患者さんの治療に携わる一方で臨床研究を実施するという機会および協力的な環境に恵まれる専門家は，そうたくさんはいないでしょう．私にとっての長年の指導者であり，私をはじめとする精神医学従事者が多大な尊敬を寄せる，ハーバード大学医学部精神科教授のJoseph Biederman博士には，特にお世話になりました．博士の専心さ，洞察，情熱，そして思慮深さは，この分野における臨床研究を導き，精神疾患がある世界中の子どもたちの人生に強い影響を及ぼしました．このほか，私の向かい側の席に毎日座っている親しい同僚のThomas Spencer博士に深く感謝します．

友人であり，独創性と機知に富んだ頭脳明晰な彼は，精神医学の現場で常に遭遇する臨床と研究との独特のジレンマに関する良き相談相手でした。

また，洞察に満ちたコメントをいただいた Chris Benton 氏にも謝意を述べたいと思います。同氏には，本書の初版ならびに改訂版が発行されるまでの全過程で，編集についての貴重なアドバイスをいただきました。このほか，本書を読みやすくするうえで協力いただいた Shashank V. Joshi 博士にも感謝申し上げます。

医学界の人間に与えられる最高の名誉の1つは，医療従事者として，患者さんを治療する責任を委ねられることです。私は，患者さんとご家族に絶大な尊敬の念を抱いています。薬剤を8種類も試したあげくに効果が得られなかったときでさえ，辛抱強く私を信頼しつづけてくれたことなど，感謝の気持ちでいっぱいです。患者さんの協力関係を通じて，私自身が成長し，子どもたちに対する薬剤の安全かつ有効な使用法について学び，研究しつづけているのです。また，児童精神薬理学におけるさらなる解明のために，マサチューセッツ総合病院や他施設での治験にご参加くださったご家族の方々にも，深く感謝申し上げます。

目　次

謝　辞　iii

はじめに　1

第1部　児童期における向精神薬の使用について，すべての親が知っておくべきこと……………………………… 9

第1章　あらかじめ知っておきたいこと〈基礎知識の獲得〉…… 13

第2章　精神薬理学的評価〈問題を特定する〉………………… 79

第3章　診断と治療計画
〈お子さんの力になれるように詳細な対策を計画する〉… 113

第4章　治療およびその後
〈お子さんの継続的な治療に協力する〉……………… 163

第2部　児童期に一般的にみられる精神疾患 ……………… 203

第5章　注意の障害と破壊的な行動に特徴づけられた障害 … 205

　　　注意欠陥／多動性障害　205
　　　反抗挑戦性障害　214
　　　行為障害　216

第 6 章　自閉症とその他の広汎性発達障害 ………………… 221

第 7 章　気分障害 ……………………………………………… 229
　　　　うつ病　232
　　　　双極性障害（躁うつ病）　237

第 8 章　不安障害 ……………………………………………… 245
　　　　児童期の不安障害　245
　　　　心的外傷後ストレス障害　252
　　　　強迫性障害　254

第 9 章　統合失調症とその他の精神病性障害 ………………… 259

第 10 章　身体的・神経学的な原因が明らかにされている疾患 … 265
　　　　チックとトゥレット障害　265
　　　　側頭葉てんかん，複雑部分発作　271
　　　　器質性精神疾患と脳損傷　273

第 11 章　児童期および青年期におけるその他の精神疾患 …… 275
　　　　摂食障害：神経性無食欲症と神経性大食症　275
　　　　アルコールおよび物質の乱用　278
　　　　睡眠障害　285
　　　　遺尿症　289

第3部　向精神薬 ……………………………………………… 291

第12章　ADHDに対する刺激薬および非刺激薬 ……………… 295

刺激薬の作用のしくみ　298
処方　302
刺激薬の副作用　311
Strattera（atomoxetine）　318
Provigil（modafinil）　321
コリンエストラーゼ阻害薬　321

第13章　抗うつ薬 ……………………………………………… 323

セロトニン再取り込み阻害薬　323
三環系抗うつ薬　331
その他の抗うつ薬　335

第14章　気分安定薬 …………………………………………… 341

lithium carbonate　341
carbamazepine　345
sodium valproate／divalproex sodium　347
気分の安定化に用いられるその他の抗てんかん薬：
lamotrigine, oxcarbazepine, topiramate, gabapentin, tiagabine　349

第15章　抗不安薬 ……………………………………………… 353

ベンゾジアゼピン系薬剤　355
向精神作用　356
Buspar（buspirone）　359

第16章　高血圧治療薬 ………………………………… 361

　　　clonidine　361
　　　guanfacine　366
　　　propranolol およびその他のβ遮断薬　366

第17章　抗精神病薬 ……………………………………… 369

　　　用量　374
　　　副作用　375
　　　非定型抗精神病薬　378
　　　抗精神病薬の使用　381

第18章　睡眠障害，夜尿，およびその他の問題に使用される薬剤 ……………………………………… 383

　　　diphenhydramine　383
　　　melatonin　384
　　　desmopressin（抗利尿ホルモン）　385
　　　naltrexone　385

　付　　録　〈児童期の情緒面および行動上の問題に対して使用される代表的な薬剤の規格と剤型〉　387
　　　　　　〈服用記録の記入例〉　397
　訳　　注　400
　参考文献　406
　索　　引　419
　訳者あとがき　437

読者のみなさまへ

●本書に出てくる薬剤の表示について

　本書では，薬剤の商標名と一般名の両方がでてきますが，その名称が商標名なのか一般名なのかを区別するために，以下のように表記しました。

〈商品名の表記〉
▶日本で発売されているものはカタカナで表記しています
▶日本未発売で米国で発売されているものは Prozac のように頭文字が大きい欧文で表記しています

〈一般名の表記〉
▶日本で発売されているものは **clomipramine** のように頭文字が小さい太い欧文で表記しています
▶日本未発売で米国で発売されているものは desipramine のように頭文字が小さい細い欧文で表記しています

　これにより，本書に出てくる薬剤が，商標名なのか一般名なのか，さらには，日本で発売されているどうかが容易におわかりいただけます。

はじめに

　精神面，情緒面，または行動上の問題に対して，お子さんに薬物療法が行われることを承諾することは，正しい選択なのでしょうか？もし，薬物療法を承諾するとしたら，危険性の最も少ない，最適な治療が行われていると，どうやって確認できるのでしょう？お子さんの診断が正確であり，あらゆる治療法が検討されたと，どうしたら確信できるでしょうか？お子さんに提供されているケアの妥当性を監視するには，どういった知識を身につけておく必要があるのでしょう？米国では子どもの12〜22%，計750〜1400万人に精神疾患があると推定されています。もしもあなたのお子さんがそうした子どもの1人なら，あなたは今，上述のような数多くの深刻な疑問に直面されていることでしょう。
　私は，米国マサチューセッツ総合病院児童精神薬理クリニックと研究プログラム，およびハーバード大学医学部に15年間勤務してきました。その経験を通じて学んだのは，多くの親御さんにとって，子どもの精神疾患に対し薬剤を使用すべきか否かを決断することが，何にも増して不安を伴うということでした。その主な原因は，未だ解明されていない問題が数多く残されていることです。私のもとを訪れる親御さんたちにとって，処方箋を手に診察室を後にするだけでは不十分なのです。親御さんは，子どもの症状の根源である病気について，そしてその原因について理解したいと望んでいます。種々の治療法について可能な限りの情報を得て，各種の治療手段にどれほどの効果があるのかを知りたいと願っています。子どもの症状が改善し，家庭に安らぎが戻る可能性はどれぐらいあるのかを知りたいと考えています。また，子どもの心の健康を効果的に守ることのできる保護者となり，担当のメンタルヘルス専門家にとっての知識ある協力者となることを望んでいるのです。親御さん

が必要としているのは，率直な説明―子どもの治療の過程で生じてくる，数多くの複雑な疑問に対する正直かつ完全な回答―なのです。

　本書は，わが子が精神面，情緒面，または行動上の問題を抱えており，それらに対して薬物療法が行われるかもしれないという親御さんを対象に，あらゆる質問を想定し，その答えを提供する試みとして執筆されました。本書の初版が5年前に出版されて以来，児童精神医学の分野全般，ことに児童精神薬理学の分野では，いくつかの目覚しい進歩がありました。私たち医師は，児童期における双極性障害，自閉症スペクトラム障害，および不安障害をより的確に特定し，注意欠陥／多動性障害（ADHD）の各種の病型と同障害が成人期まで持続するかどうかを正確に突き止めるべく，診断スキルを磨いてきました。医薬品業界は刺激薬の新しい製剤を開発し，こうした剤型の製剤を使うことにより，ADHDの治療は子どもにとっても親にとってもより受け入れやすいものとなりました。また，向精神薬が児童にもたらす極めて厄介な一部の副作用を，非常に低用量で軽減できる薬剤が発見されました。そして，精神疾患の遺伝的原因および脳のしくみに関する研究は，依然として盛んに行われており，有益な成果を挙げています。

　しかしながら，新たな答えとともに新たな疑問も浮上してきました。これらは当然，いまだ答えの得られていない従来からの疑問と一部重なります。「子どもの精神疾患は，大人になったときにはどうなるのか？」，「向精神薬は子どもたちにどういった長期的影響をもたらすのか？」，「双極性障害は本当に子どもにも存在するのか？　そうだとしたら，どうすればそれに気づくことができるのか？」，「ADHDの病型は，子どもたちに現れるこの障害の症状を正確に反映しているか？」。初版と同様，本書でも，親御さんが抱えているであろう不安や疑問を取り上げています。子どもの問題の原因を探り始めたときに始まり，精神科での評価と診断，治療決定，そして薬剤の長期使用に至るまでの全プロセスで生じてくるであろう不安や疑問です。続くページで提供する情報は，大量の学術論文，私が同僚とともに取り組み続けてきた研究活動，そして私自身の臨床経験から得られたものです。これらの情報は，本書を執筆している時

点で最新のものであり，本書は，私の知る限りでは今日でも，初版と同様，精神疾患を抱える児童および青年のための様々な治療薬を最も広範に網羅した一般読者向けの書籍であるといえます。もちろん，精神医学の分野における情報量は増加の一途をたどっているので，それらをまとめることはより困難となっています。けれども本書では，ごく最近の精神医学文献からの知見を反映させるなどして，可能な限り最新の情報や助言を提供しようと心がけました。大抵の場合，この改訂版に述べた見解は初版本のものと一致します。しかしながら，一部の精神疾患（双極性障害，合併症のある ADHD など）については，最近の研究成果によって解釈や治療の仕方が変わったために，多くの内容が改訂されています。

　本書の目的は，治療に関する決断を下す上で知っておくべきあらゆる情報を提供することです。こうした決断は，お子さんとご家族の現在そして将来の幸福にとってこの上なく重要となるものです。私が児童精神薬理学者として最初に学んだ教訓の1つは，子どもおよびその家族は皆それぞれ異なる背景をもち，治療に対して異なる反応を示す，ということでした。このことが意味するところはつまり，あなた，お子さん，ご家族，そして担当医にとって，お子さんをケアするという経験が常に新しい学びとなる，ということです。このことはまた，お子さんのケアに携わるチームにとって，あなたが決定的な役割を果たすということも意味しています。あなたは，お子さんの様子を観察できる立場にいる唯一の人間であり，お子さんのことを誰よりも理解しています。ですから，どの治療法が有効でどの治療法に効果がないか，治療中にどういった問題が生じ，どういった解決策が最も有効かといった事柄についてあなたから提供される情報は，あなたがお子さんのケアの担当者として選んだプラクティショナーにとって，この上なく重要となるのです。事実，私たち研究班が発見した知見ならびに本書に記載された情報の多くは，親御さんたち，そしてお子さんたちの経験によって深まり，広がったものです。医師として長年勤めるなかで，こうした親御さん，子どもたちと関わることができたことを光栄に思います。

　児童精神医学の分野に携わる私の同僚たちが明らかにしたところによ

ると，社会全般，そして特に親御さんたちは，時代とともに，子どもの精神面，情緒面，および行動上の問題を未治療のまま放置しようとは思わなくなってきました。子どもが直面しているのと同じような問題をご自身が経験してきたという親御さんも多く，そういった親御さんは純粋に，お子さんが同じ疾患で苦しむことを望まないという方もいらっしゃいます。一方，より一般的な傾向として，児童期の精神疾患が注目すべき深刻な問題であり，単なる成長過程，適応困難，あるいは至らない子育ての産物ではないことを示す，研究者たちによって得られた科学的な根拠が増えつつあります。精神疾患の根底には多くの場合，たとえば脳内の神経伝達物質が正常に機能していないなどといった，生物学的な原因があるのです。神経伝達物質に影響を及ぼす薬剤は，子どもの症状を軽減し，良好な機能を回復させる上で，多くの場合目を見張るような効果を発揮し得ることがわかっています。これらすべての理由から，子どもに精神疾患があるという親御さんにとって，薬物療法は選択肢の1つとなるのです。

　もちろん，薬剤が唯一の選択肢であるということではありません。子どもの精神疾患は，診断も治療も困難です。ですから，精神療法と薬物療法を併用することが，しばしば子どもにとって最良の解決策となります。ときに，それぞれの療法につき複数の治療法を実施することで，最大の改善が得られることもあります。多くの場合，子どもにとって適切な治療法を見つけるには，試行錯誤を重ねるしかありません。本書は，決して向精神薬の宣伝を目的としたものではありません。私は，自分自身が遭遇した成功例についてばかりでなく，薬剤の使用に関連した副作用や限界，その他の問題についても，知っていることを率直に述べるつもりでいます。本書では，子どもに一般的にみられる精神疾患と，それらに対し現在受け入れられている治療法について，事実を提供し，そうした治療法のなかでも薬物療法について，最新の情報を詳細に述べて行くつもりです。あなたと担当のプラクティショナーは，不足している知識を互いに補い合うことではじめて，お子さんを完全に理解することができます。ですから，治療を計画するにあたって，両者は協力して行く

ことになります。実際，この改訂版のいたるところで，子どものメンタルヘルスケアにおいて親御さんが担う幅広い役割について指摘していきたいと思います。本書の初版以来，親御さんが子どものメンタルヘルスケアにおける全過程で監督を務めることが，ますます重要となってきました。親御さんの役割は，お子さんの評価に際して指導・助言を行うことから，治療経過の監視，お子さんの情緒面への対応，メンタルヘルス専門家と学校との間でコーディネーターを務めることまでと，多岐にわたります。事実について知っておけばおくほど，親とプラクティショナーとの連携は効果的となり，有益な情報交換ができるようになり，子どもにより多くの希望をもたらすことができるのです。続く3部を読むなかで，お探しの情報が見つかることを願っています。

　薬物療法の過程で生じてくる問題について概要を知りたい場合，または薬物療法のプロセスについて基本的な疑問がある場合には，第1部，「児童期における向精神薬の使用について，すべての親が知っておくべきこと」から読み始めるのが一番でしょう。第1部では，よくある数々の不安を，おそらく不安が生じるであろう順序，つまり，あらかじめ知っておくべきこと，評価と診断，治療計画の策定，そしてそれ以降の継続的な治療という順番で取り上げています。第1部は，質疑応答形式でまとめてあります。すべて読んでくださっても結構ですし，ご自身の疑問と一致する質問が見つかるまで簡単に目を通すのでもいいでしょう（もしくは，索引を利用して必要な回答を参照ください）。回答では，私が医療の現場で経験した実例も紹介しています（患者さんとご家族のプライバシーを守るため，複数の症例を組み合わせたり，一部の情報を大幅に加工したりしてあります）。第1部の所々で囲んであるのは，担当のメンタルヘルスケア専門家の口からおそらく頻繁に耳にされるであろう専門用語の定義です。このほか，この改訂版では，過去数年の間に大いに関心を呼んだ問題や，最近新たな情報が得られたという分野について，質問と回答を追加しました。そして，親御さんがお子さんの診断・治療にあたって監督という役割を可能な限り十分に果たすお手伝いをすることに，特に重点をおきました――親御さんが担う一連の役割は，

年々重要性を増してきています。

　第2部,「児童期に一般的にみられる精神疾患」では,児童および青年にみられる主要な情緒面やおよび行動上の障害を取り上げ,一般的にみられる症状,生物学的要因,原因,経過(疾患が時間経過とともにどういった変化をたどるか),ならびに,その疾患にしばしば併存する他の疾患についての情報を提供しています。各章の終わりに,治療に用いられる主な薬剤と他の治療法に関する項を設けてあります。診断基準と診断方法は,研究や臨床現場における新たな発見の反映として,常に見直され,改訂されています。したがってこの改訂版では,双極性障害,アスペルガー症候群,ADHD,および新たな情報が明らかにされた他の疾患について,最近明らかになった事柄を記載しました。疾患は,関連のある症状や,発症に伴う種々の問題別にまとめています。お子さんに下された診断がどのグループの障害に入るのかがわからない場合には,索引を参照ください。

　第3部,「向精神薬」では,児童期の精神疾患の治療に使用される主要な薬剤について詳しく説明しています。内容は,薬剤の一般的な適応,薬剤の作用を受ける脳の領域と神経伝達物質,入手可能な剤型と効果の強さ,用量,他の薬剤と併用することの安全性,および副作用に関する幅広い詳細な説明です。第3部の各章に,よくある不安や問題について,親御さんたちから寄せられる質問と回答を記載しています。第1部および第2部と同様,第3部でも各章を改訂しました。新しい薬剤や従来の薬剤の新しい剤型について,ならびに児童・青年に対するこうした薬剤の服用とその有効性について,最新の情報を提供するためです。一部の章では,重要な項を書き換えたほか,ある一群の薬剤の使用順序が大幅に変わっています。これも,最も効果的な薬物療法,ならびにある一群の薬剤に関連した長期の安全性に関する新しいデータを反映するためです。

　薬剤について述べるとき,各薬剤の最も一般的に使用される名称を使用しました。これは,商標名のこともあれば(米国における商標名はProzacのように頭文字を大文字で表記),一般名のこともあります(この

場合，日本で導入されていない薬剤の一般名は desipramine のように頭文字の小さい細い小文字で，日本で発売されている薬剤の一般名は **clomipramine** のように頭文字の小さい太い小文字で表記）。各薬剤について，一般名と商標名，および市販されている剤型と効果の強さを一覧表にまとめ，付録に収めました（387 〜 396 ページ）。

　メンタルヘルス専門家について述べるとき，医師，プラクティショナー，臨床医など，様々な表現を用いていますが，これは，米国ではどういった医療従事者がどういったケアをお子さんに提供するかが，住んでいる場所や加入している保険プラン，診療可能な専門家の種類などによって異なってくるためです。特定の専門家が提供するサービスについて述べる際には，「担当の小児科医」あるいは「処方医」などといった表現を使うこともありますが，一般的には，「医師」というとき，お子さんのケアにおける特定の段階での担当責任者を指している，とお考えください。

　同様に，児童とは，成人に達していないあらゆる人を指しています。記述の内容が青年期または年少の子どもにのみ該当するときには，その旨を明記します。

　また，さらなる情報や支援が必要な場合に連絡することのできる施設や団体もあります。これらの施設や団体は，精神面，行動面，または情緒面に障害がある子どもを育てるという困難な課題を乗り越える上で，多くの親御さんが有益であると評価しているものです。こうした情報源のいずれをあたってみても必要な情報が得られない場合には，すでにあなたのそばにある情報源のことを思い出してください。あなたの周りには，処方医だけでなく，臨床心理士からナースプラクティショナー，ソーシャルワーカー，看護師，かかりつけの小児科医から家庭医まで，他のあらゆる医療従事者がいるのです。率直な答えを得る一番の方法は，率直な質問を投げかけることです。

第1部

児童期における向精神薬の使用について，すべての親が知っておくべきこと

　あなたのお子さんが精神医学的な問題を抱え，それに対して薬剤が処方されるかもしれないというとき，山のような疑問が生じてきます。親御さんたちは，情報を求め慌てて私のもとへやってきます。また，少なからず不安であることもしばしばです。第1部では，よくある質問をまとめてみました。こうした質問は，クリニックではもちろんのこと，私が専門家や親の支援団体を対象にアメリカやイギリス，そしてヨーロッパで月に4回ほど行っている講演会でも寄せられるものです。質問に対する答えは，1冊の本を通じて様々な状況にある親御さんたちに幅広く語りかけるなかで，可能な限り新しく，可能な限り完全なものを提供するようこころがけました。

　本書のいたるところで強調しているように，あなたはお子さんのメンタルヘルスケアにおけるキープレイヤーです。その役割を最適なかたちで果たすには，お子さんが抱えている問題とその治療の選択肢について，

可能な限り情報を得ておく必要があります。それには，適切な質問をすること，そして信頼できる答えを得ることが重要となります。第1部に記載した質問は，不安を抱えた大勢の愛情深い親御さんたちから以前に寄せられたものです。お子さんのケアとは，あなた自身が積極的に協力するものなのだということを認識する上で，こうした質問が役に立つことを願っています。また，答えを読むことで，知識を後ろ楯とした安堵感と安心感を与えることができれば幸いです。ただし，お子さんのおかれた状況が1人ひとり違うのだということを忘れないで下さい。息子さんまたは娘さんについての正しい答えは常に，主にあなたと，あなたがお子さんのケアのために選んだ適格な専門家とが力を合わせて取り組むことで見つかるのです。このプロセスにあなたが参加することがどれほど重要か，いくら強調しても足りないくらいです。マネージド・ケアとプラクティショナーとともに取り組むとしても，学校やその他の場所での権利に関してはまるで迷宮のような法律について把握しなければならず，精神面，情緒面，または行動上の障害がある子ども（あるいは子どもたち）を抱えながら日々家庭を切り盛りしなければならないなかで，物事をスムーズに進めるのは容易なことではありませんし，未だかつてないほどの困難を伴うようになっています。本書では主に，子どもの精神疾患を治療する際の薬剤の使用に焦点を当てていますが，親御さんたちに課せられたその他多くの課題についても，力となってくれる施設や団体は数多くあります。

　第1部の質問と答えは，それらが診断と治療のどの段階で通常生じるものなのかに応じて，4つに分類しました。第1に取り扱うのは，子どもを専門家に診てもらおうかと検討中の親御さんたちからの質問です。次に取り上げるのは，現時点では評価の段階にある親御さんたちからの質問とその答えです。第3章では，評価の結果下された診断と治療法の提案に関する質問を取り上げます。最後の章では，精神医学的ないしは心理的な障害のため，子どもがすでに薬物療法を受けている場合に生じてくる問題に触れたいと思います。概要として第1部をすべて読んでも結構ですし，必要に応じてそれぞれの章や質問を参照されてもよいでしょ

う。いずれの場合も，お探しの答えがみつかることを願っています。もし答えがみつからないようであれば，お子さんの担当プラクティショナーに尋ねてみてください。プラクティショナーはそのためにいるのですから。

第 1 章

あらかじめ知っておきたいこと
〈基礎知識の獲得〉

　自分の子どもが精神面，情緒面，または行動上の問題のために専門的な助けを必要としているかも知れないという事実を直視するのは，決して容易ではありません。それだけでも辛いことなのに，大抵の親がそうであるように，児童期における精神疾患やその治療についてほとんど知識がなければ，状況は一層酷なものとなります。また，精神疾患に対する誤解や，真実とはかけ離れた社会通念がまかり通っている場合には，なおさら困難が伴います。

　あなたは，息子さんまたは娘さんの行動がいつもと違うという理由から小児科医のもとを訪れたところ何らかの精神疾患が疑われると告げられ，その疾患に対しては通常，薬物療法が推奨されているとの説明を受けたところかもしれません。あるいは，お子さんが以前から抱えていた長期的な問題が悪化してきており，他の手段ではもはや対処しきれないため，薬物療法が有効なのではないかと考えていたところかもしれません。最近，自分の子どもには何か問題があるのかも知れないと思い始めたところで，同じような問題について書かれた本を読んだところ，混乱してしまい，少々不安になってしまった，という方もいらっしゃるでしょう。あなたは1人ではありません。児童における精神医学的問題の多くに対して薬物療法が有望な治療上の選択肢であると考える人は，親や専門家をはじめ，増えつつあります。この分野は，本書がはじめて出版された当時ほど新しいものではなくなったかもしれません。しかしな

がら，誤った社会通念や誤解は，古いものが払拭されるとまた新たなものが生まれるといった様子で，いうまでもなく，学ぶべきことはまだたくさんあります。こうしたことの結果として，この分野に対する人々の理解には数多くのギャップが依然として存在するのです。「なぜ薬が必要なのですか？」，「他に何か治療法はないのですか？」といったものから，「ただ待って様子をみてみたらどうなりますか？」，「この病気の治療のために選択された薬剤がどうして安全だとわかるのですか？」といったものまで，今現在，親たちはありとあらゆる情報を欲しています。もし，お子さんのことでこの段階にいるのであれば，薬物療法の可能性について思い切って評価を受けさせるべきかどうかを判断する上で，以下の背景知識が役に立つはずです。

医師は何を根拠に子どもに薬が必要であると判断するのですか？

　精神医学的ないしは心理的な問題に対してなぜ子どもが薬物療法を必要とするのか，という質問には，単純な答えがありません。それぞれの子どもの状況が特有であり，複雑な上，絶えず変化しつづけているのです。子どものケアや治療に関するあらゆる決断は，数多くの関連要因を徹底的に吟味し，他に考えられるあらゆる解決策を慎重に検討した上での結論であるはずです。けれども，これは私がこの本全体を通じて強調したい点でもあるのですが，あなたには，お子さんの治療に関するいかなる決断についても，その決断を下した医師に満足の行くまで説明を求める絶対的な権利があります。質問することを恐れてはいけません。いかなる形式のものであれ，お子さんが治療を開始する前に，お子さんの担当医が下した結論と，その治療法を推奨するに至った根拠について，きちんと理解しておくべきです。実際には，評価，診断，そして治療という全プロセスが，あなたとあなたのお子さんを担当する医療従事者との共同作業であるべきなのです。お子さんの担当医に対して話を切り出す際には，「どういった段階を経て治療法を決定するに至ったのかを知

りたいのですが，順序だてて説明していただけますか？」などと言うとよいでしょう。

　お子さんに薬物療法が必要かどうかは，どういった問題を抱えているのか，原因は何なのか，その問題がお子さんの人生にどういった影響を及ぼすのか，といったことによって決まります。精神面や情緒面の障害なかには，精神療法が成功するものもあれば，精神療法と薬物療法の組み合わせや薬物療法のみが効を奏するものもあります。通常，医師が薬物療法を考慮するのは，その子どもの問題に身体的な原因，すなわち病因がある（単に子どもの「気の持ちよう」ではない）と考えられ，特にその問題が，時間の経過や人生のストレスとともに悪化する類のものである場合です。このような場合，問題の原因は身体にあるというのに，本人は外見上いたって健康にみえることがあります。こうした身体的な原因に根ざした疾患が，自然と治ることはあまりなく，子どもの症状を無視していれば悪化する可能性が十分に考えられます。過去10年にわたって薬剤により治療されてきた児童期精神疾患の多くが，このタイプに当てはまります。多くの親が本などで読んだことのある注意欠陥／多動性障害（ADHD）を例にみてみましょう。現在研究者たちは，衝動性，注意力持続の欠陥，およびADHDに伴うその他の症状が，脳における特定の機能不全に起因しており，遺伝性であることが多いと考えるようになりました。けれども，ADHDによる障害がどれほど深刻かは，ADHDの重症度と環境的な要因によって決まってきます。環境的な要因とは，親や教師が障害を考慮に入れた上で子どもを育て，教育しているか，といったことなどです。障害の存在を無視された子どもは，学業面でも社会面でも辛い思いをすることが多いのですが，こうした辛い経験は，ADHDの症状を悪化させ，反抗的で破壊的な行動など，さらなる問題を引き起こす場合すらあります。ですから，もしお子さんの問題が，極端にとはいわないまでも心配の種となっており，広汎性なのであれば，医師はそれなりの理由をもって薬物療法を考慮していると考えられます。

(注) **機能不全**：適切な働きをしていない状態
　　病因：ある疾患の生物学的または心理的な原因。その疾患を引き起こしている身体器官や脳の異常を病態生理という
　　広汎性：様々な状況で，症状が発現していないときよりも発現しているときのほうが多く，数カ月以上持続していること

　他の多くの心理的障害と同様，ADHDも身体（脳）の問題から始まりますが，その全体像は，いかなる子どもの場合も，相互に関連しあった数々の要因によって構成されます。お子さんの問題に対して薬物療法が適切な治療法かを判断する上で，医師はそうした要因をすべて考慮に入れなければなりません。人は皆，独自の経験や脆弱性を一通りもっており，それらが組み合わさって精神疾患になりやすくなったり，あるいはなりにくくなったりします。こうした要因の一部は環境によるもの（子どもの周囲の環境における人，出来事，およびストレス刺激）であり，一部は生物学的なもの（遺伝）ですが，大部分はこれら2つの複雑な相互作用なのです。よくある例として，子どものうつ病があります。うつ病は，遺伝的な素因が関連していますが，多くの場合，愛する人の喪失など，外部の何らかの出来事が引き金となって発症します。

　ある問題について診断を下し，適切な治療を行うには，医師は上記のような要因を可能な限り詳しく理解しなければなりません。たとえば，12歳のジョーイの場合，彼女がペットの犬を亡くした後何カ月もの間引きこもりがちで，無関心，無感情な様子だったことだけでなく，彼女の母親が長期のうつ病のために治療を受けていたことも知ってからでなくては，私は治療を始めることができませんでした。ジョーイは母親からうつを来しやすい傾向を受け継いでいて，それが可愛がっていたペットを失った喪失体験で活性化されたと考えられます。ジョーイはまた，う

つ病の一症状である家族や友人からの引きこもりによって必要なサポートも失ってしまったため，心の健康に対する環境の影響をより一層受けることになり，その結果，うつ病はさらに悪化してしまいました（ここでは詳細に触れませんが，ごく最近の精神医学研究では，このような環境的要因が，一見先天的な生物学的異常と思われるような生物学的および神経学的な変化を誘発することが示唆されています）。

　こうした複雑さから，診断と治療という作業は極めて困難なものとなるため，その子どものことを最もよく知る人たち，つまり親からの情報提供が必要となります。あなたの洞察によって，医師は試行錯誤といういささかもどかしいプロセスを短縮し，正しい治療方向へと進むことができるのです。実際には，医師は他の治療法を試した結果，満足のいく結果が得られず，精神薬理学的治療，つまり精神医学的な問題の治療のためにつくられた薬剤を使っての治療を勧める場合があります。薬剤が有効であるという認識は広まりつつあるのですが，精神面，情緒面，および行動上の問題の治療に対しては，子どもの場合も大人の場合も，精神療法がしばしば第一に選択されるからです。けれども，児童および成人におけるあらゆる精神疾患に対し，精神療法を無条件に第一選択治療として推奨するという方針も変化してきました。お子さんの担当の小児科医または担任教師からまずは心理学者を紹介された方ならすでにご存知のことと思いますが，現在急速に発展しつつあるこの分野では，様々な種類の精神療法が考案されています。お子さんがすでに臨床心理士にかかっていて，それでも改善がはかばかしくない場合，精神科医を（あるいは最初の小児科医を再び）紹介され，さらなる評価を受けるよう勧められた経験がおありかもしれません。たとえば，両親が離婚した後では多くの子どもが多大な不安を抱くものです。けれども，カウンセリングを受けたにも関わらず，1年を過ぎても過剰な不安が続くようであれば，薬物療法をはじめとする他の治療法も検討してみる価値があります。プラクティショナーは，あなたのお子さんの場合，精神療法だけでは十分でないと判断するかもしれません。あるいは，自身の臨床経験や精神医学に関する文献から，お子さんの障害には精神療法を単独で行うより

も薬物療法を行ったほうが有効であることを知っている，といった場合もあるでしょう．

　医師がお子さんに対して薬物療法を勧めたからといって，必ずしも不安がる必要はありません．健康に関するほとんどの問題についていえることですが，人は，生活習慣を変えることや，まったく治療を行わない場合と比べて，薬物療法が必要であるとなると問題が比較的深刻であるしるしと受け取りがちです．精神疾患の場合，このことは必ずしも当てはまりません．一部の薬剤は疾患の身体的な原因をもっぱらターゲットとしているので，ときに，薬物療法が子どもの問題の直接的な解決策となる場合があります．たとえばADHDの場合，これまでいかなる形式の治療法も単独ではもたらすことのできなかった大幅な改善が薬剤によって得られます．同様に，児童における双極性障害も，一般的に気分安定薬なしでは管理することができません．ですから薬物療法は，単独治療としても，精神療法と組み合わせても，お子さんの問題を軽減する非常に有効な手段となり得るのです．

　お子さんの薬物療法という問題に接近するには，できるかぎりオープンな姿勢をとるのがよいでしょう．客観的な情報の収集は，知識に基づいた決断を下すのに役立ちます．未知なるものへの恐怖に負けずに，あらゆる情報リソースを開拓して理解を深めてください．薬物療法が子どもにとって一般的に有効な場合とその作用のしくみについては，本章の後半で詳しく述べたいと思います（さらに具体的な情報については第2部と第3部を参照し，すでに診断がついている場合には，お子さんの障害について，またすでに医師から薬剤を勧められている場合には，推奨された薬剤についての記述をご覧ください）．とりあえずは，薬物療法をお子さんの力となるための1つの選択肢ととらえてください．薬物療法によるベネフィットを，薬物療法そのもののリスク，そして薬物療法を行わないこと（「しばらく様子をみる」という姿勢をとること）のリスクと比較する姿勢が大切なのです．

うちの子どもが薬を服用したら，深刻な問題があるのだと，学校の先生やベビーシッター，親戚，友人など，まわりが知ることになります。そうなったら，息子にとってことさら辛い状況にはならないでしょうか？

　薬物療法が必要であっても，重症であるしるしとは限らないということをもう一度思い出しましょう。息子さんの治療のことを知って必要以上に心配する人がいたら，その手の問題を治療する上での薬物療法の役割について，集めた情報を教えてあげましょう。児童期の多くの精神疾患に対して薬物療法が推奨治療の1つに挙げられているとわかれば，多くの人は安心し，息子さんが自意識過剰となるほどの大げさな反応を示さなくてすみます。ただし一般的には，お子さんの疾患については必要最低限のことだけを話し合うほうがよいでしょう。誰かがお子さんの何らかの問題について口に出してきたら，相手が子どもの幸福を守るためにその情報を必要としているのか，自問してみてください。そうでないのなら，その情報は個人的な，秘密のものとして扱い，人には話さないほうがよいでしょう（また，ADHDの治療に使用されている刺激薬に関しては，最近，持続放出性のものが手に入るようになっていることも知っておきましょう〔日本では持続放出性のメチルフェニデートであるConcertaが治験を終え，申請準備中です〕。つまり，学校で保健室に通わなければならないために，ADHDのことが自ずと周囲に知られてしまう，ということが多くの場合なくなるのです。さらなる情報については，302～311ページをご参照ください）。

　残念なことに，息子さんの治療のことを知り，それを逆手に取って攻撃してくる人もいます（「まぁ，ジョニーは薬を飲んでいるんですか？どおりで手に負えない子だと思いましたよ」）。また現在，精神疾患について，未だに誤解を抱いている人も大勢います。そうした社会通念や偏見には，お子さんに対して「精神薄弱」のレッテルを貼るものから，お子さんを「狂人」扱いするものまでありますが，お子さんを守るのはあなたの仕事です。あなた自身が学んだことを伝えましょう。そして，あ

なた自身の態度にも注意する必要があります。

多くの親御さんは，子どもに糖尿病やてんかんなどの身体疾患がある場合は理解を示しても，情緒面ないし行動上の問題がある場合は，なかなか受け入れられないようです。あなたは，精神疾患に対して不合理な恐怖を抱いたり，精神疾患のある人たちを見下したりする人の1人ですか？　というのも，お子さんの病気に対して防衛的な態度をとるのは，あなた自身のなかに疑いの気持ちが残っているからかもしれないのです。あなたが向き合わなければならない病気は，別の身体疾患と何ら変わらないのだということを覚えていてください。最近得られつつある知見が示唆するところによれば，情緒面，認知面，および行動上の障害のほとんどが，子どもの脳内で生じている微妙な化学的変化に起因しています。処方される薬剤は，こうした化学シグナルの伝達を正常化することで，子どもの症状を軽減するのです。

（注）疾患：一連の症状や客観的所見で，ひとくくりにしたとき，特定の問題に結びつくもの
　　　症状：疾患が表に現れたもの。せきや発熱が肺炎の症状であるように，悲嘆や食欲不振はうつ病の症状である

この情報を人々に伝えることは，精神疾患につきまとうスティグマを払拭するのに大いに役立ちます。特に，子どもが病気になった責任が誰にあるのかを追及する必要がなくなるからです。親御さんは子どもの問題について様々な不安を抱きがちですが，精神医学的ないし情緒的な問題の一切の原因は親の育て方にあるという従来からの考え方にふれると，そうした不安が一層膨らんでしまう可能性があります。私の患者さんの親たちは，子どもの通う学校でこうした偏見に遭遇することが多いようです。理解があり，精神医学的問題を抱えて苦悩する家族に共感を示す

担任，主任，その他学校職員は大勢いますが，非難の目を向け，無遠慮なものいいをする人も常に数人はいるようです。こうした態度をとられたら，学校の職員はあなたの家族と一緒に暮らしているわけではないので，状況の全体像を把握できていないことが多いのだということを思い出しましょう。学校という組織の中で相対的にみたとき，お子さんの行動はそれほど破綻したものではないという理由から，あなたは「神経質な親」というレッテルを貼られてしまうこともあるでしょう。あるいは，家では見たことがない行動上の問題（主に学校で現れがちな友人関係や学業面での問題など）について，それほど心配していないという理由から，無責任と思われてしまう可能性もあります。

　この場合もまた，解決の手立ては説明を行うことです。お子さんの疾患の生物学的原因についてご自身が学ばれたことを，学校やその他の場所でみんなに説明してあげてください。それでもなお懐疑的な人には，アルコール依存や薬物嗜癖の根底に生物学的な基盤があると研究者が発見したのも，つい最近のことであると教えてあげましょう。今日では，誰かがアルコール依存になっても他人を責めたりしません。子どもの精神障害についても同様で，親ならびにその他のいかなる人も責められるべきではありません。お子さんの問題は，あなたの責任とは限らないのです。

　また，お子さんの責任でもありません。お子さんが自らの疾患を個人的な失敗ないしは弱さであるなどと考えないよう，きちんと配慮してください。お子さんの年齢を考慮した，わかりやすい言葉で，本人にはどうしようもない問題なのだと説明してあげましょう。アリスおばさんの喘息やパパの高血圧が身体の問題であるのと同じように，お子さんの問題も大部分は身体の異常なのだと言ってあげください。薬物療法が選択肢の1つとして挙げられているのであれば，アリスおばさんが吸入薬を使って呼吸を楽にしたり，パパが錠剤を飲んで血圧をコントロールしたりするのと少しも変わらないことなのだと話してあげます。また，誰にも知られずに薬を飲んでいる子はほかにも大勢いるし，息子さんあるいは娘さんの友だちにもそういった子がいるかもしれないと言って安心

させてあげましょう。こうした問題が表面化しつつあって、時が経過するにつれて徐々に悩みのもととなっていくような場合には、長期間にわたって繰り返し安心させてあげる必要があるでしょう。

薬物療法以外にはどういった選択肢があるのですか？

答えは、お子さんの疾患によって異なります。それぞれの疾患については第2部に記載してあるので、標準的な治療の選択肢についてさらに具体的な情報をお探しであれば、そちらを参照ください。一般的には、選択肢は精神療法と薬物療法とにわかれるのですが、両者を併用するのが最も有効なことが多くあります。今日、精神療法には途方に暮れてしまうほどたくさんの技法が存在します。そのなかで有効性のあるものを選び出すには、担当の医師や友人、その他ある程度の直接的な経験がある人に、ご自身の選択肢について訊いてみる必要があるでしょう。

（注）精神療法：「対話による」治療を幅広く含む包括的な用語
　　　薬物療法：病態に対する薬剤を使った治療法

精神疾患はほぼ例外なく子どもの行動に影響を及ぼすため、行動を治療のターゲットにした様々な介入が行われることが一般的です。臨床心理士は臨床的に実証された方法を使って、双極性障害（躁うつ病）およびADHDの子どもが衝動性を制御したり、トゥレット障害の子どもが汚言を減らしたり、摂食障害のティーンエイジャーが生活における食物の役割について適切な認識を取り戻すのを手伝います。行動療法および認知療法の場合、一部の精神疾患（毛を抜く癖〔抜毛症〕や強迫性障害）については主要な症状を軽減することができ、それ以外の場合でも、疾患に付随した行動上の問題に対処することが可能です。たとえば

ADHDの子どもの場合，衝動的に行動する前に一瞬考えるよう指導することができます。反抗挑戦性障害の子どもも，両親が好ましい行動に注目し，好ましくない行動を無視する習慣を身につければ，反抗するのではなく従うことを学ばせることができます。何よりも重要なのは，お子さんのために選ばれた治療法によって，対象の疾患にどういった変化が期待できるのかを理解することです。たとえば最近の研究では，神経伝達物質に対し，あるタイプの認知行動療法が薬物療法と同等の効果をもたらすことが明らかになりつつあります。ただし，双極性障害の場合は，気分変動を起こしやすいという生物学的傾向を行動療法で治すことはできませんが，気分変動の徴候を認識し，そうした徴候が現れたときにどう対処すべきかを子どもが学ぶ上で有効な場合があります。

(注) 神経伝達物質：神経細胞間の情報伝達を主に司る化学的な伝達物質

　他の形式による子どもの治療法としては，対人関係療法や力動的精神療法，家族療法，ピア・グループ療法，リラクゼーション・トレーニング，その他多くのものがあります。こうした治療法はそれぞれ異なる効果を示し，ときには精神疾患の中核的な問題にも一部対応できることもありますが，多くの場合は，疾患の二次的な影響を治療の対象としています。たとえば，ADHDをもつジェイソンは，学校で友だちができず，家ではきょうだいげんかをします。ジェイソンの場合，生活技能訓練，ピア・グループ療法，そして家族療法が効果的でした。ただし，プライマリ・ケア医は多くの場合，子どもがいくつもの種類の治療を同時に受けることを勧めません。
　お子さんを担当されているメンタルヘルス専門家に，現時点で優先すべき問題は何か，そしてカウンセリングが可能だとしたら，どういった形式のものが最も有効と考えられるかを訊いてみましょう。

治療をどれほど積極的に行うかは主に，子どもの病状をどれほど緊急に改善しなければならないかに応じて決めます。自分自身を傷つけたり他人に危害を加える恐れがある場合，または本人や家族がその疾患のために著しい苦痛を感じている場合には，「待って様子をみる」といった対応はやめたほうがよいでしょう。一方，親や医師は，子どもが治療にどういった反応を示し得るかということに意識を向けないまま，早まって特定の治療法を勧めないようにしましょう。たとえば，抑うつ状態にある反抗的なティーンエイジャーの場合，薬物療法を試す前に担当プラクティショナーとの信頼関係を築くことがこの上なく重要となります。急いで薬物療法を強要したら，子どもはその時点で行われていた治療をも拒否する可能性があり，また，それ以後の介入の可能性も失われかねません。

　薬剤による治療のリスクと，治療を遅らせることのリスクとを比較・検討する上で，担当医に助言を求めましょう。「まずは精神療法を試してみたらどうなのでしょう？」，また，「すぐに薬物療法を始めた場合の良い点と悪い点のうち，主なものを一通り教えていただけますか？」と質問してみてください。

辛抱強く待てば，子どもの成長とともに問題は解決するのではないでしょうか？

　行動面，認知面，および情緒面の問題には，子どもの発達とともに改善するものもありますが，持続するものもあります。たとえば，うつ病と全般性不安障害は，年齢を重ねても異なる症状となって現れるだけで，解消はしないようです。例を挙げると，うつ病の場合，幼少期には易刺激性，引きこもり，および無関心（無感情）が現れますが，ティーンエイジャーは悲嘆，気力のなさ，対人関係上の問題，自殺念慮などを訴えます。双極性障害について最近実施された縦断的研究では，双極性障害と診断された子どもたちの場合，軽快がみられた後に再発する確率は高いものの，完治率は低いことが示されています。この点に関しては，具

体的な疾患について触れた第2部の各章でより詳しく述べたいと思います。また，お子さんを担当されているメンタルヘルス専門家に訊けば，将来の可能性について教えてくれるでしょう。

（注）認知面：思考や知識獲得に関連した側面
　　　縦断的：ある疾患の経時的な経過に関すること

　成長とともに軽快する場合がある疾患でも，解決することだけを期待して現在起こっている問題を無視するのは間違いです。ある疾患がいつ軽減するのかを予測するのは常に難しく，そうしている間にも，何もしないことで子どもにダメージが与えられる可能性があるのです。成人した多くの人たちによる報告から，私たちが直感的に知っていることが確認されています。つまり，行動上および情緒面の問題を抱えた子どもの治療を怠ると，将来，深刻な問題につながる可能性がある，ということです。そうした傷跡は，いつ生じてしまうのかはまったくわかりませんが，目標が達成できなかったこと，意欲を失ったこと，自信がないこと，そして自己肯定感が低いことをきっかけに，年月をかけて刻まれるのではないかと考えられています。たとえば，8歳のジャスティンは，重度の不安障害（過剰な不安）を抱えており，友だちが欲しいにも関わらず，対人的な場面を避けるようになりました。そこで，行動修正とメンドン（clorazepate）によって集中的に治療したところ，不安がかなり減り，社会生活に適応することが可能となったため，自己肯定感が大いに獲得され，自信もつきました。もしお子さんが，能力を十分に発揮できず，勇気をくじかれ，自分を追い詰めてしまっているようであれば，明らかに対策を考えるべきです。それは，初めて精神科の診察を受けてみることかもしれませんし，精神療法による単独治療から薬物療法ないしは併用療法へと切り替えることかもしれませんし，あるいは新しい薬物療法を試してみることかもしれません。心配すべきその他の徴候としては，

学習に対する関心の欠如，長期にわたる不機嫌，および年齢に不釣合いなほど乏しい生活技能や対人関係が挙げられます。

　かかりつけの小児科医はジェニーがうつ病なのではないかと言います。それを聞いたうつ病の兄が自分の症状について話してくれたのですが，兄の症状がジェニーの症状とあまりにも違うので，ジェニーの病気が何なのかがわからなくなってしまいました。小児科医に質問すべきでしょうか？

　お子さんの担当医が言ったことに対して疑問や不安がある場合には，もちろん常に質問すべきです。また，メンタルヘルスを専門とする医師への紹介状を書いてもらうと良いかも知れません。そうすれば，娘さんの病気について知っておくべきことを，すべて確実に知ることができます。しかしながら，ジェニーの症状と，すでに成人であるお兄さまの症状が違うからといって，小児科医が間違っていると思い込まないでください。児童期に始まる精神疾患が成人期に始まるものと若干異なるのも珍しくはないことを示した科学的根拠が，学術論文でますます紹介されるようになっています。たとえば，若年期に発症した双極性障害では，成人期に発症した場合に典型的にみられるようにうつの時期と躁の時期とが別々に現れるのではなく，多くの場合，うつと躁とが混じり合った状態で発現します。こうした違いを理解しておくことは大切です。薬剤に対する子どもの反応がときに，すでによく知られている大人の反応と異なるのも，こうした違いが原因と考えられるからです。発育に関係した理由から，特定の疾患をもつ子どもは，同じ名前の疾患をもつ大人とは違う症状を示す場合があります。また，経過も同じく異なることがあります。まれに例外はありますが，幼少期に発症する精神疾患は，より重度で慢性化する（長期に持続する）傾向があり，しばしば家族集積性があるのが一般的です。

(注) 経過：時間が経つにつれてある病態に起こる変化

　現在，児童期の精神疾患をもつ子どもたちのうち，親，そしてその親から遺伝的脆弱性を受け継いだ子は相当数いると考えられています。こうした脆弱性は，自然に，あるいは環境的な問題，すなわちストレス刺激によって活性化されると考えられています。7歳のモリーの場合，両親ともうつ病でしたが，祖母の死後，悲嘆，孤立感および引きこもりが始まり，その状態が4カ月間続きました。学校や対人場面での困難も伴いました。精神療法を1カ月続けたところ，モリーのうつ病は劇的に軽減しました。モリーは，祖母を失ったストレスが引き金となってうつ病を発症しましたが，その根底には，両親から受け継いだ，うつ病の生物学的素因があったと考えられます。
　子どもの身体疾患が大人のものと違うことは，親としてのご自身の経験からもご存知でしょう。また，糖尿病や関節リウマチなど，しばしば認められる慢性疾患における違いについてもご承知かも知れません。成人期に発症する糖尿病と比べ，若年期に発症する糖尿病（Ⅰ型）の場合，インスリン注射が必要で，遺伝性とは考えにくく，より重症となる傾向があります。若年性関節リウマチは，炎症の起こる関節領域，遺伝的脆弱性，および全般的な経過において，成人の関節リウマチと大きく異なります。ですから，児童期に始まる精神疾患が，成人期に始まるものとやはり相当に異なっていたとしても，不思議ではないのです。たとえば，児童期および青年期の双極性障害（躁うつ病）について行われたごく最近の研究では，子どもの場合，重度の躁状態（いわゆるハイな状態）とうつ状態が同時に長期にわたって現れる場合があることが示されています。これとは対照的に，大人の場合は通常，躁とうつが別々の病相として現れ，気分が正常な時期もあることが多いのです。想像のつくことですが，双極性障害をもつ子どもたちの半数以上で，近い親戚に同じ疾患をもつ人がいます。

残念ながら，成人期に向かって時が経過するにつれて児童期の精神疾患がどういった変化を遂げていくのかについては，解明が始まったばかりです。行為障害が成人期に反社会性人格障害へと進行する場合が多いことを示した，比較的確実な科学的根拠は得られています（予後は，行為障害が10歳を過ぎてから発症した場合よりも，早期，すなわち10歳以下で発症した場合のほうが不良です）。けれども，うつ病の子どもが成人期にどうなるのかについては，よくわかっていないのが現状です。不安障害を抱える多くの大人が，子どもの頃に症状が出始めたと報告していますが，児童期から成人期にかけて，不安障害がどういった経過をたどるのかについて，はっきりとしたことはわかっていません。興味深いことに，最近行われたいくつかの研究から，行動抑制的といわれる気質（生まれながらの人格傾向）の幼児は，児童期により重度の不安症状を来したり，内気になりやすい傾向があることが示されています。
　幸い，児童期に発症するいくつかの疾患は，時間の経過とともにある程度改善すると考えられています。幼い子どもの場合，時とともに，両親や身近な養育者との離別によって生じた重度の不安から立ち直るようですし，反抗的な子どもも，一般的には，その理屈っぽい厄介な性格を成人期初期に卒業します。もう1つの一般的な例がADHDです。ADHD，特に多動症状は，約半数の子どもで成人期には消失（寛解）すると考えられています。ただ，最近の情報によると，ADHDの多動症状と衝動性は青年期に大幅に改善するものの，著しい注意の欠損は成人期に入っても持続し，生活の様々な場面でやはり困難を引き起こすようです。この分野では，ADHDの成人を最も的確に診断する方法について，研究が進められています。
　児童期における精神医学的問題のもう1つの特徴は，多くの子どもが異なる疾患を2つから3つ同時に併発していることです。こうした疾患については，一部の子どもが双極性障害とADHDを合併するように，たまたま同時に発生するものなのか，それとも長期間にわたり強迫性障害がある子どもが意欲を失ってうつ症状を発現するように，1つの障害が別の障害を引き起こした結果なのか，はっきりとわかっていません。ど

ういった原因が考えられるにせよ，障害が2つ以上同時に生じることを併存（comorbidity）といいます。たとえば，うつ病と不安障害を来した子どもの場合，その因果関係に関わらず，不安障害にうつ病を併存している，という言い方をします。

　併存症の可能性を心にとめておくことは重要です。診断された障害の治療が成功したと思ったら別の症状や問題が表面化するということが，多くの子どもにあるからです。そうした症状を単に環境のせいにしたり，もっとひどい場合，子どもを健康に「させない」崩壊した家庭のせいにしたりするよりは，別の疾患が存在しないかどうか評価を受けさせるほうが医学的にも適切といえます。14歳のマイクの場合，強迫性障害に対する治療としてZoloft（sertraline）を1日200mg投与し，認知行動療法を同時に行ったところ，重度の強迫症状は大幅に軽減されたのですが，学業面での問題が依然として残りました。結局，学業面での問題は，ADHDに伴う注意の欠損と転導性に起因していたことがわかりました。ADHDは，マイクの強迫性障害が重度だったために見過ごされてしまったのです。ADHDに対してさらに刺激薬を処方したところ，明らかな効果が得られました。

　もし，お子さんが複数の疾患を抱えているとお考えなら，担当プラクティショナーを前に具体的な症状をすべて数え上げてみてください。そうすれば，プラクティショナーは評価を行ってくれるはずです。お子さんの担当医は，児童期の一般的な行動上および情緒面の障害について注意深く質問することで，重複した症状を整理し，お子さんの病状を的確に理解するでしょう。たとえば，子どもがどちらかというと明らかなうつ病を患っている場合でも，不安障害，ADHD，物質乱用など，他の一般的な障害の存在を疑うべきです。併存することの多い疾患としては，うつ病と不安障害，物質乱用とうつ病，ADHDと不安障害，双極性障害とADHD，トゥレット障害とADHD，および，神経性無食欲症と強迫性障害があります。

(注) 物質乱用：薬物やアルコールをみだりに使用する一種の行動様式で，一般的には対人関係，職業，法的ないし身体的な面で問題を生じる

精神面および情緒面の問題がある子どもの治療に薬がそれほど有効なら，なぜ賛否両論の報告を耳にするのでしょうか？

賛否両論の報告が多くなされているのは主に，児童における精神薬理学が依然として比較的新しい学術分野であるためです。今この瞬間にも，専門クリニックや研究所では膨大な情報が集められているので，時が経てば，この問題についてさらに確実な結論が数多く発表されて行くことと思いますが，著しい進歩がかたちになるまでには時間がかかるものです。精神活性物質が成人に対する標準的な精神科治療に使用されるようになったのも，ここ50年の話に過ぎませんし，児童にいたっては，20年しか経っていません。情緒面および行動上の問題がある子どもに薬剤が有効であるという気づきは，科学の個別の分野を交差させることで（そして幸運な偶然に恵まれることで）画期的な発見を生み出せるのだということを示す，素晴らしい例であるといえます。

(注) 精神活性：中枢神経系に作用し，思考，行動，または感情に変化をもたらすもの。「向精神性」および「精神薬理学的」と同義

脳の生化学と構造に関する情報から，精神疾患には生物学的な原因があることがますます示唆されるようになったため，様々な新薬が開発さ

れては試され、さらなる生物学的研究が実施されました。米国では1990年代を「脳の十年（Decade of the Brain）」と定めましたが、この間の研究の動向をみると、児童の精神疾患に対する考え方に革命が起こるのも間近であることを実感しました。その少し前まで、子どもの情緒面および行動上の問題の一切の原因は、歪んだ子育てにあると信じられていました。しかしながら、遺伝学、神経生物学、および脳イメージングの研究成果を受け、メンタルヘルス専門家や他の分野の医療プラクティショナーは相互作用モデルに傾き始めました。今日では、個人は環境と相互に作用する生物学的存在であり、その各要因が他者にも影響を及ぼす、という見方がなされています。この見解は、因果関係の観点から見た精神医学の考え方を完全に覆すものでした。現在、いわゆる神経症の子どもについては、親の過保護がその子を「神経症」にしたのではなく、神経質な気質（生物学的素因）であったために周囲が過保護（環境）になった、という見方をすることが多くなっています。自閉症の特徴である対人的相互作用の欠如について、かつては親が一方的に非難の的となっていましたが、今日では、自閉症が脳における生物学的な異常から生じることが知られています。同様に、ADHD、トゥレット障害、強迫性障害、および気分障害も、家族集積性があることが明らかとなっています。実際、あなたがこの本を読んでいる間にも科学者たちは研究を進めていて、種々の疾患の原因遺伝子を取り出し、特定の病気の根底にある神経化学的な異常を染色体のレベルで修正する補充療法を開発しようと努めています。

（注）神経生物学：神経と神経系に関する基礎科学
　　　神経化学的：神経系の情報伝達物質の基本組成に関連したこと
　　　神経心理学的：脳の機能と思考のプロセス（知覚、情報処理、問題解決）との結びつきに関すること。一般的には、脳の機能から思考のプロセスへ、およびその逆方向の結びつきのことを指す

研究が進むにつれ，様々な科学的進展について耳にされて行くことでしょう。けれども，今のところ，新しい情報は散発的にしか伝えられていません。これには2つの理由があります。1つは，米国食品医薬品局（FDA）の承認を得るための長い手続きが完了していない薬物療法について，マスコミが情報発信を控えていること，もう1つは，親が子どものプライバシーを保護したがることです。第2部と第3部を読んでいただければわかるように，お子さんの担当医は一部の薬剤に対し，FDAが小児への使用を承認していない場合でも，児童期の特定の疾患に対する標準的な治療薬という見方をしていることがあります。臨床的には，その有効性を示す証拠がたくさん集められているからです。本書が最初に出版された頃，成人以外に対する使用を認められていなかった多くの薬剤が，米国では2003年後半に，青年，さらには児童に対する使用を認可されました。例を挙げると，現在ではほとんどの選択的セロトニン再取り込み阻害薬（SSRI）が，様々な疾患，特に強迫性障害をもつ青年への使用を認められています。また，いくつかの重要な連邦規制のおかげで，米国でははるかに多くの研究が実施されつつあります。そうした連邦規制の1つに，小児排他規制法（pediatric exclusivity rule，2002年）があります。これは，小児に使用される可能性のある薬剤に関しては，FDAの承認を得る前に小児への使用について評価するよう，製薬会社に圧力をかけるものです。この法案によって，小児における薬剤の作用や代謝のメカニズムについて，はるかに多くの研究がなされるようになりました。

児童における精神薬理学がそれほど新しい分野なら，どうして薬剤が安全だとわかるのですか？

お子さんが指示を守って服用している限り，向精神薬はいたって安全です。本書で紹介する薬剤の多くは20年以上にわたって児童に使用されてきており，確かな成績を残しています。アンフェタミン系薬剤をはじめ，1930年代から児童に使用されているものもあります。リタリン

(methylphenidate)，アンフェタミン系薬剤，テグレトール(carbamazepine)，Depakote（divalproex sodium），ベタナミン(pemoline)，desipramine，トフラニール（imipramine），カタプレス(clonidine)などの特定の薬剤は，まれに重度の副作用を引き起こすことが知られているので，子どもがこれらの薬剤を服用する場合には，処方した専門家が注意深く観察を行います。また，抗精神病薬（セレネース〔haloperidol〕，Stelazine〔trifluoperazine〕，ピーゼットシー／トリラホン〔perphenazine〕，メレリル〔thioridazine〕注1)，ウィンタミン／コントミン〔chlorpromazine〕，およびこの類に入る他の薬剤）は，長年使用を続けた少数の子どもにおいて，「遅発性ジスキネジア」と呼ばれる異常な筋肉の動きを引き起こすことが知られているので，長期の使用にあたっては，わずかな副作用であってもやはり監視する必要があります。興味深いことに，有害性がメディアで取り沙汰されたことから，リタリン(methylphenidate) と Prozac(fluoxetine) を極めて危険な薬剤と考える親御さんもいますが，この2つの薬剤は，児童（そして成人）において最も安全な薬剤のうちに入ることがわかっています。

(注) **精神薬理学**：中枢神経系に働きかけ，思考，行動，あるいは感情に変化をもたらす化合物についての学問
　　向精神薬：中枢神経系に働きかけ，思考，行動，あるいは感情に変化をもたらす薬剤。「精神薬理学的薬剤」および「精神活性薬」と同義
　　化合物：薬理学的活性のある物質。「薬物」「薬剤」と同義

　ほとんどの向精神薬は小児に対して比較的最近使用され始めたばかりなので，こうした薬剤の多くが，小児への使用について未だにFDAの承認を得ていません。規制当局の厳しい審査プロセスが非常に有益であることに疑いの余地はありませんが，FDAから承認が下りていないからといって，児童精神科の診療におけるその薬剤の使用が必ずしも危険だ

ということにはなりません。精神薬理学者が使用している薬剤に関しては ほぼすべて，特定の適応が FDA によって承認されていますが，使用が認められている疾患や年齢層は，治療の対象としている疾患や年齢層と異なる場合があります（抗てんかん薬，降圧薬など）。事実，未承認の薬剤であっても，多くの場合，その安全性と有効性を裏づける臨床的な証拠は数多くあるのです。詳細については，137～138 ページを参照してください。今後も安全性に関するデータを数多くみていく必要がありますが，薬物療法が精神疾患がある子どもたちの治療法であることを認める大きな一歩として，米国では最近，年少者に使用される可能性のある薬剤については，成人への使用が FDA に承認される前に，小児において評価を行うことを製薬会社に命じる法律が議会で可決されました。

　その一方で，薬剤に伴う最も重大な危険が，過量服用であることは間違いありません。うつ病をはじめとする特定の疾患がある子どもたちが自殺企図に至る危険もありますが，致死的な過量服用の大部分は事故によるもので，家族や友人に起きています。たとえば，幼いきょうだいが薬をお菓子と間違えてしまう場合などです。日々の投与スケジュールに従っている場合には安全な薬剤でも，過量服用すれば非常に危険になり得るということを覚えていてください。お子さんの治療の一環として薬剤を使用することになった場合に専用の保管場所（鍵のかかる戸棚など）を決め，服用の際の決まりごとを作っておかなければならないのもこのためです。また，薬剤に関して常に責任をもつべきは，子どもではなく，親または法定後見人であることを忘れないでください。

幼い子どもに薬を使うことについて，様々なことが報道されていますが…？

　米国では最近，6歳未満の子どもに向精神薬を使用することについて，多くの懸念がメディアに取り上げられました。この議論がもち上がったのは，影響力が極めて高い雑誌に記事が発表され，そのなかで，6歳未満の年齢層の子どもたちに対する薬剤の使用量が過去5年間で著しく増加したことが指摘されたためでした。結果としてこれが何を引き起こしたかというと，医師はなぜ子どもたちを「不必要に薬漬けに」するのか，という感情的な反応でした。

　実際に，医師は以前よりも早期に疾患を特定し，より集中的に治療を行うようになっています。疾患が児童期の早い時期に発症しているほど事態は深刻で支障も大きいことが，数多くの科学的な根拠によって示されています。さらに，児童期の早い時期に発症する疾患には，多くの場合，強い生物学的要因があります。重篤な問題に対して，介入を行わずに未治療のまま放置することを支持する医師など，ほとんどいないでしょう。たとえばてんかんなど，脳における別の疾患であれば，学齢期に達しない子どもであっても未治療のまま放置することなど考えられません。児童期における精神疾患に関しては，介入および治療の時期が早いほど，青年期へと成長した際に予後が良好である（自己肯定感の向上，物質乱用の減少など）ということが，メンタルヘルス関連の研究者によって明らかにされつつあり，臨床医にとってはよく知られた事実です。幼い子どもに対して薬物療法を検討する際，医師が判断の基準としているのは，こうしたことなのです。私たち医師が最も頻繁に遭遇し，薬剤により治療する疾患としては，（過剰かつ危険なことの多い多動および衝動性を特徴とする）ADHD，強度の抑うつ，および生活に支障をきたすほどの不安があります。家族療法や行動療法を最初に提案するのが通常ですが，問題を解決ないし治療するのに，こうした介入法では不十分な子どももいます。そのような場合，本人が辛い思いをし，社会的にも学業面でも大きな遅れをとるのはもちろんのこと，暴力的なかんしゃく

をはじめとするその子の行動によって，家族も被害に遭う可能性があるのです。悲しいことに，きょうだい間に根深い敵意が存在する場合，それは一層強固なものとなるため，精神疾患のある子どもたちは，愛情があるにも関わらず，兄弟や姉妹に対して残忍な仕打ちをするに至る場合もあります。

　医師は確かに，広範な治験が行われていない薬剤を学齢期に達しない子どもに使用しています。しかしながら，学齢期に達しない子どもに最もよくみられる疾患については，ある程度のデータが得られていますし，さらなる研究が現在進められています。たとえば，こうした子どもたちにおけるリタリンの使用については，7件の試験が適切な管理のもと実施され，1件の大規模な試験が現在も進行中であり，この薬剤で改善が得られること，そして副作用は予測可能な範囲に留まることが示されています。過剰な多動と衝動性の治療には，カタプレス（**clonidine**）やエスタリック（**guanfacine**）などといったADHDの治療薬を使用していますが，その理由の1つは，これらの薬剤が良好な忍容性を示す上，食欲や睡眠に関連した副作用を引き起こさないことにあります。これらの副作用は，この年齢層の患者さんに関して強く懸念されているのです。重度の不安，強迫観念，または抑うつがある子どもの場合，抗うつ薬も使用します。このほか，学齢期に達しない子どもにおいて気分の変動や攻撃性を軽減するのに，抗てんかん薬も使用します。実際，刺激薬や抗精神病薬に属する一部の向精神薬は，3歳以上の小児における行動上の問題の治療薬としてFDAに承認されています。要するに，学齢期に達しない子どもであっても，より年長の子どもと同様，治療を要する精神医学的問題や精神疾患を免れるわけではないのです。そして薬物療法は，こうした子どもたちにとっての1つの選択肢なのです。

こうした薬剤が将来子どもに及ぼす影響については，どういったことがわかっているのでしょうか？

　先にも述べたように，短期間の使用は一般的に安全ですが，古い世代

の抗精神病薬は遅発性ジスキネジアを引き起こすとされています。遅発性ジスキネジアとは筋肉の不随意的な動きのことで，ウィンタミン／コントミン（chlorpromazine）に似た特性の薬剤を長年使用していた一部の成人に観察されていましたが，その後，児童における発現も報告されました。この種の古い世代の薬剤が，現在児童に対してめったに使用されていないことには注目すべきでしょう。さらに，神経学の分野における研究が示すところによると，一部の抗てんかん薬は，時の経過とともに歯肉増殖や軽度の知能低下を引き起こす場合があります。

（注）**抗精神病薬**：現実の知覚における障害（精神病）を治療するための薬剤。「神経遮断薬」と同義
　　　抗てんかん薬：てんかん発作（けいれん）の治療に使用される薬剤。精神科領域では，かんしゃくや気分の変動に対しても使用されている

　しかしながら，大抵の薬剤の場合，長期的な副作用についてそれ以上のことはほとんどわかっていません。また，わかっていることも大げさにとらえられ過ぎているといえます。たとえば，ADHDに対して刺激薬を投与されている子どもの発育阻止について読んだという人の多くが不安を覚えているようですが，実際には，こうした影響はごく少数の子どもにしか確認されていません。さらに，私の所属しているハーバード大学の研究班は一連の研究結果を発表しましたが，そのなかで，実際に起こっているのは発育遅延（子どもたちの予測身長を基準とした場合）であり，その原因がおそらく，治療のために処方された刺激薬よりも，ADHDに密接に関連していることが示されています。残念なことに，種々の薬剤の児童における長期作用については，誤解を解くに十分なほど研究が行われていません。その理由の1つは，子どもがこうした薬剤を使用し始めてからそれほど長い年月が経過していないために，その作

用について研究が行えないことにあります。とはいえ，こうした現状も変わりつつあるので，長期試験のデータも，今後ますます発表されていくものと思われます。たとえば，Adderall XR（amphetamine），Concerta（メチルフェニデート持続放出性製剤），ならびに Strattera（atomoxetine）[注2] に関する長期試験（2年間）では，これらの薬剤が服用したほとんどの児童とティーンエイジャーにとって有効で，なおかつ忍容性も良好であることが示され，特に大きな問題は確認されませんでした。

現時点では，服薬中，お子さんの様子を日々監視する責任が親にはあります。そこで，現在の薬剤が脳内で作用するそのしくみ上，一部の副作用は避けられないものであることを認識することが重要となります。次項で説明しますが，現時点では，薬剤の1つの作用だけを取り出し，ある脳の領域における標的とする機能だけ，あるいは，ある神経化学物質における標的とする分子だけに作用させるところまでには至っていません。その結果，現在の薬剤では，幻覚を抑えることはできても不随意運動を生じたり，抑うつを軽減できても子どもに鎮静をもたらしてしまったりするわけです。

作用のターゲットが非常に絞られた薬剤が開発されるまで，短期・長期の副作用が生じていないか，親は子どもの様子を密接に監視し，それらについて子どもの担当プラクティショナーと話し合えるようにしておきましょう。

薬はどういったしくみで作用しているのですか？

神経が身体の情報伝達機構であり，脳が本質的に極めて複雑な神経ネットワークであるということは，何世紀も前から知られていました。脳を「伝達中枢」ととらえてみてください。私たちが体験していることの情報を処理し，身体と精神から何らかの反応を引き出している場所です。ある物を触りたいとき，手の神経が脳にメッセージを送ると，脳で他の神経が即座に作動し，手をその物に向けて動かすという動作が生まれます。これだけでも驚異的な機能といえるのですが，脳にはさらに，

情報を蓄え，分析する能力も備わっています．これらのプロセスは時を経るなかで，自分が誰なのか，何を感じるのか，そして他者や世界に対して自分はどのような位置を占めるのか，といったことに対する総合的な無意識的および意識的理解を形成します．これは私たちが精神活動と呼んでいるものですが，その機能はこの上なく難解で洗練されており，無限の能力を有するため，そのメカニズムには底知れないものがあるといえます．

人間の脳のしくみを解明するまでの道のりはまだ遠いのですが，脳に関する最近の研究から，精神疾患の治療について貴重な情報が得られています．脳構造に関する研究によって，一部の疾患が脳の特定の領域から生じていることが示されたほか，神経化学分野でも進歩があり，他の疾患に関しても特定の脳内化学物質が原因している可能性が明らかとなったのです．

他の器官と同様，脳も病気になることがあります．情緒面や行動上の障害に関しては，神経伝達，すなわち神経細胞間の連絡が大いに関係していると考えられています．児童や青年に対して使用される薬剤は，こうした生化学的異常の多くを正常化することで作用を発揮するものと思われます．科学界は現在，どの疾患が脳内のどういった領域や神経路に関係しているのかを解明する段階にいます．

脳のどこで，何が起きているのですか？

脳には，様々な認知機能および運動機能に関連した種々の領域があります．これらの領域は，神経細胞（ニューロン）を介して互いに連絡を取り合っています．情動の処理の多くは，「辺縁系」と呼ばれる，脳の奥深くにある一連の領域の集合体で行われます．側頭葉てんかんで生じるような，これらの領域における異常は，怒りの発作，感情の高ぶり，および易刺激性を引き起こすことがあります．正常な抑制機構は主に，脳の前方領域である前頭葉（前額にあたる部分）で働くと考えられています．このため，ADHDに典型的にみられるような抑制系の障害，すなわ

ち衝動性の原因は，ある程度前頭葉にあると考えられます。「線条体」と呼ばれる脳内のもう1つの重要な構造物は，注意や報酬の中枢に関係しています。脳のこの小さな部分における問題は，ADHDや薬物乱用をはじめとする様々な疾患において重大であるかも知れないと考えられています。さらに，線条体の特定の部分は運動に関係しています。幻覚を抑えるなど，現実の知覚における障害を治療するのに用いられる薬剤の多くに筋の収縮や不随意運動（ジスキネジア）を引き起こす可能性があるのもこのためです。

（注）認知機能：情報の取り込みと処理，推論，記憶，学習，コミュニケーションなど，思考能力に関連した活動
　　　運動機能：運動能力に関連した活動

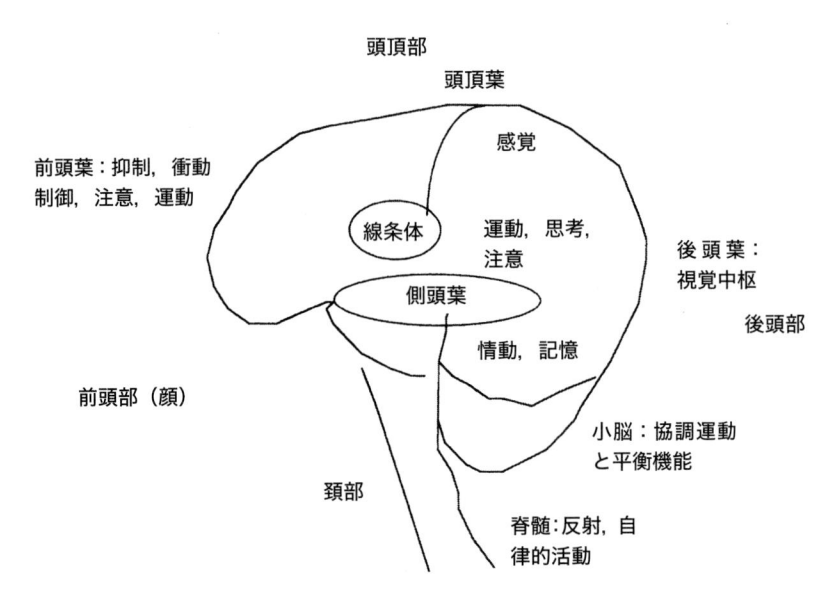

図1．神経精神疾患に関連した脳の領域

```
薬剤の作用                    神経シグナル
                                ↓
刺激薬は神経伝達        神経伝達物質    ┌──────────┐
物質を放出させる                        │シナプス前│
                   再取り込み  ←──────  │ニューロン│
抗うつ薬と刺激薬                        └──────────┘
は再取り込みを阻
害する                                  ┌──────┐
                                    ←── │シナプス│
抗精神病薬は受容                        └──────┘
体を遮断する
                                        ┌──────────┐
抗不安薬は受容体       受容体       ←── │シナプス後│
に結合する          神経シグナル         │ニューロン│
                       ↓                └──────────┘
```

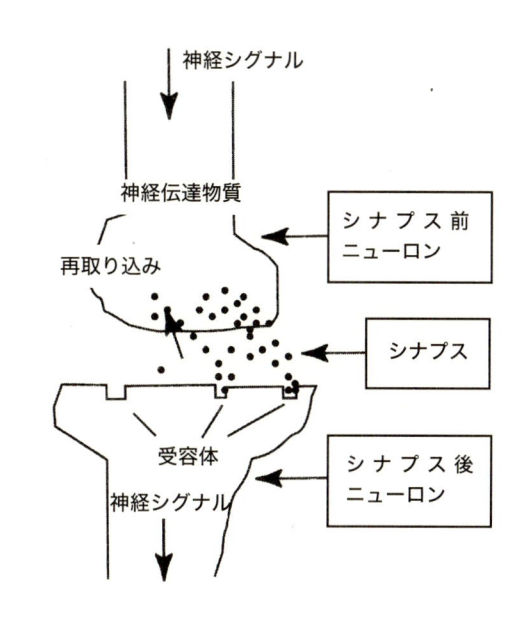

図2. 神経間結合

　脳は神経間結合を通じて，それ自体の内部および身体の他の部分と連絡をとっています。神経細胞が結合し，互いに連絡し合う部分はシナプスと呼ばれています。思考や身体活動の1つ1つがシナプスにおける活動によって生じています。高速道路が合流するのと同じように，2つ以上の神経が1つのシナプスから連絡している場合もあります。1つの神経が「下流にある」もう1つの神経細胞にシグナルを送ります。

　神経連絡は，ドーパミン，セロトニン，ノルアドレナリン，GABA（γ-アミノ酪酸），グルタミンなどの神経伝達物質によって行われています。現在，脳内の神経伝達物質は200種類を超えるといわれており，情緒面や行動上の障害の多くは，細胞から細胞への神経伝達物質の流れに異常があるためと考えられています。

　シナプスは，3つの基本的な部分によって構成されています。つまり，(1) シグナルを送信する神経細胞（シナプス前ニューロン），(2) 神経

細胞間の隙間（シナプス間隙），および（3）シグナルを受信する神経細胞（シナプス後ニューロン）です。受信側の神経細胞には受容体があり，この受容体は基本的に，複雑な構造の野球グローブのように神経伝達物質をキャッチします。神経伝達物質の特定部分をキャッチすると，受容体は一連の複雑な反応を引き起こします。これらの反応は多くの場合，受信側細胞のスイッチをしばらくの間「オン」にしたり「オフ」にしたりします。

（注）**受容体**：送信側および受信側の神経細胞表面にある化学構造物。化学的な情報伝達物質（神経伝達物質）に結合したり，捕捉したりして神経細胞内に他の反応を引き起こす

　神経伝達のプロセスは，次のようなものです。すなわち，神経伝達物質の分子が送信側の神経細胞から放出され，シナプス間の隙間を移動し，生物学的な「野球グローブ」に結合し，受信側のニューロンを活性化する。神経伝達物質は次に，再取り込みと呼ばれるプロセスによってシナプス前ニューロンに回収されます。再取り込みには主に2つの目的があります。第1に，神経細胞間のスペース（シナプス間隙）にある神経伝達物質の量を制御すること，そして第2に，神経伝達物質を保存し，分解して再利用することです。身体とは，本当に効率的なリサイクル装置なのです。

どの神経伝達物質がどの疾患に関与しているのですか？

　シナプスは，向精神薬が作用する場所であると考えられています。精神活性薬は，神経伝達物質が作用を及ぼす部分を遮断したり（抗精神病薬），直接作用して神経伝達物質を放出させたり（刺激薬），神経伝達物

質の再取り込みを阻害したり（抗うつ薬）します。再取り込みを阻害すると，神経伝達物質はシナプスで蓄積されるので，受信側の神経細胞を刺激する量が増えます。Prozac（fluoxetine），Celexa（citalopram），Zoloft（sertraline），ルボックス／デプロメール（**fluvoxamine**），およびパキシル（**paroxetine**）は，セロトニンの再取り込みを特異的に阻害するので，「選択的セロトニン再取り込み阻害薬（SSRI）」と呼ばれています。同様に，「三環系抗うつ薬」と呼ばれる種類の薬剤（desipramine，ノリトレン〔**nortriptyline**〕など）は，ノルアドレナリンと，程度はやや少ないものの，セロトニンの再取り込みを阻害します。Strattera（atomoxetine）はノルアドレナリンの再取り込みだけを阻害します。

　最近の医用画像研究と生化学研究のおかげで，どういった神経伝達物質の系が種々の神経精神疾患に関与しているのかについて，さらなる理解が得られました。強迫性障害の場合，一部の症例でセロトニンが不足していると考えられていますが，セロトニンの作用は，選択的セロトニン再取り込み阻害薬（Prozac に似た特性の薬剤）を使用することにより増強されます。ADHD はドーパミンとノルアドレナリン両方の作用が不十分であることに関連していると考えられています。当然のことながら，ADHD の治療には，ノルアドレナリンやドーパミンを増加させる薬剤が最も有効なようです。

表1. 種々の神経精神疾患に関連した脳領域と神経伝達物質

疾　　患	神経伝達物質	領　　域
アルコール依存	GABA, グルタミン, オピオイド系	脳全体, 前頭葉
不安	ノルアドレナリン, GABA, ドーパミン	脳全体
注意欠陥／多動性障害（ADHD）	ドーパミン, ノルアドレナリン	前頭葉, 線条体
うつ病	セロトニン, ノルアドレナリン	前頭葉, 辺縁系
薬物乱用	ドーパミン, オピオイド系, GABA, グルタミン	多くの領域, 視床下部, 腹側被蓋野
強迫性障害	セロトニン	線条体, 帯状回
精神病	ドーパミン, セロトニン	前頭葉, 線条体
てんかん	GABA	通常は頭頂葉と側頭葉であるが, 脳全体に及ぶ
トゥレット障害, チック障害	ドーパミン, セロトニン	大脳基底核, 前頭葉

　ただ, 残念なことに, 薬理学は思うほど簡単なものではありません。種々の神経伝達物質の系に重複する部分がかなりあるだけでなく, 一部の神経伝達物質は, 多数の異なる神経精神疾患に関与している可能性があるのです。たとえば, セルシン（diazepam）に似た特性の薬剤（ベンゾジアゼピン系薬剤）は, 神経伝達物質であるGABAに作用しますが, 不安障害, アルコール離脱症状, およびてんかん発作など, 幅広い病態に対して使われています。

(注) **神経精神的**：精神医学と神経学との接点に関連したこと。思考／情動の状態と神経の働きの両方に関連した一連の心の働きのことを指す

　さらに，脳内の神経伝達物質の系はいくつかの経路から構成されています。一部の経路は疾患の発生部位であるのですが，別の経路は他の役割を担っている可能性があるので，薬物療法は一層複雑になります。つまり，薬剤がある経路をターゲットとしたとき，疾患の症状が軽減される一方で，他の機能にも影響が出てくるわけです。たとえば，中脳と辺縁系を結ぶドーパミン経路を遮断すると幻覚や妄想が改善するのですが，同時に中脳と線条体を結ぶドーパミン経路を遮断してしまうので，筋攣縮などの副作用を生じることがあるのです。また，薬剤の特定の作用だけを取り出し，ターゲットとした分子だけに作用させる方法が見つかっていないことも，望ましい作用とともに好ましくない作用が生じてしまう原因となっています。一昔前の抗うつ薬がその例で，この種の薬剤の多くは，ヒスタミンの受容体を遮断することで，抑うつを軽減するだけでなく，通常は鎮静も引き起こしてしまいます。幸運なことに，医師はこうした副作用をうまく利用することができ，不眠症の子どもに抗うつ薬を眠前に服用するよう勧めることがあります。このほか，ADHDに使用される刺激薬や一部の抗うつ薬（Wellbutrin〔bupropion〕）はチックを悪化させることがありますが，この作用は，これらの薬剤にドーパミンの作用を強める性質があるためと考えられます。さらに，ドーパミンに作用する薬剤は，高用量で使用すると，ノルアドレナリンとセロトニンにも作用を及ぼすことがあります。

　専門家は，脳画像やその他の技術によって絶えず新しい情報を収集しています。それでもなお，脳の働きや，脳の障害がどのようにして子ども（そして大人）の精神疾患となって現れるのかについて，知識はまだまだ足りません。種々の疾患がある子どもに機能異常がみられる脳の領域

すなわち扁桃体や海馬など（脳の中心近くの部分）が関与しています。ADHDの場合は主に，脳の前頭葉（目の上の部分）が関与しています。その他，神経精神疾患によっては，側頭葉（耳の近くの部分）が関与しているものもあります。さらに情報が必要な場合は，本書末の参考文献を参照してください。いまだに理解されていないことは数多くあります。けれども，現在，子どものさまざまな疾患に伴う認知（思考）の障害に多くの関心が寄せられています。認知障害は，大まかにいうと，実行機能の障害というカテゴリーに入るものです。子どもの行動や情緒に影響する精神疾患の多くは，認知能力にも深刻な影響を及ぼします。子どもの行動を改善するだけでなく，その子の脳がどのように情報を知覚し，処理し，まとめ，整理し，それに基づき行動を実行させているかということを慎重に評価すべきだということを，私たちは認識する必要があります。認知障害について，この分野の専門家たちは現在，他の重大な問題に対処した後に，教育や薬物療法によって改善をはかる治療法を始めています。たとえば，重度の強迫儀式に対して治療を行った後，著しい不注意に対し，刺激薬や注意力を高めるのに有用なその他の薬剤を使って治療を行うこともめずらしくありません。

　最近，脳の実行機能をテーマとした研究がはるかに増えてきました。実行機能とは，私たちのほとんどが持っている体内の「長官」のことですが，精神疾患がある子どもでは障害がみられる場合があります。脳は通常，多くの実行機能を司っていて，計画，遂行，完遂，無関係で混乱を招く情報と関係性のある有益な情報とのふるい分けなどを補助しています。きちんとした実行機能が働かないと，子どもはしばしば簡単な一連の行動を計画するのにも苦労することになります。たとえば，一日の準備をしたり，宿題を始めたり，宿題やその他の計画のために適切な時間割を設定したり，計画を遂行したり，といったことです。こうした子どもたちは，気がつくと上の空になっていることが多く，物事を計画・整理することに多大な困難を伴います。Russell Barkley博士らをはじめとする研究者たちは，アイデアや思考の抑制の障害は根本に影響するものであり，そうした障害がある児童や青年は，行動にも思考のプロセ

スにも重度の機能障害を来す，という理論を立てています。

(注) **実行機能障害**：ある行動を計画し，開始し，組織化し，遂行する能力に関わる一連の心的過程に発生する障害。時間の管理や物事の計画・組織化，優先順位づけにおける困難もこれに含まれる

息子の問題が完全に神経学的なものなら，なぜ医師は精神療法も勧めるのでしょうか？

　多くのメンタルヘルス専門家が子どもの精神疾患に対して薬物療法と精神療法を併用するのには，いくつかの理由があります。31ページをお読みいただければわかるように，現在では，児童期の精神疾患は相互作用モデルに当てはまるものだという見方がなされています。つまり，確かに，ある根底となる機能障害を子どもが来しやすくなる，といったことには生物学的な素因が大いに関係していますが，厳密にどの疾患をどれぐらいの重症度で発症し，どういった症状が伴うのかは，外的要因，すなわち子育てのしかたや全体的な家族力動，その他子どもを取り巻く環境的要素に影響されるのです。私も，特定の疾患の家族歴による脆弱性にストレスや環境に対する学習反応が作用して精神疾患を発症した子どもを数多く目にしてきました。おそらく最もわかりやすい例は，うつ病の家族歴がある子どもたちが親しい親戚や友人，あるいはかわいがっていたペットを失った後，うつ病になる場合でしょう。こうした子どもたちにはもともとうつ病になりやすい傾向がありますが，喪失体験などの人生におけるストレス刺激がきっかけとなってはじめてうつ病を発症することが多いのです。私が本書で環境的要因を強調しない理由は，家庭生活が子どもの障害を引き起こしているのではないか，あるいは悪化させているのではないか，という罪悪感にさいなまれる親御さんたちを

あまりにも多く目にしてきたからに過ぎません。環境が重要でない，あるいは精神療法には効果がない，などと思っているからではないのです。

親としてあなたがすべきなのは，メンタルヘルス専門家がお子さんに対して精神療法を勧めた正確な理由を理解することです。子どもの心理的問題の原因はもっぱら親子関係の不全に根ざしており，こうした関係は精神療法によって解決すべきだ，と考えるプラクティショナーは今日でもいるからです。メンタルヘルス専門家によっては，児童や青年における精神疾患の診療について最新の知識を持っていない方もいますし，偏見があったり知識が限られていたりするために薬物療法を未だに勧めたがらない方もいます。精神療法でどういった効果が得られるのか質問すれば，それが建設的な提案なのか，それともお子さんの疾患のことで結局のところあなたに非難の矛先が向けられているというメッセージなのかを見わけられるかもしれません。

「このような場合には通常，精神療法が必要です」という答えは一般的に，その問題をさらに丁寧に扱っていく必要がある，というサインです。精神療法（あるいはその他のあらゆる治療法）を勧める場合，その決断はお子さんの状態の具体的な問題に合わせて下されるものなので，質問すれば，医師はどの問題に対して精神療法が必要なのかを教えてくれるはずです。また，精神療法には数多くの形式が存在するので，担当プラクティショナーには精神療法の具体的な手法を指定してもらうべきでしょう。たとえば，認知療法，対人関係療法，行動修正療法，家族療法，その他にも多くの治療法が考えられます。

行動化のある子どもについて，家庭状況が行動化の原因であるのか，それとも家庭状況が行動化の結果であるのかを突き止めるのは，いくら条件に恵まれていても難しいといえます。ですから，精神療法がどれだけ役に立つかを知ることも難しいのです。もう一度思い出していただきたいのですが，多くの親は，子どもの固有の性格（気質）に多少なりとも基づいて特定の子育て法を確立しますが，その子育て法が，今度は子どもの発達に影響を及ぼすと考えられます。ある子育て法がもとで子どもが特定の行動を示すのか，それとも子どもの生物学的な問題に対して

親が反応してしまっているのかをはっきりさせることは難しいのです。自閉症が典型的な例です。自閉症の子どもを持つ母親は，以前信じられていたのと異なり，「無表情」であったり，子どもの微妙な要求に対して無関心であることが多かったりするために子どもが自閉症になったわけではありません。考えてみてください。一生懸命に微笑みかけても子どもが一向に反応してくれなければ結果的に以前ほどには微笑みかけなくなることもあるというだけのことなのです。

　同様に，強迫症状の著しい子どもを抱えた親は，その子の数多くの特性に合わせるため毎日のスケジュールを変えざるを得ないでしょうし，易刺激性がある子どもをもつ親も，会話の話題を制限し，子どもの気に障らないよういつも腫れ物に触るような気持ちでいると訴えます。メンタルヘルス専門家によっては，こうした態度を子どもの疾患の結果ではなく原因とみなすことがあります。お子さんの担当医のところで，精神療法を行えば家庭での行動様式がどの程度子どもの疾患に原因しているか，もしくは疾患の影響を受けているかがわかるかも知れない，というのではなく，精神療法を行えばお子さんの問題を引き起こしている，あるいは悪化させている対応を予防できるかもしれない，という提案の仕方をされたら，そのアドバイスに従う前によく考えてみることをお勧めします。

　原因と結果が混同されたわかりやすいケースとして，ある14歳の女の子の例をみてみましょう。彼女は重度の強迫性障害で，そのため2年間家族療法を行ったにも関わらず，夜になると依然として家族は眠れない状態が続いていました。エミリーは毎晩，ドアが開いたままになっていないこと，コンセントがすべて外されていることを確認して過ごしており，家族が怒りやフラストレーションを感じ，絶望していたところ，臨床心理士は家族の怒りがエミリーの行動の原因であると仮定したのです。ところが，Prozac（fluoxetine）を1カ月間投与したところ，エミリーの強迫行為や儀式行為は大幅に減りました。家族もほぼ同時に，破綻したカオスのような状況にもかなり秩序が戻り，家族の各メンバーとエミリーとの関係も改善したと報告しました。私が診る子どもたちの場

合も多くがそうですが，子どもの情緒面ないし行動上の問題は家族を大きく破綻させるものであり，適切な治療を行えば，そうした状況も緩和できることが多いのです。

とはいえ，精神療法を通じて子育ての仕方を積極的に変えてもプラスの影響はない，と言っているわけではありません。私が治療している双極性障害やADHDの子どもの親御さんたちは，多くの場合，絶えず子どもを怒鳴っている気がしているようです。おそらくそのとおりなのでしょう。こうした子どもたちは衝動的なため，通常，しょっちゅう注意し，目を光らせていなくてはならないからです。ですから，薬物療法が成功していても，親御さんたちには子どもの行動の肯定的な側面に注目することを開始してもらう必要があります。子どもは（親もそうですが），肯定的な評価に驚くほど敏感です。このことは，それまでそうした評価をほとんどしてもらえなかった場合に特にいえることです。

精神疾患は，家族全員の対処機制に広範な影響を及ぼします。子どもの問題のことで専門的な助けを探し始める頃には，親は効果的とはいえない対応の仕方を身につけてしまっているかもしれませんし，子どもの生活技能も標準的な水準に達していない場合があります。行動修正を伴う認知療法は，家族全員が健全な対処機制を取り戻し，精神疾患とともに生きることのハンディキャップを軽減することに役に立つ可能性があります。

最終的な考察として述べると，お子さんの問題の治療には，その原因と同様に，多数の要因が関わっています。薬剤は「瞬間接着剤」ではありませんし（実際，多くは効果が現れるまで時間がかかります），万能薬でもありません。薬物療法以外の治療法，それが仮にホメオパシーや食事療法であったとしてもそれさえ受け入れるぐらいの姿勢でいましょう。比較的効果が高く，リスクが少ないことにあなたと担当の医師が納得した治療法なら何でも良いのです。

臨床医としての私の印象からすると，薬物療法はしばしば疾患の中核的な症状を軽減するので，親はそれまでの子育て法を見直し，より効果的な方法に変えることが可能になるようです。この2つの変化が組み合

わさって，子どもも家族も急速に回復し，最終的には家族の関係も改善すると考えられます。私は数え切れないほどの症例を目にしてきましたが，子どもの固有の性格，つまり生物学的な気質と，子育て法，つまり家族とのやりとりとの間には，いずれの場合も複雑な相互作用が存在しています。ご自身の子育て法（ならびに子育てに対する考え）がお子さんの情緒面ないしは行動上の問題にどう関わっているかを確認できれば，お子さんに何が起きているのかを他の関係者が理解しようとするとき，はるかに協力しやすくなるでしょう。このことを理解するのに精神療法が必要になるかもしれないという可能性も心得ていてください。

このほか，薬剤がお子さんの精神疾患に付随するあらゆる問題の万能薬とはならないかもしれないことを認識しておいてください。精神疾患はときに，家族に疾患をもった子どもを中心とした制限だらけの生活を強いるものです。薬剤は，うつ状態を緩和したり，幻覚を抑えたり，気分変動を予防したりはしますが，薬剤そのものが，子どものために健全な社会生活を創造するわけでも，疾患を中心に築き上げられた生活からより正常な生活へと子どもが適応するのを手伝うわけでもありません。そこで役に立つのが精神療法なのです。

うちの子どもを担当している臨床心理士は，精神療法を勧めるのですが，それだけではなく，この子の疾患に薬を用いることには反対だときっぱり言い切っています。この医師を紹介したナースプラクティショナーは，薬物療法も選択肢の1つだと言っていたのですが，どうしたらいいでしょうか？

第1に，臨床心理士は何が問題なのかという診断仮説と，綿密な介入計画を立てる必要があります。残念ながら，何が問題なのかを明確に理解しないまま児童や青年の治療を行うカウンセラーは未だにわずかながら存在します。意見の不一致が生じるのは多くの場合，担当の治療者が何を治療するかについて的確な診断を下せていないときです。診断につ

いて意見がわかれた場合は，その問題を改善するのに最も有効とわかっている治療法（複数存在することもあります）を行ってみるしかありません。

　精神療法を単独で試してみて効果が出ているようなら，薬物療法は必要ないでしょう。けれども，症状が持続したり，改善がみられなかったり，あるいは長期間治療を続けるなかで疾患が実際に悪化したりした場合には，その臨床心理士は別の対策を考えるべきです。薬物療法を検討していたところ臨床心理士に反対された場合は，反対する理由を明確に説明してもらいましょう。向精神薬に関する知識がどれぐらいあるのか，この分野でどの程度訓練を積んだ人なのか，また，遺伝（生物学的素因）か環境（子育て法）かという問題全般に対してどういった考え方を持った人なのかについて，臨床心理士を評価してみてください。また，精神療法と薬物療法を組み合わせると，一般的にはほとんどの精神疾患に効果があります。ですから，薬物療法を試してみるのに二者選択で迷う必要はないのです。さらに，明らかに環境が要因となって生じる疾患（たとえば心的外傷後ストレス障害〔PTSD〕）の場合も，薬物療法が有効なことがあります。

　意見の異なる2人の専門家の間に挟まれるといった状況はまれですが，そうなった場合には，ご自身で判断されるしかありません。よくある選択肢の1つが，治療者の1人を変えてみることです。私も，臨床心理士が薬剤の使用に反対していたり，最適とはいえない治療が行われている印象を受けたりしたため，臨床心理士を変えさせたところうまくいったケースを一度ならず目にしてきました。一方，診察，診断，あるいは推奨する治療について当の医師に疑問があるのなら，セカンド・オピニオン（118ページを参照）を求めたり，担当プラクティショナーを変えることをお勧めします。

　最後に，治療について助言を求める際，臨床心理士は最も中立的な立場にいるかもしれないということを認識しておきましょう。親御さんによっては，薬物療法を検討する際，臨床心理学者に相談すると参考になると考える人たちもいます。臨床心理学者は，薬剤を処方する立場には

ありませんが，心理検査や精神療法に関しては専門家なので，お子さんのケースでの精神療法や薬物療法の有用性について，客観的に説明してくれることが多いのです。ただし，臨床心理学者が皆同じくらい知識をもっているとは限りません。一般的には，経験が豊富で適切な資格をもったソーシャルワーカー，もしくは博士号レベルのメンタルヘルス専門家に相談したほうが良いでしょう。このとき相手には，この分野でアドバイスをするだけの十分な資格があると自分で思うか，遠慮せずに訊いてみましょう。

何の知識もないまま治療法の選択に臨むのは嫌なのですが，薬が必要な場合と精神療法のほうが望ましい場合とを示した簡単なガイドラインのようなものはないのでしょうか？

　最初から知識を得ようとするのは賢明なことです。メンタルヘルス専門家のもとをお子さんに代わって訪れたとき，あなたの判断は専門家の判断と同じくらい重要になるからです。お子さんを担当する治療者は，何が問題なのかわからない場合があることを承知しておいてください。極めて難解なケースや，子どもがある程度の年齢ないし思春期に達したことで症状が現れ始めたばかりのケースもあります。また，治療者によっては特定の問題において経験が足りないこともあるのです。各タイプの治療法がどの疾患に対して一般的に優先されるかを知っておけば，医師が明らかに通常と異なる方針をとったときに気づける可能性があります。

　薬剤を使うのが賢明な疾患は，（1）薬物療法が効果的なことがわかっているもの，および（2）精神療法など薬剤以外の治療法で効果が得られなかったもの，です。どの順番で薬物療法を行うかは，他の薬剤による治療法と比較した場合のその薬剤の有効性について，どの程度わかっているかによって異なります。たとえば併存症のないADHDの子どもの場合，薬剤は第一選択の治療法となっていて，精神療法を単独で行うよりも効果が高いと考えられています。一方，青年期の物質乱用に対し

ては，第一選択治療として薬剤を単独で用いることはありません。うつ病に対しては，この分野の大多数の専門家がまずは精神療法を試してみること，あるいは精神療法と薬物療法を組み合わせることを提唱しています。未成年者の不安障害に関しては，いつ薬剤を使用すべきかについて結論が得られていませんが，ほとんどの専門家が，薬剤を使用する前に認知行動療法を1クール行ってみることを勧めています。トゥレット障害，双極性障害，精神病性障害の子どもの場合は，精神療法だけではほとんど改善が得られないので，一般的に薬物療法が必要となります。

これら2つの治療法を特定の疾患に対して行う際のポイントは，以下のとおりです。

- 適応障害や不安障害に対しては一般的に，精神療法を第一選択の治療法と考えるのが適当です（強迫性障害の場合は別です。この疾患に対しては，非常に特異的な認知療法を行うことが多いのですが，この治療だけで十分な効果が得られることは時々しかありません）
- ADHD，トゥレット障害，双極性障害，精神病性障害，重度のうつ病に対しては薬物療法を優先します。気分の変動，双極性障害，あるいは現実の知覚の歪みは，他の治療法を単独で行っても十分な効果が得られない深刻な疾患であることを知らせる徴候であることが多いので，こうした子どもの治療にあたっては，早期の薬物療法を真剣に検討する必要があります
- うつ病の場合，難しい決断を迫られます。精神療法の有効性を示唆するデータは増えつつあるので，うつ病の子どもには最初の段階で精神療法を検討すべきでしょう。これは，症状が具体的なストレス刺激，たとえば友人を失ったことなどに関係しているような場合に特にいえることです。とはいえ一方で，一部の薬剤が抑うつ症状を改善するのに有効なことが科学的に証明されています
- 57～58ページで述べているように，精神療法は多くの場合，他の問題を改善したり，根底ないし中核にある疾患が変わらず存在したとしても子どもがその疾患に対処できるよう手助けしたりするもの

だという点を理解することが大切です

　動物など特定の対象物に対して著しい恐怖症があり，そのために支障をきたしている子どもの場合，セルシン（**diazepam**）などのマイナートランキライザーの代わりに行動修正療法を行うと効果的なことがあります。

　具体的な疾患に対する治療法の選択肢の優先順位についてさらなる情報が必要な場合は，第2部の各章を参照してください。

重症度　軽度の疾患で，随伴する問題も少ない場合には，最低限の介入で十分な場合があります。たとえば，他人の前で緊張してしまう子どもの場合，行動修正療法と呼ばれるタイプの集中的な精神療法が非常に効果的なことがあります。逆に，重度の疾患で，子どもが自分自身や他人を傷つけてしまう恐れがあるときには，薬物療法を最初に検討します。いうまでもなく，うつ状態で自殺の恐れがある子どもや，幻覚症状があって現実と幻想とが区別できない子ども，疾患があるために著しい支障を来している子どもなどの場合には，薬物療法の良い適応となり得ます。これほど重症ではないものの，注意力に問題のある子どもで，毎日の日課を調整してあげても思うほど成果が上がらない場合も，一般的に薬物療法が有効です。

併用治療の効果　私どものクリニックでは，薬物療法と精神療法を同時に行うのが最も一般的です。正式な研究はきちんと行われていませんが，子どもたちや親御さんたち，きょうだいや学校からの報告によると，一般的に精神療法と薬物療法を組み合わせた場合，相加的な効果が得られ，いずれかの治療を単独で行った場合よりも効果が長続きするようです。2年間にわたって実施された最近のある大規模な研究でもこの考えを支持する結果が得られ，薬物療法と精神療法を併用した場合，いずれかの治療を単独で行うよりも多くのADHDの子どもたちが「心身の健康」を取り戻すことが示されています。カウンセラーは子どもたちが治療内

容に，より注意を払うようになると報告していますし，臨床薬理学者は薬剤に対する反応が良好になると報告しています。そして何よりも大事なことは，親御さんたちの目から見て子どもたちの全般的な機能や生活の質が改善することです。

子どもの具体的なニーズに基づく治療法の決定　治療法の決定は，ガイドラインのもととなる体系的なデータが得られていないことから，ケースごとに決定していかざるを得ません。（数多くの様々な精神療法を含む）治療の選択肢について説明を受けたら，お子さんの具体的なニーズを担当の専門家が把握できるよう協力してあげてください。形式の如何を問わず身近に受けられる精神療法を利用するほうが，子どもや家族の苦痛の原因に具体的に働きかける精神療法を特定し，それを受けられる治療機関を探すよりもはるかに楽なのですが，たとえば強迫性障害の子どもの場合は，従来の精神療法ではなく専門の認知行動療法を受けさせるべきですし，これに対して心的外傷を経験した子どもの場合は，洞察指向的精神療法によってその出来事を整理し，ときにパニックや解離などの具体的な症状をターゲットとした行動療法を交えて行う必要があると考えられます。

　特定の精神療法を選ぶとき，薬物療法の提案を受け入れるときと同じように情報を収集し，徹底的に検討するようにしてください。特定のタイプの精神療法が処方されたものの，その理由がいまひとつ良くわからないときは，お子さんの具体的なニーズを担当医に列挙してもらいましょう。その内容は納得の行くものですか？　納得できない場合には，もう一度医師と一緒に見直す必要があります。躊躇せずに親としての洞察を提供してください。ご自身と医師との間で合意が得られたら，何らかの精神療法（複数の場合もあります）に同意する前に，それぞれのニーズに対応した種々の治療法をプラクティショナーに列挙してもらいましょう。

主治医の小児科医に心から信頼を寄せているのですが，主治医はできるだけ早く娘に精神医学的な評価を受けさせ，治療薬を処方してもらうようにと言います。そうなったら，新しい医師に担当してもらうことになり，今のような信頼関係が築けないのではと心配なのですが，現在の小児科医にずっと担当してもらうことはできないでしょうか。

この小児科医（あるいは家庭医）には薬剤のすべてを処方する権限があるはずですから，お子さんに向精神薬を試験的に服用させ，様子をみる資格はあります。米国で処方箋を書けるのは，医学博士（MD）——家庭医や小児医療の各専門医，小児科医，児童精神科医，小児神経専門医など——オステオパシー医師（DO），ナースプラクティショナー（NP），および医師助手（PA）です。その他のメンタルヘルス専門家で薬剤を処方できないのは，修士号（MSまたはMA）や博士号（PhD, DSc, DEd, DPhil）を取得した臨床心理学者，ソーシャルワーカー（BSW, MSW, LicSW, DSW），およびカウンセラー（米国では通常は文学士課程を修了したか，正式な専門教育を受けていない専門家が多い）です（日本では医師のみが処方箋を書くことができます）。親御さんたちは，児童心理学者（通常，診断のためのテストや精神療法に携わっているものの，薬剤を処方する資格はない）と児童精神科医（診断し，治療し，薬剤を処方する資格がある）を混同していることが多いようです。

とはいえ，子どもの精神疾患を治療するのに適格かどうかを判断する基準が，処方箋を書く権限の有無だけではないことを理解しておくことは重要です。行動面および情緒面に重度の問題を抱えた子どもの場合は，診断に関して博士号レベルの適格な専門家を，また診断や薬物療法の可能性に関して児童精神科医を紹介してもらうことをお勧めします。ADHDの子どもで併存症がない場合は，小児科医や家庭医，あるいは認定を受けたナースプラクティショナーによる適切な薬物療法で効果が得られることがありますが，うつ病の子どもの場合は，メンタルヘルス専

門家を紹介してもらって診断や治療を受けさせるべきでしょう。薬物療法の可能性に関しては，精神科医（MDあるいはDO）または発達・行動科学を専門とする小児科医に診てもらうのが望ましいのですが，不可能なら，メンタルヘルス専門家と治療の調整をとりながら，小児科医に薬物療法の経過をみてもらってもかまわないでしょう。

　米国では診療システム，ならびにマネージド・ケアをはじめとする保険制度は極めて多様なので，お子さんが必要としているケアを受けられる典型的な診療施設がどういったものなのかを説明することは不可能です。一部のクリニックでは児童精神科医を採用し，家族や子どもへの対応，および精神療法と薬物療法の双方を行っています。その他，ソーシャルワーカーに最初の段階での診断（重症度に応じた治療優先順位の決定）と家族への対応を任せ，薬物療法をすべきかどうかの評価については，行動科学を専門とする小児科医や児童精神科医を紹介する施設もあります。さらに，診断も薬物療法もナースプラクティショナーにすべて任せ，必要に応じて臨床心理士を紹介しているところもあります。私のクリニックでは，家族の方にまずソーシャルワーカーに会っていただき，いくつかの心理検査を行った後で児童精神科医や臨床精神薬理専門医に会ってもらっています。特殊な精神療法や心理検査を行う場合は，クリニック内のプラクティショナーを紹介するか，家族の自宅に近い施設のプラクティショナーを紹介しています。薬剤を処方する専門家と臨床心理士とがチームとなって治療に取り組むのが理想ですが，これが可能なことは今日めったにありません。家族にとって非常に頼もしい存在であるソーシャルワーカー，臨床心理学者，カウンセラー，そしてナースプラクティショナーは，これとはまた別の施設に所属していることがあります。メンタルヘルスに関する実際の一次医療を行う専門家として，これらの専門家が薬剤を処方するプラクティショナーとともに勤務する医療施設は増えつつあります。この場合，臨床心理学者の役割は，精神療法を行うことから，診断，治療法，そして治療の進行状況の確認について責任を負うことまで，多岐にわたります。メンタルヘルス専門家の業務をサポートする意味で，処方はできないものの，臨床心理学者を薬

物療法に関するコンサルタントとして医師とともにおくこともあります。
　こうした様々な専門家が，お子さんの担当医と協力するなかでどういった役目を担っているのかを知っておきましょう。向精神薬の試験的な投与期間中，これらの専門家はクリニックのスタッフのなかで最も助けになる協力者となり得るからです。たとえば，多くのクリニックでは，看護師が医師のそばに勤務しています。看護師は多くの場合，どういった副作用が予想されるか，治療に対する反応にはどういったものがあるかなどを説明してくれます。さらに，子どもの血圧を測り，薬剤によっては血液検査を指示ないしは実施することもしばしばあります。この場合，治療中に疑問や問題が生じたときは，看護師が窓口となって相談に応じてくれます。
　ケアの円滑な提供のため，できるかぎり1カ所の機関で治療を受けるようにしてください。お子さんに多数の身体的および精神医学的な問題があって，複数の治療家のもとで様々な薬物療法を受けなければならない場合などは特にです。少なくとも，過去に共に仕事をした経験のある専門家たちを選ぶようにしましょう。私はこの分野で数多くの臨床心理士と仕事をしていますが，一般的には，これらの臨床心理士と同じ哲学を共有し，ほとんどの疾患の治療に関して同じアプローチをとっています。専門家同士で考え方に違いがある場合には，お子さんにとって最善なことをするという点を中心に考えてください。

うちの息子のことで，周囲は皆，薬を使った治療法を試みるべきだということで意見が一致しているのですが，本人が納得してくれません。どうしたら真剣に検討するよう説得できるでしょうか？

　多くの子どもが，薬剤による治療を必要とするような問題は自分にはないと考えます。自分の問題を認識している子どももいますが，薬剤が必要なほど深刻ではないと考えるようです。教師，親，あるいは他人のせいにする子もいますし，自分の行動に問題があることを単に認めない

子もいます。興味深いことに，うつ病や不安障害などの情緒面の問題がある子どもたちのほうが，他の精神疾患をもつ子どもたちよりも自分の問題に対してオープンであり，そのことについて語ったり治療を受けたりしようという意思が強いようです。

　問題があることを否定する子どもの場合，認識を促す最もよい方法は，非難を加えずに率直に話し合うことです。ただし，口論は覚悟しておいてください。このようなケースでは，子どもに自覚を促すのに，親や教師からヘルスケア専門家に至るまで全員が辛い思いをするのです。必ず，客観的事実（学校での成績が低下していること，いらだちやすいこと，いつも不安なこと）だけに焦点を当てるようにし，問題に対する主観的な見方を述べる（「お父さんも私も，あなたに何か問題があるんじゃないかって心配しているの」などと言う）ことは避けましょう。問題の的を絞って話す際には，その子が使うような言葉を使用するようにしてください。たとえば，ティーンエイジャーの息子さんの力になりたい場合には，その子の「行動に問題がある」などと言わずに，「先生との間で問題がある」と言うようにします。事実を指摘するときには，必ず肯定的なコメントも付け加えるようにしてください。このような話し合いでは常に，子どもの力を認めてあげなければなりません。悩みがあったにも関わらず，どれほど努力していい子でいようとし，勉強しようとしていたかを理解していると伝えれば，あなたが全面的にサポートしようとしていることがわかります。同様に，どれほど息子さんを愛しているか，常に伝えてあげる必要があります。息子さんを思うからこそ，何が問題なのかを突き止めて，治療してもらって欲しいのだと言ってあげましょう。息子さんの態度に腹を立てたり，フラストレーションを感じたりするかもしれませんが，息子さんは通常，それよりもさらに不快な思いをしているのだということを忘れないでください。特に幼い子どもの場合，「みんなと違う」こと，「能力が十分にない」ことで，結果的に親の愛を失うのではないか，認めてもらえないのではないかと内心恐れていることが頻繁にあります。こうした子どもたちがあなたや，援助しようという専門家に対して安心して悩みを打ち明けるには，あなたからの全面的な，

忍耐強いサポートが必要になるのです。

　問題があることを認め，そのために専門的な助けを借りても大丈夫なのだと説得させる非常に有効な方法は，治療が効いた他の人たちの例を挙げることです。ほとんどの子どもが，友人や親戚，親御さんを含め，何らかの精神医学的または心理的な問題のために治療を受けた人を1人は知っています。不安障害やパニック障害の治療のため私のところを訪れる子どもたちのなかにも，母親や父親がやはりコンスタン／ソラナックス（alprazolam），リボトリール／ランドセン（clonazepam），あるいはZoloft（sertraline）を服用しているとお話になる子どもさんは少なからずいます。ご自身あるいは他人の治療のことを子どもに打ち明ける際には慎重さが必要ですが，このように例を挙げることで，精神疾患が特別なことではないと認識させることができ，同じような問題を抱えた人たちが他にもいることを子どもに理解させることができます。また，治療で効果が得られた他の人たちのことを指摘すれば，お子さんが感じているであろう絶望感や無力感を和らげてあげられます。

　お子さんに精神疾患のことをよりしっかり認識させるもう1つの方法は，その問題のことを身体的な疾患として説明することです。ただし，まるで何か奇妙な病気にでもかかったような気分にさせないよう，注意してください。私はADHDの子どもに対して，目の悪い子どもが眼鏡をかけるように，薬剤は脳の眼鏡となって注意の集中を助けてくれる，と言っています。また，精神疾患があるからといって頭が悪いことにはならないこと，私が治療している子どもの多くは非常に賢くて勉強熱心だということも強調するようにしています。

　思春期の子どもの場合は，さらに過酷なチャレンジとなります。病気のため疎外されていると感じてきたティーンエイジャーの場合，親や保護者，あるいは医師に対して不信感を抱いていることも少なくありません。信頼がなければ当然，子どもは従いませんし，いかなる治療もスムーズには行きません。年長の子どもは，親は自分を黙らせるために「薬漬け」にしているだけなのではないかなどと疑っていたり，本当に問題があるのは母親と父親のほうで，両親こそ治療が必要だ，などと考え

ていたりする場合があります。学校も信頼していないことがあるので，学校に届け出たり，学校で服用する必要のある薬剤も嫌がります。年長であるか年少であるかを問わず，一部の子どもは単に担当医が嫌いか信頼できず，処方された薬の服用を拒否することで自分の感情を行動に表します。こうした子どもたちは，そうすることで自分自身の恐怖を表現している場合が多いのですが，この問題に関わっている全員にとって辛い時期なのだと認めてあげるとよい場合があります。具体的に何が問題なのかを訊いてみることで，医師，子ども，そして親の関係が改善されることもあります。ただし，まれに医師を変えるのが最善の策となることがあります。私は，ADHDと重度の反抗挑戦性障害がある5歳の男の子を精神科病院に入院させたことがあるのですが，その後，彼は私の診察を受けることも，私が処方した薬剤を服用することも拒否しました。そこで，ケアを同僚に委ねたところ安心して，私の治療に対する不満を（汚い言葉を使いながら）口にし，現在は落ち着いています。

　薬剤によって人格が変わってしまうのではないかという恐怖も，青年期の子どもの多くが服用を嫌がる理由となっています。この場合，薬剤によって人格が変わるはずがないということを強調するしかありません。薬剤を服用中，誰それが死人のようにみえたなどと言ってきたら，本当に起こっていたことはわからないということ，それぞれのケースが1人ひとり違うものなのだということを指摘してください。また，もしそのような反応が起こった場合には，服薬は速やかに中止することもはっきりと伝えましょう。薬剤は，児童期や青年期の子どもの気分を改善し，集中力を持続させ，怒りを抑えたり短気を改善したりするためのものであって，人の基本的な人格を変えるものではありません。服薬中，お子さんが悲しそうにみえたり，興奮したり，考え込んでいる様子だったり，不安そうな場合，あるいは本人らしくないその他の情緒状態にあるような場合には，担当の医師に連絡して下さい。

　具体的な理由を述べずに服薬を拒否する子どももいます。子どもやティーンエイジャーは想像力が豊かなので，薬剤を飲んだらどうなると思うか，訊いてみるとよいでしょう。驚くような答えが返ってくること

があります。ジュリーは 14 歳で，長期にわたりうつ病と不安障害があったのですが，薬物療法を始めたら人生に対する「懐疑主義」が奪われてしまう，と信じていました。彼女の場合，自分の抑うつとそれによる支障（友だちがいないなど）についてかなり洞察できていたのですが，薬物療法を受けたら，皮肉屋という自分の核となるイメージを歪めることになると感じていました。友だちなどから恐ろしい話を聞かされ，影響を受けている子どももいます。ADHD がある 7 歳のティムは，薬剤を服用したら病気になるのではないかと心配していました。話を聞いてみると，ADHD の自助グループのミーティングに出た際，薬物療法によって病気になった他の子どもたちの話を聞かされていたことがわかりました。抜毛症（毛を引き抜く癖）と強迫性障害がある 15 歳の女の子，シフォンが「クスリ」を嫌がった理由は，中毒になるという話を学校で耳にし，不安であったことでした。

　子どもは，様々なことを想像するので，精神疾患がある親戚や友人と自分を同一視して否定的にとらえてしまうことがあります。15 歳のサマンサは，統合失調症を発症し疎遠となっている叔母のようになりたくないという理由で，うつ病に対して処方されていた薬剤の服用を止めてしまいました。彼女は，現時点で自分が叔母のようではないことを理解していたのですが，叔母がある時点で自殺未遂をしたと聞いていたため，薬剤のせいでそうした変化が生じたのかもしれないと考えていました。親と同じような行動をとりたくないという子どもたちもいます。11 歳のトッドは，アルコール依存症で虐待に及ぶ父親に激しい怒りを感じていたため，父親が何を勧めようと「関わりを持ちたくない」といって，ADHD の症状や反抗挑戦性障害からくる攻撃的な態度を軽減するための薬物療法も拒否しました。13 歳のエリックは，処方された Serzone（nefazodone）を服用したら，ヘロイン依存症だった叔母のように，薬物嗜癖になると思い込んでいました。

　こうしたケースでは，家族や自身の問題，そして薬剤の役割について，子どもの考えを探ってみることです。この際の対応としては，お子さんが他人とは違うのだと説明し，お子さんが自分と同一視している家族の

メンバーのときとは状況がどれほど異なるかを話してあげてください。また，お子さんが被害者意識にとらわれないよう，自分の運命は自分が握っているのだということ，良くなるには治療を続ける必要があることを強調するようにしましょう。

娘はよくなりたいと必死で，薬で病気が治るのか知りたがっています。何と答えればよいでしょう？

この質問には頻繁に遭遇します。薬剤は，ペニシリンが細菌性の咽頭炎を治すように，疾患を消失させるのか（根治的），それともインスリンが血糖値を下げるように，服用中に症状を軽減するだけなのか（姑息的）。多くの疾患は，軽度になったり中等度または重度になったりと波があると理解されており，したがって，この問題は複雑といえます。言い換えると，多くの精神疾患が治療とはまったく無関係に，自然に悪化したり軽快するのです。このような場合，疾患は薬剤によって治療されているようにみえますが，実際には放置していても消失します。多くの不安障害，重度の強迫症状の一部，気分障害などの場合がそうです。私が治療にあたった16歳の女の子は，薬物療法と精神療法を行ったにも関わらず，1年が過ぎても生活に支障をきたす程度の症状が持続していたのですが，今では病気（幻覚を伴う重度のうつ病）が完全寛解し，ここ3年間治療を行うことなく元気にしています。

（注）根治的：抗生物質が感染の根源である細菌を死滅させて治癒をもたらすように根本的な問題を除去すること

姑息的：症状を軽減するものの，根本的な疾患の治癒はもたらさないこと。鎮痛薬は，痛みは和らげるものの，傷を塞ぎはしない

寛解：症状が一切残らない疾患の回復。再燃の反対

もし薬を飲ませたら，この子は一生薬を飲み続けなければならなくなるのでしょうか？

　ある薬剤をお子さんがどのくらいの期間服用する必要があるかは，残念ながら，誰にもわかりません。この問題に関しては，どの治療法についても同じことが言えます。薬物療法がまだ必要かどうかを調べる唯一の方法は，服用を中止して症状が再び出現（再発または再燃）してくるかどうかをみてみることです。大多数の疾患の場合，6～12カ月にわたって良好な反応が得られた後，継続の必要があるかどうかを再度評価するのが慎重な対応でしょう。医師は，服薬を急激に中止させるのではなく，徐々に用量を減らす方法を選ぶことがあります。この際，親御さんには，病状が悪化していないか，お子さんの行動をしっかり観察するよう指示があります。この方法は，未成年者に発症したうつ病に特に役立ちます。この場合服薬は，徐々に中止しつつも，気分症状が発現したら再開することができます。用量を徐々に減らすと，特定の化合物が突然失われたことによる離脱症状の危険も減ります。ただし，減らす際のタイミングは慎重に選びましょう。たとえば，子どもが良好な行動が求められる通学期に試してみることは賢明といえません。その薬剤のおかげで調子が良い可能性もあるからです。

（注）**再燃**：疾病や疾患が再発あるいは悪化すること。寛解の反対
　　離脱症状：服薬の急激な中止による精神面，情緒面，身体面の反応

薬に対してアディクションを来しませんか？

　嗜癖（アディクション）と依存は，大きく異なります。子どもは，薬剤を服用して気分が高揚したり（多幸的），薬剤をもう1錠飲んで習慣を満たしたいがために逸脱した行動をとったりはしないので，嗜癖になっているとはいえません。依存とは，症状が戻ってくることを恐れて服薬を止めたがらないことをいいます。依存は生じる可能性がありますが，必ずしも悪いことではないと理解することが大切です。子どもも親も，周囲のたくさんの人たちや物に依存しています。視力が低下した人は眼鏡に頼っていますし，車で通勤している人には車が，大工には道具が必要です。私たちは皆，友人や家族に依存して生きています。このような視点で説明すると，薬剤を服用しているほとんどの人が安心し，薬剤は有効かつ安全で，辛い精神症状を消失させるのに有益だと考えるようになります。

　さほど重度でない典型的な依存のまさに的確な例をご紹介しましょう。アビゲイルは15歳の女の子で，物質乱用の克服に成功したものの，依然としてうつ病に悩まされていました。Effexor（venlafaxine）75mgを1日2回服用させたところ，気分，友人や家族との関係，学業に改善がみられたのですが，彼女は，気分が良くなった今，私が薬物療法を終わりにしてしまうことが非常に不安だと訴えました。また，「最悪の気分には戻りたくない」という一方で，薬剤を必要としている状態にも不安を覚えていました。1年間症状を抑えた後，Effexorの用量を徐々に減らしたところ，アビゲイルはその後も順調でした。

　私はこれまで，強迫性障害，トゥレット障害，および不安障害の子どもたちが同じような不安を示すのを何度もみてきました。文献などで説明されたのを目にしたことはないのですが，これまで観察したところによると，子どもやその親はしばしば，用量を減らしてもいい時期が本能的にわかるようで，子どもたちが薬剤を必要としなくなるのもこの時期のようです。薬剤に頼ることへの不安はめずらしいことではないので，お子さんの担当医に相談すれば，容易に対処することができます。

より深刻なのは，嗜癖です。嗜癖に対する懸念は，規制物質を投与されている子どもの家族から最も頻繁に寄せられます。米国における規制物質には，刺激薬（リタリン〔methylphenidate〕，Dexedrine〔dextro-amphetamine〕，Concerta，Adderall〔アンフェタミン系薬剤〕やセルシン〔diazepam〕に似た特性の薬剤，つまりリボトリール／ランドセン〔clonazepam〕やワイパックス〔lorazepam〕など，ベンゾジアゼピン系と呼ばれる薬剤群）などがあります。これらの薬剤に関しては乱用の可能性がありますが，子どもが自分の薬剤に対して嗜癖になる危険は全体的にいって非常に低いものです。ただし，ハイになるために処方された薬剤を次から次へと服用したり，鼻から吸い込んだり，過量に服用したりした子どもの症例が単発的に報告されています。私どものクリニックでも，リタリンの錠剤を砕いて鼻から吸い込んだ子どもが1人いましたし，他の施設でもこうしたことは起こっています。お子さんの服薬管理を注意深く行うと同時に，お子さんの様子に常に目を光らせていれば，こうした問題を未然に防ぐことができますし，問題が生じた場合でも，すぐに発見できます。

（注）規制物質：米国麻薬取締局により，嗜癖を引き起こし得るものとして分類されている化合物

向精神薬を服用していて，将来薬物を乱用するようになりませんか？

向精神薬の服用が，将来，ストリートドラッグに手を出す原因となるのではないかと心配する親御さんは多くいらっしゃいます。処方された薬剤が，リタリン，Metadate，Concerta，Dexedrine，Adderall（刺激薬），またはセルシン（diazepam）に似た特性の薬剤といった規制医薬品の場合，こうした不安はさらに膨らみます。これまでのところ，こう

した懸念を裏づける長期データや症例集積研究（いくつもの個別症例に関する研究）の結果はありません。実際には，最近，この点について論じた世界中の文献をある研究で評価したところ，刺激薬によってADHDの子どもを治療すると，後の物質乱用のリスクが半減することが明らかとなっています。

後にストリートドラッグの嗜癖に陥った場合でも，子どもを嗜癖のリスクに曝しているのは通常，根底にある障害と本人が置かれた環境です。たとえば，うつ病，不安障害，あるいはADHDに行為障害を併存した子どもが後に物質を乱用する恐れがあるのは主に，行為障害にそうした性質があるためです。5年間Strattera（atomoxetine）を服用してきたある16歳の男の子の場合，ADHDの治療には薬物療法が比較的有効であったのですが，行為障害に関連した多くの非行に関しては，様々な介入を試みたものの効果がありませんでした。彼は最近，日常的に大麻を使用し，ときにLSDも使用していることを認めました。この少年の親は，刺激薬を服用していたために薬物を乱用する結果になったのではないかと考えていますが，そうではなく，根底にある行為障害が薬物乱用へと導いた可能性のほうが高いと考えられます。

（注）アンフェタミン系薬剤：刺激薬の一群に属する薬剤で，アドレナリンなどの天然化合物に似た化学構造をしている。米国では，ADHD，ナルコレプシー，およびうつ病の治療に用いられる

物質乱用に陥りやすくさせるもう1つの一般的な要因として，違法薬物の使用に対して寛容な環境に身を置くことが挙げられます。たとえば米国の学校などで，日常的に大麻を吸うことが異常とみなされないような場合です。また，違法物質を使用または乱用している親も，遺伝学的性質を考えても，子どもにとって好ましくないモデルになるという意味

でも，子どもをリスクに曝しています。これとは対照的に，処方された合法薬を服用している親は，子どもにとって好ましいモデルになっているといえます。

　最後に，精神疾患に対して最適な治療を行わないと（あるいは治療を一切行わない場合），後にお子さんが薬物を乱用するようになる恐れがあるということを考慮してください。このことは，ADHDの子どもの成長を追った研究で示されています。精神疾患や心理的問題を未治療のまま放置した結果として，子どもは意欲を消失し，辛い症状を味わい，目標を達成できないことが多く，このことによって，後に物質を乱用するリスクが高まることがわかっています。高血圧を放置した場合，脳卒中を起こす身体的リスクが高まることはよく知られていますが，物質乱用のリスクも同じことと考えてください。高血圧は生命を脅かすものではありませんが，血圧のコントロール不良は，何十年も経ってから重篤な合併症となって現れることがあります。同様に，お子さんの障害は現時点ではそれほど重症にみえないかもしれませんが，未治療のまま放置すれば，有害な二次的影響が蓄積されることになり，青年期に物質乱用のリスクを生じる可能性は十分に考えられるのです。

薬によって，根本の問題が隠れてしまうことはないでしょうか？

　これはもっともな不安です。熱が下がらない子どもに対して，市販のタイレノール（acetaminophen）を飲ませる以外に何の手当てもしないなど，誰が考えてもナンセンスなことです。したがって，向精神薬を投与して，症状だけを治療して病気を無視することになるとしたら，子どもにとって害になるのではと心配するのも当然のことです。残念ながら，大抵の疾患の場合，根底にある「中核的な」生物学的疾患についてほとんどわかっていないために，直接的な治療の手立てがほとんどないのです。私たち医師は一般的に，生活に支障をきたすような，辛い精神症状を軽減するのに極めて有用なものとして薬剤とらえています。とはいえ，

治療しなかった場合にこれらの症状がどれほど消耗させるものかを考えると，その役割は決して小さいとはいえません。ただ，ここでは仮に，中核障害を治療できるとしましょう。治療すれば，そもそも疾患にかかってしまったことによる有害な影響は解消できるでしょうか？ おそらくできない場合が多いでしょう。身体疾患で例えるとすれば，なんらかの疾患に対して早期に適切な対応をしたとしても，その疾患による後遺症が残るのが一般的です。油の多い食事をとっていると心臓の動脈が閉塞しやすくなりますが，このリスクのことを知ってすぐに食生活を改めたとしても，動脈がすでに詰まりやすくなっていたら，やはり治療が必要と考えられます。

(注) 中核障害：一次的ないしは主要な問題

　この質問をする親御さんたちが本当に言おうとしているのは，ほとんどの場合，「こうした疾患の原因は，何か未解決の葛藤があるからであって，精神療法が必要なのではないでしょうか？」ということです。一部の疾患は家族集積性があり，脳断層撮影でも変化がみられることがわかっているので，この場合親御さんたちには，「このようなケースでは，対話による治療だけで根本的な障害に対処できるとは考えにくいです」と言っています。幼少期の環境に問題があったことが一部原因して情緒面または行動上の問題が出現している子どもの場合，あるいは重度の心的外傷やその他のストレス刺激が原因となって特定の症状を発現した子どもの場合は，確かに精神療法が有効な場合がありますが，これも薬物療法によって症状を治療した後で効果を発揮することが多いのです。ある程度症状が改善するまで，治療に効率的に取り組めないことがあるからです。明らかなストレス刺激が特定できているとき（たとえば学校の場合，学業面での問題や他の生徒たちによるいじめなど），薬物の服用が第一選択治療となることはありません。代わりに，環境からストレス刺

激を除去する試みが最初に行われます。それでも継続するような，解決不能な問題の場合，実行可能かどうかは別として，転校も可能性のうちに入ります。お子さんの担当プラクティショナーがこうした何らかのストレス刺激あるいは根底に潜む葛藤の存在に気づいていないかもしれないとご心配なら，精神療法という選択肢はないか訊いてみましょう。多くの場合，薬物療法と精神療法の両方を行うことが勧められます。

薬物療法を拒否する選択をした場合はどうなるのでしょう？

　先に述べたとおり，数ある要素のうち検討すべきことの１つとして，その疾患が具体的にどういったものなのか，そしてその疾患が子どもの人生に及ぼす影響がどれほど重いものなのか，ということがあります。お子さんの治療に薬剤を使用するかどうかの決断を難しく考えてしまうと，他の治療に効果がなかった場合に過少治療のリスクが生じます。症状が軽減されなければ，お子さんが日々，意欲を失い，無力感にさいなまれて行くことが容易に想像できます。ご自身の子ども時代を思い出してみてください。辛い思いをした出来事はほとんど覚えているはずです。単純に言うと，悪いことは心に刻みこまれる性質を持っているのです。成人した患者さんが，不安障害が未診断・未治療のままだった青年期に不必要に不幸な思いをしたといって，この年月に味わった悲しみを口にすることからも，この事実が裏づけられます。疾患が未治療であると，子どもはこうした感情面の苦悩に加え，目標が達成できないという非常に現実的な問題を経験します。対人面，学業面，ならびにその他の場面で経験した気力を奪うような失敗は，子ども時代に始まって，大人になってからも本人を悩ませます。たとえばADHDの子どもは，テストの点数が常に悪いことからくるフラストレーションと自己肯定感の低さをしばしば口にします。双極性障害の子どもは，治療しなければ自殺を図ったり他人に危害を加えたりする恐れがあります。統合失調症の子どもの場合は，未治療のままだと脳の働きが悪化すると考えられます。ですから，目に見えて支障を生じている疾患を無視することは，論理的に

考えて，子どもにとって最善の策とはいえないでしょう。この重要な決断を下す際には，実際に役に立つかもしれない薬剤を試してみる義務が子どもに対してあるのではないか，と自問してみると良いかもしれません。薬剤は結局，お子さんの疾患に必要だからこそ，推奨されているのですから。

　残念なことに，薬物療法の有効性を示した研究の大多数は短期（6〜8週間）のものであるため，精神疾患を適切に治療することで成人期になってからの生活の質に改善がみられるかどうかは，推測の域を出ません。うつ病の子どもを対象とした研究で，未治療の症例では自殺率が高くなるという結果が得られたことがわかっており，このことから専門家は，精神疾患を治療することで，最終的に悲惨な結末を迎える危険が少なくなると推測しています。ADHDは，長期データが最も多く集められている疾患ですが，これに関しても有望な結果が得られています。ADHDの子どもを対象とした最近のある研究では，2年間追跡調査を行った結果，リタリン（**methylphenidate**）が子どもの心身の健康に関するあらゆる側面に改善をもたらすことが示唆されました。ADHDに対する種々の治療の長期効果に関して実施された，米国政府の援助によるもう1件の多年研究では，ADHDを長期にわたって管理する上で，薬剤が重要な役割を果たすことが示されています。最後に，ニューヨークで実施された研究では，刺激薬で治療したADHDの子どもを成人になってから評価したところ，治療を行わなかった同じような子どものグループに比べて犯罪や薬物関連の問題が減少するという結果が得られました。

　その他の精神疾患に関しては，確かな科学的根拠が得られていないからといってあまりがっかりしないでください。内科学の世界では，治療の長期的な影響に関して同じような悩みを何年も前から抱えてきました。たとえば，血糖値の管理は20年も前から熱心に行われてきましたが，子どもが成人したときの糖尿病による障害を減らすのに，厳密な血糖コントロールが有益な長期的効果をもたらすことが注目されたのは，ごく最近のことに過ぎません。同様に，心血管系の問題を減らす上で，血圧と

コレステロールの一貫した管理が有益な長期的効果を示すと研究によってわかったのも比較的最近のことです。ただ，いずれの場合も医師は，短期的な効果だけで投薬治療は十分に正当化されるとの見解を示しました。同様に，発達小児科学およびメンタルヘルスの分野でも，精神疾患を治療することで，初期の困難に関連した直接的（うつ病の場合の自殺など）あるいは間接的（物質乱用など）な問題が将来発生するリスクを抑えられるとの見方が支持されています。

薬は非常に高価なのでは？

　はい。薬剤は高価です。なぜ高いのかはまた別の問題で，これに対する簡単な答えはありません。もちろん，一部の高額な薬剤に関しては，正当性を主張することはできません。ただ，金額の多くは，医薬品業界で実際に支出される費用に関連しているようです。医薬品業界の説明によれば，薬価は，研究開発費，製造費，承認申請費用，法的費用，販売費，ならびに薬局の利幅に基づいて定められています。薬剤の開発には長い年月と莫大な費用がかかることを認識することは有益でしょう。医薬品業界では，標準特許権は17年で切れてしまいます。一方，ある薬剤を研究所で研究するには平均3〜5年かかり，ヒトを対象とした試験には平均してさらに4〜5年はかかります。これらの段階を経て薬剤を市場に送り出すまでには，約1〜2億ドルという費用がかかります。標準的なペースで開発が進んだ場合，製薬メーカーがより安価なジェネリック医薬品との競合なしに新薬を販売できる期間は5〜10年です。製薬メーカーはしたがって，比較的短期間のうちに開発費と販売費を回収し，なおかつ利益を得る必要があるのです。もちろん，そう説明したところで消費者の負担が軽くなるわけではありません。不快な思いを少しでも和らげるには，競合がさらに激化するのを待つという手が考えられます。新しい，より安価な商品が販売されたら必ず知らせてくれるよう，薬剤師に頼んでおきましょう[注3]。

保険プランで処方費がカバーされていないのですが，どうしたらこれらすべての薬剤の費用を賄えるでしょうか？

幸い，現在米国では多くの保険プランで処方費がカバーされています。私は実際，治療する子どもの親御さんに対して，私自身が医療供給者ネットワークから外れてしまう場合でも，処方費をカバーするプランを選ぶよう指示しています。薬剤費は，月に 20 ドルから 400 ドルまで様々です。お子さんを担当しているメンタルヘルス専門家のところで処方費の定額負担制度に対応していない場合は，プライマリ・ケア医のところで処方箋を書き直してもらうという手も考えられます。診療記録や，現在の診断名や治療内容を書いた専門家からの手紙を見せれば，大抵の医師が対応を検討してくれます。処方費をご自身で負担されているのであれば，金額が薬局によって異なること，まとめて購入（錠剤またはカプセルを 30 個ではなく 100 個買うなど）すれば安くなること，大きい錠剤を使用したほうが（50mg の錠剤を 2 錠よりも 100mg の錠剤を半分に割って服用するなどしたほうが）安価なことなどを知っておくことが大切です。副作用が発現して服薬を中止しなければならない場合に備え，薬剤を使わないままお金を無駄にしなくてもすむよう，治療を開始する際には処方された薬剤を一部だけ購入することも検討してください。もっと良い方法は，お子さんの担当医に薬剤の試供品がないか訊いてみることです。また，3 カ月分の処方が可能かどうか，加入されている保険会社に書面で問い合わせてみましょう。3 カ月プランでは，規制外の医薬品であればリフィル処方が可能なことが多いので，負担額を大幅に減らすことができます。最後に，高価なブランド医薬品の代わりにジェネリック医薬品を使用できる場合があります。薬剤が法外に高い場合，あるいは薬剤の購入が経済的に無理な場合は，米国では一部の製薬メーカーが製品の無料提供を限定的に行っています。ご自身あるいは処方者の診療所のスタッフから処方薬のメーカーに連絡し，情報を請求することが可能です。ただ，こうしたサービスは一般的に期間限定で，頻繁に

最新情報をチェックする必要があります。この他，米国製薬工業協会（202-835-3450 または www.phrma.org）から患者支援ディレクトリを入手する方法があります。薬剤を入手するもう1つの手段としては，地域，州，もしくは連邦政府による子ども支援プログラム（メディケイドまたは児童医療保険プログラム〔CHIP〕）が考えられます。これらのプログラムでは多くの場合，児童や青年の医療費，精神科治療費，および処方費がある程度カバーされます。

第 2 章

精神薬理学的評価
〈問題を特定する〉

　外科医は，患者のどこが悪いのかを明確に理解しないまま手術を行ったりしません。同様にメンタルヘルス専門家も，子どもの精神医学的ないし心理的な問題を把握するまで，薬剤や他の治療を処方すべきではありません。確実な診断的評価を行う唯一の方法は，子どもについて，そして大抵の場合は家族についても，専門家による徹底した精神医学的評価を行うことです。

　精神薬理学的評価は，それぞれの子どものニーズに応じて，多くの段階を通じて行われることがあります。こうした段階の一部をすでに終えられた方もいらっしゃるでしょうし，お子さんを担当されている小児科医に診察を受け，評価を受け始めたばかりという方もいらっしゃるでしょう。お子さんの小児科医や学校からメンタルヘルス専門家をすでに紹介されている方もいらっしゃるかもしれません。お子さんが診断と薬物療法について評価を受ける順序，そして診察を引き受けるプラクティショナーの種類は，あなたが住んでいる場所，ならびにどういった種類のメンタルヘルス治療機関が距離的にアクセス可能で，なおかつ保険プランでカバーされているか，といったことによってある程度異なります。本章の情報がすべて必要ということはないかもしれませんが，親御さんたちから私や私の同僚に最も頻繁に寄せられる質問にはすべて回答しようと考えました。そうした質問には，「診察を受けるにあたって，いい医者を見つけるにはどうしたらいいでしょうか」，「診察ではどういったことをするのですか」といったものから，「診察のとき，子どもにはどう

いった準備をさせたらいいですか」,「どういった結果が予想されますか」といったものまであります。

　無論，このご時勢ですから，費用についての質問も必ずといっていいほど寄せられます。そこで，どの程度の金額なのかを知っておくと良いでしょう。医師による1〜2時間の綿密な診察（基本的評価）の場合，米国では平均200〜600ドルかかるでしょう。しかしながら，さらに心理検査を追加すれば最高800ドル，神経心理検査を追加すれば1,200〜2,500ドルほどかかる場合があります。こうした追加検査を受けるよう勧められたら，必ず保険会社に連絡し，保険の適用範囲について問い合わせてください。

　親として，あなたは診察の際に考慮すべき情報の多くを提供する立場にいます。ですから，質問されたとき，あなたがお子さんの現在の症状やこれまでの病歴について丁寧に報告することがこの上なく重要となります。治療に対して現実的な期待をもつこと，また，最終的に勧められた薬剤のリスクとベネフィットを知っておくことも大切です。専門家とやり取りを交わすことになるので，診察は専門家からの情報を収集し始めるいい機会となります。診察は，お子さんを担当するメンタルヘルス専門家にご自身が積極的に協力する最初の機会であると考えてください。

息子はうつ病であるといわれているのですが，そのことで，かかりつけの小児科医は相談先として児童専門の臨床心理士と児童精神科医の名前を教えてくれました。時間を無駄にしたくないのですが，かといってどちらを選んだらよいのかわかりません。どちらに連絡すべきでしょうか？

　息子さんのうつ病がそれほど重症でないようなら，精神療法が治療法として選ばれる可能性が十分に考えられるので，臨床心理士に連絡してみるとよいでしょう。心理査定の結果が信頼できるようなら，その後の治療もこの方に依頼してよいと考えられます。うつ病が重症なら，薬物療法が勧められる可能性がありますが，この場合にはいずれにせよ薬剤

を処方する正式な資格を持った専門家が必要となります。59～61ページで述べたように，博士号レベルの心理学者の多くは，初期段階の心理査定に関しては最も適格といえます。けれども，どうしても薬剤を使用することになりそうな場合には，精神科医がはじめのうちから関わっていた方がいいでしょう。

　もちろん，決断の一部は，米国の場合，どういった専門家がご自身のマネージド・ケア型保険でカバーされているかなどといった現実的な要素に基づいて下さなければなりません。その他考慮しなければならない問題には，治療機関やクリニックが近いか，および紹介が必要な場合，必要な診療が受けられるか，などがあります。後者に関しては，紹介してくれた小児科医が相談に乗ってくれるでしょう。

　12歳の娘が突然，声が聞こえるなどと言い出したので，慌てて小児科医のところへ連れて行きました。医師は診察の結果，どこも悪くないのでおそらくストレスが原因だろうと言い，希望するなら臨床心理士に診てもらうといいとのことでしたが，そうするほうが良いでしょうか？

　もちろんです。直ちに娘さんの問題を調べてもらってください。ただし，臨床心理士ではなく児童精神科医を紹介してもらうことをお勧めします。現実の知覚の歪みや気分の変動は一般的に深刻な問題の徴候であり，この場合，少なくとも薬剤についての相談が必要になると考えられるからです。小児科医が児童精神科医を知らない場合は，信頼のおける他の紹介元として，ワシントンDCにある米国児童青年精神医学会（American Academy of Child and Adolescent Psychiatry）があります。また，細かい理由は説明せずに，メンタルヘルス専門家のリストを学校でもらうことはできないか，学校の担任や主任，スクールカウンセラーに訊いてみるという方法も考えられます。

うちの娘は，様々な行動面や情緒面の問題をこれまで何年間も抱えてきました。スクールカウンセラーに定期的に診てもらっていましたが，今現在，学校側から専門機関での診察を受けるよう勧められています。診察では一体どういったことが行われるのか想像もつかないのですが，何が行われると考えられますか？

　学校側の提案はおそらく，娘さんにこれまでしてきたことがもはや役に立っていないと考えた結果なのでしょう。医学のどの分野でもそうですが，ある疾患や疾病を治療する際の最初のステップは，どこに問題があるのかを見つけることです。学校側も，単にそれを勧めているのでしょう。また，問題の本質についてある程度の理解が得られたと確信するまで，薬物療法も，その他いかなる治療も開始すべきではありません。
　娘さんの精神医学的評価でどういったことが行われるのかに関しては，正直にいうと，決まった方法というものがありません。診断のプロセス，つまり一連の評価は，クリニックごとに大きく異なるのです。ただ，ある段階で明らかとなった情報が次の段階を決定するので，こうした評価はむしろ連続的な過程と考えるべきでしょう。精神科で行われるあらゆる評価の共通のテーマは，子どもの何が問題なのかを突き止めることです。子どもは皆，自らを取り巻く環境に深く関わっているので，診断にむけての評価のプロセスでは，環境がどのような影響を子どもに与えているか，子どもの問題が環境にどのように干渉しているか（家族の家庭生活を破壊するなど），そして子どもの問題と環境との間にどういった相互作用があるか（学校での様子など）を調べなければなりません。
　精神薬理学的評価は，精神科での他のあらゆる評価と同様，主に診断を目的に行われますが，お子さんに重大な身体的ないし神経学的問題がないこと，薬物療法を検討している場合には服用が安全であること（たとえば心臓の問題やてんかん発作がないこと）も，あなたと評価を担当する医師とで確認することになります。基本的評価では一般的に，メンタルヘルスを専門とするか，この分野で経験のあるプラクティショナー

（発達や行動科学を専門とする小児科医のうち，子どものケアにも関心と経験をもつ者，あるいは児童精神科医）と1〜2時間話をします。この診察では，あなた，つまり親御さんとの話し合いと，お子さんとの面接やお子さんの観察が行われます。このとき，親御さんに付き添ってもらうことが多くあります。話し合いの間，プラクティショナーはそれまでの治療に関連した情報や学校側から寄せられた懸念事項について調べて行きます。

　この他考えられる評価項目を86ページの表にまとめました。構造化面接など，さらに徹底した診断的評価を行うこともあります。構造化面接とは，お子さんが抱えているかもしれないあらゆる精神疾患について，先入観を持たずに注意深く行う評価のことですが，これを受けられるのは，研究機関や第三次医療センターなど，紹介を必要とする医療施設にしばしば限られます。評価のためのチェックリストを親や学校の先生に記入してもらう場合もあります。種類としては，コナーズ評価尺度，ブラウン注意欠陥障害尺度，子どもの行動チェックリスト（CBCL）などがあります。プラクティショナーが，ウェクスラー知能検査などの認知検査を提案することもあります。ソーシャルワーカーが医療プラクティショナーと提携して家族力動（お子さんの行動の原因となっている，あるいはお子さんの行動を悪化させている家庭内のかかわり）を評価し，子どもが虐待ないしネグレクトされている心配はないか調べることもしばしばあります。

　最初の診察では必ずしもこれらすべての評価をお子さんに行えるとは限りません。実際には，数カ月，場合によっては数年という期間にわたり，お子さんの状況に応じて必要なときに評価を行っていきます。子どもの成長とともに新たな問題や症状が出現し，新たな評価や再評価が必要となる場合があるからです。たとえば，知能水準からすると不相応に学業面での成績が悪い子どもの場合，病状に測定可能な変化が起きていないか調べるため，再評価を行う場合があります。

　これもクリニックによって異なりますが，私どものクリニックでの典型的な診療の流れをご説明しましょう。最初に来院していただいた後，

親御さんたちには子どものさまざまな側面，すなわち現在の問題，学校の問題，司法的問題の有無，過去の治療歴などを網羅した質問表に記入してもらいます。次に，クリニック内のソーシャルワーカーに（子どもは不在の状態で）会ってもらい，家族の悩みや子どもとのやりとりについて1時間話し合いをし，親御さんたちにサポートを提供（必要であれば家族療法士を紹介）します。

　次のステップでは，子どもと親御さんに対して評価を行います。評価は，訓練を受けた臨床助手（施設によっては臨床心理士）が構造化面接などを親御さんのどちらか（および12歳を超えるお子さん）に対して行います。この面接は，ありとあらゆる精神疾患の全症状を網羅しており，検討すべき精神医学的問題のリストを作成することを目的としています。お子さんに対しては簡易型の認知検査を実施し，学習障害の有無，全般的な知能，苦手または達成不十分な領域について，初期段階での簡単な評価を行います。その後，親御さんとお子さんにプラクティショナーと1時間ほど会ってもらいます。医者はこのとき，それまでに集められた情報とお子さんの過去の記録を手元に用意しています。私どものクリニックでは，評価が完了するまでに平均して約2カ月かかります。てんかんなどの身体的問題があるかなど，この間に別の不安が生じた場合には，適格な医師に紹介して経過を観察してもらい，診断に協力してもらいます。同様に，精神療法を第一選択の治療として試し，効果がなかったとき，あるいは病状が悪化したときに精神薬理学的治療を検討すると結論した場合には，力となってくれる臨床心理士に紹介します。

　状況を拝見する限りでは，娘さんの評価を行ってくれる専門家を学校から1名あるいは複数名紹介されているようですが，連絡する際には，どういった評価を行うのか，プラクティショナーに必ず確認するようにしましょう。

精神医学的評価を受けるときに最低限行うこととしては，どういったことがありますか？

基本的な精神薬理学的評価では，プラクティショナーが子どもと家族，および環境に関する過去の情報を 1～2 時間のセッションのなかで注意深く聴取します。あらゆる評価に共通しているのがこの対面式の面接ですが，このなかで医療従事者は，現在の問題と症状の完全な全体像，ならびにその問題に対してお子さんが過去に受けた治療についての情報を聞き出します。

専門家の援助が必要なとき

お子さんが以下の症状のうちいずれかを呈している場合，専門家による診察を受けさせましょう：
- 自傷行為や自殺の恐れ
- 他の人に危害を与える恐れ
- 激しいかんしゃくまたは怒りの発作
- 幻聴または幻視（実際にはない音が聞こえたり，ないものが見える）
- 著しい引きこもりまたは孤立
- 身体的原因のない体重減少
- 重度の物質乱用
- 食べ物のむちゃ食いおよび／または浄化（自己誘発性嘔吐）

表 2. 精神薬理学的診察のプロセスにおける評価項目 *

評　価	目　的
家族評価（ソーシャルワーカーが実施）	子どもの問題に関与していると考えられる家族力動の問題があれば，それらを明らかにする：家族療法や行動修正療法を専門とする臨床心理士の参加を提案する
心理社会的評価および学校生活の評価（担任や主任との連絡）	友人関係の評価：学校における学業面および行動面での様子を調べる
心理査定（臨床心理士が実施）	様々な検査を実施し，子どもの情緒面および認知面（思考）の機能を評価する：学習困難があるが，精神疾患が原因とは思われない場合に実施する
神経心理学的評価（臨床心理士が実施）	広範かつ特異的な検査を実施し，子どもの思考または情報処理の能力を評価する
構造化面接（様々な担当者が実施）	子どもの病歴を詳細に質問する：一部の専門的なクリニックでしか受けられない
身体的評価（小児科医が実施）	身体診察と臨床検査：薬剤の使用前，および精神疾患に身体的要因が関与していると疑われる場合に行う
薬物療法に関する評価（医療関係者が実施）	子どもの病歴と現在および過去における情緒面および行動上の問題について詳細に聴取する。上記の検査結果を再検討する

* この表は，米国で行動面および情緒面に障害がある子どもに対して実施され得る評価を紹介したものです。評価のプロセスは地域や医療形態，子どもの状況によって大きく異なります。

子どもの家族歴と生育歴は必須です。ご家族のなかの誰かが精神疾患や薬物乱用と診断された，あるいは疑われたことがあれば，医師が問題を追究する上で貴重な手がかりとなります。たとえば，強迫傾向のある親から生まれた子どもにトゥレット障害がみられることはめずらしくなく，また，その反対のケースも目にします。同様に，アルコール依存症の父親をもった息子の場合，アルコール依存症，ADHD，行為障害など多くの問題を発症するリスクが高くなります。親に不安障害，うつ病，または躁うつ病がある場合，子どもがこれらの疾患を発症するリスクも高くなります。

お子さんの誕生から現在に至るまでの詳細な生育歴から，いくつかの有益な情報が得られることがあります。たとえば，様々な症状が発現した正確な時期を特定することができるので，そうした症状が成長に伴う正常な出来事なのか，それとも疾患の発症を知らせる徴候なのかが区別しやすくなります。また，自閉症などの広汎性発達障害があるか，種々の分離不安を生じているか，などもわかります。

精神医学的評価と，もしかすると治療も担当するかもしれない医師について，どういったことを知っておくべきですか？

あなたには，お子さんの診断とケアを任せる治療者の資格について知る権利があります。お子さんを担当することになるかもしれない医療従事者に対して，どういった資格や経験の持ち主なのかを遠慮せずに訊いてみましょう。相手が質問に対していら立ちを見せたら，警戒が必要です。とはいえ，医師が喜んで自分の資格について教えてくれることの方が多いでしょう。その専門家の考え方や，それまでに積んできた訓練や経験を大まかに把握するための質問を以下に挙げます。

- 「うちの息子（または娘）のような子どもたちをこれまで何人ぐらい治療されてきたのですか？」
- 「治療はどのような計画をもって，通常進めていらっしゃるのです

か?」。狂信的、あるいは偏狭な返事が返ってきたら警戒信号です。医療は科学に基づくものであり、哲学や揺るぎない信念に基づくものではないことを忘れてはなりません

- 医師が研究施設に所属している場合、「先生の副専門分野や専門分野は何ですか?」
- 「先生が訓練を積まれた分野(先生が取得された学位、修了された医学研修、行われた卒後研究)は何ですか?」
- 精神科医に対しては、「児童精神医学に関しては正式な資格をおもちですか?」
- 「必要なときに患者を紹介する入院病棟をおもちですか?」
- 「内科、神経内科、あるいは小児科について、どういった経歴をおもちですか?」
- 「医療に就かれて何年ほどになりますか?」

私が医療を行っているマサチューセッツ州など一部の州では、医師免許の内容や州の医師会に提出された訴状、ならびに医師に対して提起された医療過誤訴訟の内容などを患者さんが閲覧できるようになっていることも知っておきましょう。こうした情報を希望する場合は、ご自身の州の医師会または消費者局に問い合わせてみてください。

お子さんの精神薬理学的治療において最も不安を感じる時期はおそらく、はじめに何度か来院して精神医学的評価を行うときでしょう。この期間、親御さんたちは診断や予後といった極めて重要な問題に向き合うことになります。子どもに服用させる薬剤の決定などにも関わることになるでしょう。倫理的にも法的にもお子さんの責任者はあなたなのですから、使用する薬剤を選び、許可を与えるのもあなたです。これだけでも精神安定剤が必要なほど大変ですが、服薬に際しての「監督」を務めるのも、定期診察のためクリニックに行くようお子さんを(お小遣いなどを上手に使って)説き伏せるのもあなたの役目です。こうした責任を考えると、お子さんの薬物療法について効果的に調整を行っていくために、あなたはクリニックの医師と密接かつ頻繁に連絡をとる必要がある

でしょう。精神医学的評価を終えた後もお子さんの経過を観察できるプラクティショナーを見つけることが望ましいといえます。ですから，評価の担当者を選ぶ際には，その人がお子さんの経過まで観察してくれるか，してくれる場合には，定期的にやりとりを交わして行く相手としてその専門家を希望するか，ということも判断材料としてください。

(注) 診断：子どもにどのような疾患があるのかを明らかにすること
　　 予後：今後，その疾患および子どもがたどると考えられる経過のこと

　　かかりつけの小児科医院では現在，ナースプラクティショナーが数人働いています。子どもの行動上の問題の評価について質問したところ，ナースプラクティショナーの面接を受けるよう勧められました。評価に関して，ナースプラクティショナーはいつも診察を受けている小児科医と同じレベルの資格をもっているのですか？

　米国では，ナースプラクティショナーは，看護学の修士号を取得し，さらに特定の専門分野で集中的な臨床訓練を受けています。通常，医師に協力する立場にいて，複雑な症例の場合はしばしば医師の指導を受けながら仕事をします。米国では一般的にはあらゆる種類の薬剤を処方できますが，地域によってはそうでない場合もあるようです。児童や青年における数多くの精神疾患の診断と治療において，ナースプラクティショナーの果たす役割は重要度を増し，信頼度もますます高くなってきています。医師の場合と同様，プラクティショナーにも優秀な人とそうでない人がいます。ですから，紹介されたナースプラクティショナーと遠慮せずに話をし，そのナースプラクティショナーが子どもの治療においてどういった訓練や経験を積んだのか，しっかり調べることが重要となります。

ある医師のクリニックの受付で，診察を受けるにあたり学校から入手してこなければならない情報の長いリストを渡されました。子どものプライバシーを守りたいので，当分学校とは関わらずにいられないでしょうか？

　子どもの現在の学業と友人関係は，その子の生活を占める2つの主要な領域であり，いずれもそれまでの病歴や現在の病状について必要な情報を提供するものです。学校（年少の子ども場合には保育所や幼稚園）はこうした領域について唯一の情報源であり，その情報によって結論が異なってくる場合，医師は，はじめのうちからこれを把握しておく必要があります。とはいえ，お子さんのプライバシーを守りたいのも当然のことです。医師には患者さんの情報に関して厳密な守秘義務が課せられています。学校側にも診断や治療について情報を秘密にすることが求められていますが，常にそのとおりにはしてくれないようです。私の場合，学校に何らかの情報を開示する際には親御さんの署名を頂いていますが，学校では誰がお子さんのファイルを目にするかわからないので，学校にすべての診察結果を提供することは勧めていません。学校は，直接関わっている事柄を除き，診察のなかで集められた情報を知る必要などないのです。かわりに，担当の医師に簡潔な手紙を書いてもらい，主な診断名と連絡の理由（特別支援教育の必要性または薬剤の投与に関してなど）を伝えてもらうと良いでしょう。

　米国では，プライバシーに関連した法律が最近広く認識されるようになったことから，そもそも学校と親との間で取り交わされる情報が制限されるようになりました。学校の教職員が親に対し，子どもに問題があるようなので，精神科で評価を受けた方がいいかもしれない，などとアドバイスすることのできない州は数多くあります。薬剤を試験的に投与している期間中，子どもの様子について観察したことを報告することも禁止されています。これにより，お子さんのプライバシーが以前よりも守られるであろうことはいうまでもありませんが，同時に，お子さんのメンタルヘルスを改善するために親と学校が協力する可能性も著しく制

限されることになります。一方，ケアの継続性という観点から，学校とプラクティショナーとが必要な情報を連絡しあうことを許可すれば，何も問題は起こらないはずです。お子さんのことでどういった法律があるのかを確認するには，米国健康福祉省のサイト www.hhs.gov/ocr/hipaa で法律関連の情報を参照してください。

精神医学的評価の担当者が学校のどういった情報を必要としているのかについては，予約をとるときに必ず具体的なリストのメモをとるようにしてください。

友人関係または学業の領域での行き詰まりは，子どもの自己肯定感と大人になったときの将来に痛烈な打撃を与えます。学校で学業面あるいは行動面に問題がみられたとき，ほとんどの学校が熱心に親に報告するのもこのためです。実際，学校から紹介されて初めて診察を受けに来る子どもたちは大勢います。学業ならびに友人関係において，いつ教室で困難がみられ始めたのかを知ることで，診断の手がかりが得られる場合があります。たとえば，以前からずっと学業面で困難を抱えてきた子どもは，ADHDの可能性があります。逆に，成績が突然下がり始めた場合は，心的外傷（心的外傷後ストレス障害），適応障害（ストレス刺激に対する持続的な反応），重度のうつ病，物質乱用，双極性障害などの徴候と考えられます。特定の授業で困難を認める場合は，教師との対立や学習障害（読字障害など）が疑われます。

あなたも，子どもの社会生活について1つの見解を提供することができます。しかし，お子さんが1日の大半を過ごすのは学校であり，仲間および大人と対人的相互関係を結ぶ主な舞台も通常は学校です。学校は，お子さんの友人関係について情報を提供することで，何が問題なのかということに関してさらなる手がかりを与えてくれるのです。

良い友だちと安定した関係を結べることは，あらゆる子どもにおいて肯定的な徴候といえますが，他人と有意義なつながりをもてないことは，自閉症などの広汎性発達障害に共通してみられる特徴です。自閉症の子どもは，他の子どもと遊ぶことはありますが，直接的な対人的相互関係には到らないことが少なくありません。たとえば8歳のジョーイは自閉

症ですが，他の子どもたちが車で遊んでいる間は車で遊ぶものの，子どもたちと直接的にやり取りを交わさず，子どもたちの車に激突したり，クラクションを鳴らしたりもしません。うつ病の子どもは引きこもったり孤立したりし，不安障害の子どもは初対面の子どもに対して内気になります。学校は，子どもの友人関係について，現在の様子だけでなく，変化があったかどうかも報告することができます。以前は相互的な対人関係を結べていたのに現在では引きこもっている子どもの場合，うつ病の可能性がありますが，仲間（あるいは家族）とこれまで一度もしっかりとした相互的関係を結べない子どもの場合は，自閉症が疑われます。

私が学校から情報を聞き出さなければならないのでしょうか？それとも医師が直接学校に連絡するのですか？

親御さんのほうで，学校や保育所から有意義な情報を聞き出し，学校でのお子さんの様子を記録にまとめてプラクティショナーに渡していただけると，大変助かります。同様に，学校での試験や最近の成績に関する報告も有益です。このほか，子どもの行動面や学業面での様子について情報を記入するフォームを学校に送付するという方法もあります。このフォームはプラクティショナーが用意します。プラクティショナーは，そこから得られたデータを利用してさまざまな要因に関する「スコア」を決定します。教師からの情報に構造を与えるものとして広く使用されている行動評価尺度としては，子どもの行動チェックリスト（CBCL；様々な行動面および情緒面の問題に対応）とコナーズ評価尺度（ADHDのための尺度）の2種類があります（教師用報告フォーム）。この評価に関しては，プラクティショナーによって対応の仕方が異なるようです。時間を無駄にしないよう，あなたが用意しなければならないものは何か，予約の電話をしたときに訊いておきましょう。

うちの子がいつも評価を受けにいくことになるのですか？

　精神医学的評価を受ける期間中，家族の誰と話をするかによって，異なるケア担当者が対応することになります。診察では，問題ならびにその治療選択肢について親（または保護者）と子どもの両方に話をしたほうが良い場合があります。また，子どもと直接面接することも大切ですが，論文などによれば，特に12歳未満の子どもの場合，親からの報告のほうがその子の情緒面および行動上の問題を正確に描写していることがあるようです。私も，子どもが「すべて順調だよ」などと報告したと思ったら，実際には4教科を落としていて週に3回も居残りをさせられていた，ということが臨床場面でしょっちゅうあります。

　その他の機会として，心理検査，認知検査，神経学的検査などの検査が必要となった場合には，もちろん，子ども自身が受けなければなりません。これらの評価ではどういったことを行うのか，躊躇せずに医師に尋ねてみてください。

診察にあたり，子どもにどういった準備をさせたらいいですか？

　お子さんにどのような準備をさせるかは，そもそも受診に対して本人がどういった姿勢でいるかによって大きく異なります。児童と青年では，両親に連れられて精神科の診察を受けることになると知ったときの反応が全く違うからです。お子さんが反発したら，きちんとした理由があって診察を受けさせることにしたのだということを思い出し，その決断に関しては交渉の余地がないとお子さんに伝えることをお勧めします。何よりも重要なのは，お子さんに診察を受けさせることなのです。

　ご自身の決断のことをお子さんに話す際には，なぜ診察が必要と思うかを率直に（子どもの年齢を考えて説明しながら）伝えてください。ご自身やお子さんが経験してきた困難のことを例に挙げても結構です。ただし，否定的なコメントや非難は避けるようにしましょう。たとえば，

「近所にもたくさん迷惑をかけているんだから，こうするしかないじゃない」などと言うのではなく，「お友だちとうまくいっていないことで悩んでいるのがわかるわ」と言うようにしてください。

　診察を受けようというお子さんの意志が，その子の疾患の種類にも影響されることがあります。気分の変動，不安，強迫，精神病症状がある子どもは，比較的容易にクリニックに行くことに同意する傾向があります。こうした子どもたちのほうが，生活のなかで感じる苦痛の原因がある種の思考の問題と関係しているかもしれないことを素直に受け入れるからです。反抗挑戦性障害などの他者に向かって表出されやすい性質の疾患がある子どもの場合，自分の問題を否定したり，他人のせいにしたりするので，診察を受けることに反発する可能性が高いといえます。

　子どもの反応は，年齢によっても異なります。一般的に，年少の子どものほうが従順なことが多いのですが，この場合，医師に対して抱きがちな恐怖心にも，より強く支配されています。たとえばお子さんが「注射」を怖がっているのなら，医師と「おはなし」をするだけで，注射はしないと前もって言い聞かせておきましょう。

　青年期の子どもはより厄介で，診察の日に寝坊をしたり，学校から時間どおりに帰ってこないなどしてあなたの努力を妨げようとすることもあります。この場合もやはり，お子さんの問題について率直に話し合うことが有益と考えられますが，お子さんのためにも診察は非常に重要なので，この場合，理屈を言っても通らないようであれば「ご褒美で釣る」という手段もやむをえないといえるでしょう。無論，お子さんに対する提案はご褒美で釣らなければならないほど悪いことではないのです。お子さんには，あなたが慎重に選び抜いた医者なので，評価でそれほど不愉快な思いをさせられることはないと確信してはいるものの，楽しいことではないだろうから，終わったらご褒美をあげたい，と話してみましょう。子どもの年齢と関心事に応じて，映画に連れて行くことや，おもちゃ屋に立ち寄ることなどを提案してみてください。青年期の子どもの場合，どの程度本人の協力が得られるかは疾患にもよります。ティーンエイジャーに関していうと，不安や悲嘆を抱えた子どもの方が診察を

受けることに同意しやすく，反抗的で易刺激性がある子どもに診察を受けさせるのは通常より難しくなります。

　子どもの年齢に関わらず，診察室に入った途端に子どもが無口になることは覚悟しておいてください。ティーンエイジャーは特にそうですが，一般的に子どもは皆，見ず知らずの人間を前に自分の問題について語ることを楽しいこととは思わないのが通常です。診察室で話したことはすべて秘密にしてもらえると話して，お子さん（やはり特にティーンエイジャー）を安心させてあげると良い場合があります。ただ，幼い息子さんが医師に対してまったく口をきこうとしなかったとしても，あまり気にしないでください。その子を観察するだけでもかなりの情報が得られますし，評価の担当者は結論を下す際，自らが抱いた印象だけでなくはるかに多くの事柄を考慮に入れるのです。クリニックでは，子どもがしばしば家庭や学校，あるいは友だちといるときと違った態度を示すことをプラクティショナーは皆心得ています。このためプラクティショナーは，自分が子どもとの面接で目にしたこと，耳にしたことだけを頼りにしたりはしません。

　この過程でお子さんの力になるには，実際に診察に連れて行くだけでなく，診察で何が行われるのかを確実に理解し，その内容に不審な点がないことをご自身で確かめることが一番でしょう。子どもも親御さんも，評価を受けるに至る頃には不安にかられ，動揺しています。こうした不安や不信感は親子で一致するときもあれば，異なる場合もありますが，あなたが自分自身の不安を確かな情報によって拭い去らない限り，お子さんの気持ちを上手になだめることなどできません。

　親も子も，特定の検査や質問に対して，目的についての説明がなければ受けいれがたいと感じるのも当然です。ある検査の結果や，一連の質問に対するご自身の回答が，正確な診断を下す上でどう役立ち，結果的にお子さんにどういった利益をもたらすのかがはっきりと理解できない場合には，質問し，理解できるまで先に進まないでください。私も，基本事項をすべて確認する必要があるということ，また，質問が必ずしもすべての患者に当てはまらないことを私も理解していることを事前に伝

え損ねたがために，子どもの精神医学的および情緒的な状態に関する特定の質問によって親御さんや子どもたちの気分を害してしまったことが何度もあります。この他，コンピュータ断層撮影（CT）や核磁気共鳴画像（MRI）などの検査の途中で非常に興奮し始める子どもたちも大勢目にしました。こうした検査は侵襲的ではありませんが，閉所恐怖を感じる子ども（そして大人！）もいます。

評価には，身体的評価も含まれるのですか？

お子さんの評価に身体的評価も含まれるかどうかは，お子さんが小児科医のもとで健康診断を一通り受け，精神科での診断と薬理学的評価に必要とされる全項目について評価を終えているかどうかによって決まります。薬物療法が検討されている子どもは一般的に，身体的評価を含む一通りの身体的評価を小児科医のもとで受ける必要があります。これは，次のことを確認するためです。すなわち，(1)健康であること，(2)背景にある身体的問題（甲状腺ホルモンの低値など）が精神疾患を引き起こしている，あるいは悪化させているわけではないこと，そして(3)薬剤の使用が困難になるような，重大な身体問題（心疾患など）がないこと。

お子さんの評価を実施するメンタルヘルス専門家は，あらゆる身体疾患の存在を把握している必要があります。特に，精神疾患と密接に関連した神経疾患やその他の疾患に関しては，明確な病歴を把握しておかなければなりません。さらに，過去ないし現在の身体疾患で，一部の薬剤の使用が子どもにとって危険となり得るものについても，医師に伝えるべきです。こうした疾患には，心疾患だけでなく，骨髄（造血機能）や肝臓（肝機能）の疾患も含まれます。

評価の担当者から心理検査を勧められたのですが，「心理検査」の目的は何ですか？

評価の担当者が追加検査のために臨床心理士を紹介する理由は2つ考えられます。つまり，(1) 学習上の困難が精神疾患以外の原因によって引き起こされていることが疑われる，または (2) それまでに得られた情報からは診断が下せない，またはその両方です。読字障害や算数障害などの特異的な学習障害は，特定の認知検査によって検出することができます。人格障害，現実との区別が困難な病態，および，ある種の不安障害は，投影法と呼ばれる種類の検査によって発見することができます。投影法には，インクの染みを使う有名なインクブロット・テスト（ロールシャッハ・テスト）をはじめとする種々のテストがありますが，これらは，お子さんのどの領域に障害があるのかを調べる上で有用です。

現在，米国では心理検査は平均して500ドルほどかかります。実施する心理検査には，お子さんの思考のプロセスや知能（認知）に関する検査のほか，ロールシャッハ・テストや，お子さんが自分自身について，また環境や他者との相互作用についてどういった見方をしているかを解釈するその他の検査（投影法）があります。

うちの子の脳に障害があるのなら，何らかの神経学的検査を受けなければならないのでは？

いいえ，必ずしもそうとは限りません。たとえばADHDの場合，原因が脳の障害であることが現在ではわかっていますが，行動の評価尺度などで評定できる症状だけでも，ADHDの診断に足ることが普通です。一方，激しい幻覚症状がある子どもの場合（259～260ページを参照），血液検査を含め，数多くの検査を一通り実施することもあります。

お子さんの担当医は，てんかん発作が心配な場合，脳波検査（EEG）を指示することがあります。この検査は痛みを伴うものではありませんが，検査の一部で眠れるように，お子さん（そして勇敢な親であるあな

た）には検査前日にほぼ夜通し起きていてもらわなければならない場合があります。脳波の異常は，睡眠相に入っている間に検出されることが多いからです。

（注）EEG：脳波検査。脳の電気活動を測定するために行う

　医師は，脳の形成段階で問題が生じた可能性（先天異常）を疑ったり，脳内物質に進行性の変化が起きていないことを確認した方が良いと考えたりする場合もあります。こうした異常は，ありがたいことに，児童や青年において頻繁にみられるものではありませんが，異所性血管（動静脈奇形），脳腫瘍，脳損傷（梗塞）などの検出には，脳画像が役に立ちます。
　脳の画像を得るには，主に2種類の断層撮影が使用されています。CTとMRI（NMR，すなわち核磁気共鳴画像とも呼ばれています）です。これらの断層撮影は両方とも，児童や青年にとって安全です。痛くはありませんが，多くの子どもが断層撮影装置の中で閉所恐怖に襲われたり，「コン，コンと叩くような音」のせいで不快な気分になったりし，かなりの不安を感じて興奮状態に陥ります。私の患者さんのなかにも，断層撮影装置内でパニックになった子どもが少なからずいました。ですから，どういった装置で，何を調べているのかをお子さんに話してあげましょう。また，検査技師には，お子さんがどのような気分でいて，どういった反応を示し得るか（技師を叩くなど）について説明しておきましょう。検査の間にお子さんが動き出さないよう，軽い安定剤が必要になることもあります。これには，抗ヒスタミン薬（**diphenhydramine**など）から，やや強い，セルシン（**diazepam**）に似た特性をもつ薬剤やその他の鎮静薬（抱水クロラール）が使用されます。

(注) CTスキャン：コンピュータ断層撮影。X線を用いて身体や脳の構造の詳細な断面像が得られる
MRI：核磁気共鳴画像。放射線を利用しない画像検査で，CTスキャン（上述の定義を参照）よりも解像度が高く（より鮮明），身体と脳のより多様な構造画像が得られる

医師が血液検査の指示を出したのですが，何のためでしょうか？

　血液検査が必要と考えられるか否かは，お子さんのケースに関連した数々の要因によって決まります。一般的に，血液検査を実施する唯一の目的は，お子さんの問題を医師が突き止める上で有益となる特定の情報を得ることです。検査が必要であるとお子さんに言い聞かせるためにも，あなた自身がその目的を理解することが大切になります。針を怖がる子どもで，「精神科のお医者さんは注射をしないから」と安心させていた場合などは特にです。わかりやすく説明してくれるよう，また必要であれば，子どもが心の準備を整えるのを手伝ってくれるよう，担当医に頼んでみましょう。
　例を挙げると，行動上の困難がある子どもの場合，セルロプラスミンもしくは鉛濃度の測定を受けるよう指示されることがあります。鉛曝露と血中鉛濃度の上昇は行動と知能の障害を引き起こすことがあります。一方，セルロプラスミン値の上昇はウィルソン病と呼ばれる治療可能な代謝障害があるというサインです。甲状腺ホルモン濃度は，高すぎても低すぎても子どもの行動面や情緒面に問題を引き起こしたり，基礎的な疾患を悪化させたりします。同様に，遺伝子検査を行うと，（知的障害を引き起こす）脆弱X症候群などの比較的まれな病気を発見でき，代謝検査を行うと，精神症状を引き起こし得る代謝疾患を検出できる場合があ

ります。ただし，この分野における専門家の努力や親御さんたちの願いにも関わらず，精神科医が治療にあたるような児童や青年の精神疾患の多くに関しては，診断を可能とする血液検査はありません。

勧められた検査が過剰であるか判断する方法はありますか？

あらゆる身体的検査についていえることですが，大事なのは，指示のあった検査の1つ1つが問題の解明や疾患の治療に役立つのだと認識できることです。責任問題の回避，学術的な関心，同意書なしの研究，あるいは医療機関ないしプラクティショナーの診療報酬のためだけに検査を指示するべきではありません。たとえば，米国ではより専門的な神経心理検査は，1,200〜2,500ドルもの費用がかかる場合があるので，基本的な心理検査では十分に調べきれない難解な学習障害や学習困難に対してのみ実施すべきです。同様に，臨床検査も常識的に考えて妥当な理由がある場合にのみ実施すべきです。たとえば，子どもの脳や血液について，高価な生化学検査を提案する診療所もあるようですが，これらの検査は，最高1,500ドルもかかる上，正当性が依然として科学的に立証されておらず，治療を行う上で土台となる情報を提供するものでもありません。不必要な検査を避ける一番の方法は，やはり，1つ1つの検査の目的について質問することでしょう。

高価な検査を数多く勧めておいて，面接にはほとんど時間を割かないプラクティショナーには注意が必要です。精神疾患を診断するにあたって，神経心理検査は医師による徹底した病歴聴取にかわるものではないのです。

医師はうちの子の問題を「精神疾患」と呼んで，DSM というものについて何度も口にしていました。かかりつけの小児科医からは，こうした言葉を聞いたことがないのですが，何のことでしょうか？

　疾患とは，共通の要因をもった様々な症状や問題のことです。共通の要因とは，何が原因か（病因），どこが悪いのか（病態生理），時間の経過とともに何が起こるのか（経過，予後），どういった治療があるのか，といったことです。診断において，医師が主に（唯一ということではありません）関心をもつのは，その疾患の主たる症状ないし要素を構成する中核障害を特定することです。たとえば，ADHD の子どもは短気などいくつかの行動上の特例を示すことがありますが，ADHD の中核障害は不注意／注意転導性，衝動性，多動性です。子どもは，疾患によって影響を受けることが多いので（続発症），疾患の中核的な特徴と二次的な症状とを区別しておくことは有用なことがあります。うつ病の子ども（中核症状は，悲嘆，易刺激性，気力の低下）は，自信を喪失することがありますが，これは「中核」症状ではありません。

　DSM とは，精神疾患の診断・統計マニュアル（Diagnostic and Statistical Manual of Mental Disorders）のことです。これは，米国精神医学会から出版されている本であり，人生のあらゆる過程で発症する主な精神疾患について，標準化された診断法が書かれています。DSM（現在，第4版の DSM-IV-TR が刊行中〔2000年〕）には，科学的研究の2つの主要な性質が備わっています。すなわち，妥当性（それは本当に疾患なのか？）と信頼性（同じ患者を診た異なるプラクティショナーは同じ診断を下すか？）です。DSM は，それまでの実証な研究をもとに正式な基準を作成したものであり，精神医学における偉大な財産といえます。臨床検査や画像検査だけで診断のつく精神疾患などないので，こうした基準はこの上なく重要となります。さらに，新しい治療法について報告される情報を信用できるのも，各疾患を構成する症状が DSM で正確に定義されているからなのです。たとえば，新しい治療法が統合失

調症に対して有効だったという研究論文を読んでいる臨床医は，研究者らが論文の中で「統合失調症」と呼んでいる病気と，自分が医療現場で目にし，「統合失調症」と呼んでいる病気とが，同じものだと確信できるわけです。

診断面接のとき，医師は，死にたいと思うことはないかなど，恐ろしくなるようなことをたくさん息子に訊いていました。そういった質問によって，息子に危険な考えを吹き込むことにならないでしょうか？

　自殺など，メンタルヘルスの微妙な問題について質問しても，お子さんにそうした考えを吹き込むことにはなりません。実際には，しばしば内に秘めたこれらの感情を安全な環境でオープンに口にできるため，子どもたちは安心することが多くあるのです（95ページで述べたように，自分自身の問題についてあまり正直に話そうとしないのは，しばしば行為障害など，他者に向かって表出されやすい性質の問題がある子どもの場合です）。たとえば16歳のショーンは，担当の小児科医により，気力低下をうつ病のために来しているのではないかと疑われて，診察に連れてこられました。ショーンには，数多くのうつ症状がありましたが，それらについて誰にも相談していませんでした。その上，ほぼ3カ月間にわたって死にたい気持ちがあったにも関わらず，両親に話すことがためらわれ，自分の感情が「怖かった」ことを打ち明けました。けれども，面接をきっかけに親子の関係がより親密になっただけでなく，さらに両親も息子のうつ病についてオープンな会話ができるようになり，治療に対する息子の反応をより正確に評価できるようになりました。

（注）介入：子どもの疾患を治療するための行為

15歳のスーザンは両親の前で，銃を保管している棚の合鍵を作ったこと，次の週に自殺するつもりでいたことを私に打ち明けました。この他にも私は，質問に対するわが子の返事に愕然とする親御さんたちを目にしてきました。報告される症状は，落ち込みや不安から，強迫観念や幻覚にまで及びます。そこで覚えておいていただきたいのは，あなたにとってひどく不安にかられてしまうような内容の話でも，お子さんにとってはその逆の効果があり，話をすることでお子さんの命が救われることがある，ということです。

　こうした直接的な質問をする精神状態の評価は，メンタルヘルスにおける身体所見のようなものと考えられており，基本的な面接において極めて重要な位置を占めています。これはまた，あらゆる精神薬理学的評価の基本となる部分でもあります。この評価では一般的に，お子さんに直接質問をして，お子さんの感じていることを理解し，お子さんの思考能力や思考プロセスを評価します。医師が子どもにする質問は，何か特に悩んでいることはあるか，悲しみまたは怒りを感じているか，他の人には聞こえない音が聞こえたり，または見えないものが見えるか，などです。また，あなたも質問される場合があります。お子さんに簡単な計算をしてもらったり，一連の数字を逆さまに読み上げてもらったりすることもあります。様々な質問がなされますが，それらに気を悪くされないでください。繰り返し言うようですが，多くの質問がお子さんに当てはまらない可能性もあるのです。

　一連の精神状態の評価の過程では，担当の専門家が主観的な評価を行う場合もあります。評価の担当者は，お子さんを観察し，お子さんや親御さんに質問をしている間，頭のなかで一連の質問に答えています。質問とは，「患者さんの身なりは？」，「患者さんの話し方は？」，「現実の知覚のあり方は？」，「記憶力は低下していないか？」，「医師に対して注意を払っているか？」，「不安または落ち込んだ様子か？」，「親（または両親）や医師との関わり方は？」といったものです。精神状態の評価が，お子さんの考え方や感じ方のさまざまな側面を探る上で大切な時間であることは確かですが，お子さんが率直に返事をしなかったり，評価の過程で「病

気」を思わせる言動がみられなかったとしても，心配なさらないでください．児童精神科診療における優秀なプラクティショナーであれば，面接の間は，子どもが問題などないかのように振舞う場合があることを心得ています．

医師からの最終的な報告はまだないのですが，うちのジェニーはクリニックでまったく正常に振舞っていたので，どこも悪くないなどと思われはしないか心配なのですが…?

　子どもがプラクティショナーと実際に面接をしているときに問題の症状を示さない場合，多くの親御さんが心配になるようです．そこで覚えておいていただきたいのですが，疾患の症状は，環境と子どもとの相互作用のなかで発現します．学習上の困難など，問題によっては学校でしかわからないものもあります．ですから，お子さんの評価を行うプラクティショナーが，クリニックで目にしたお子さんの行動だけを頼りに結論を下すとは考えにくいのです．それは，単にクリニックで痛みがないからという理由で，階段を上るときに胸が絞めつけられるような痛みがあるという訴えを心臓内科医が無視するとは考えにくいのと同じです．子どもは，プラクティショナーの診察室では注意散漫でも多動でもないのに，学校や家庭に戻った途端，何も手につかないような激しいADHDの症状が現れるかもしれません．うつ病の子どもも同様で，診察中は「何とか持ちこたえて」も，家に帰ると打ちのめされたようになることがあります．心的外傷がある子どもの場合，症状の大半が夜間にのみ発現することがあり，統合失調症の子どもも，担当プラクティショナーの前では幻覚を認めない場合があります．これとは対照的に，診察のとき，普段よりもひどい行動を示す子どもたちもいます．私も，医者のところに来なければならなかったから，あるいは，たとえば診察の前にジュースを飲んではいけないと言われたからという理由で，怒りを抱き，いらだちやすくなる子どもをしょっちゅう目にします．

子どもにこれだけたくさんの評価を受けさせたのに，医師は問題の原因に確信が持てないといいます。なぜうちの子の問題はそんなに診断が難しいのですか？

　一連の評価を行う目的はもちろん，お子さんの問題について診断の仮説を立てることです。しかしながら，疾患によっては症状が現れ始めたばかりであったり，他の障害と併存していたりすることから（28〜29ページを参照），具体的な診断を確定するのが難しくなる場合があります。お子さんの担当医に迷いがあるようなら，何を悩んでいるのか正確に説明してもらいましょう。また，見過ごされた可能性のある他の症状や，時間の経過または環境の変化によって現れる症状を観察できる立場にいるあなたは，貴重な協力者となり得ることも忘れないでください。
　たとえば，気分障害，特に双極性障害は，多くの子どもにおいて診断が困難です。うつ病の大人は，落ち込むことを通常言葉で表現でき，この病気の特徴である悲嘆を経験していることが多いのですが，うつ病の子どもは，感情を明確に表現できないことが多く，悲嘆よりは，むしろ怒りやかんしゃくなどの混乱を招くような症状を示すことがあります。お子さんに気分障害がある場合，正確な診断を下すには，あなたからの可能な限りの洞察と観察力が求められるのです。
　私は現在，うつ病の家族歴をもつ12歳の男の子を治療しているのですが，この子は，やや不安な様子で，引きこもりがちで，両親の目から見てときに悲しそうだという理由で私のもとに連れてこられました。彼は，何か調子がおかしいと思うと話しましたが，それ以上は具体的に説明することができず，明らかなうつ症状や落ち込みはないと言いました。そこで様子をみることにし，両親には息子さんの様子を注意深く観察してもらうようにしました。するとこの子は，その後4カ月の間に家族や友人たちからさらに引きこもるようになり，学校でも困難を示し，自分が悲しい気分でいることを認めました。経過をみるため来院させていたのですが，うつ病であることがよりはっきりとしてきたので，精神療法を開始することにしました。

これは，正確な診断を下すにはしばしば周囲の協力が必要になることを示す典型的な例です。私は，自分が心配に思うことや推測したことを両親に説明し，ある症状がないか観察してくれるようお願いしています。親御さんたちが私の提案を過剰に受け止め，疾患の症状を過大視してしまうこともありますが，私は，可能性に過ぎないものであっても症状を発見する方が，見過ごしてしまうよりも結果的に望ましいと考えるようになりました。お子さんの行動に関して，存在しないものを深読みし過ぎているかもしれないとお思いなら，ご自身が観察されたことについて担当医に話してみてください。医師は，そうした事柄のうちどれが重要かを指摘してくれるはずです。また，慣れてくれば，問題となる徴候，一時的な徴候，成長に伴う正常な行動などの見分けがかなりつくようになるでしょう。これは，お子さんがまだ乳児だった頃，いつものように気難しくなっているだけなのか，それとも本当に具合が悪いのかを区別できるようになったのと同じことです。

　最も明敏な診断医であっても，子どもの精神疾患や心理的問題を解明する際には多くの課題に直面させられます。なかでも決して容易でないのが，正常と異常とを隔てる微妙な境界線を見極めることです。精神疾患と診断され得る症状のなかには，ストレスとなる出来事への典型的な反応の徴候と重なるものがあります。たとえば，愛する人の死後，子どもが抑うつ的になって不安になるのは完全に自然で正常なことです。しかしながら，抑うつ的で不安な状態が長引くようであれば，ストレスとなる出来事が引き金となって臨床的な関与が必要なうつ病を発症した可能性が考えられます。この他，子どもが親を失うことに対して毎日のように過剰な恐怖を示すようになったら，分離不安障害が疑われます。この場合もあなたは，時間を追ってお子さんを観察できる立場にいるのですから，診断を下すまでのプロセスにおいて貴重な存在となります。お子さんの症状がいつ頃から，どれぐらいの頻度で現れているのか，またその重症度がどれぐらいかを医師に伝えられるのは，おそらくあなたしかいないでしょう。一方，医師の役目は，精神疾患と，精神疾患に似た症状が現れる一部の身体疾患，たとえば甲状腺機能低下症（甲状腺ホル

モンの低値）などを区別することです。医師はまた，綿密な評価を通じて，何らかの心的外傷が精神疾患のような症状を引き起こしている可能性はないかどうかも明らかにする必要があります。

　さらに，年齢や発達段階も考慮に入れなければならないことが，診断に際してのもう1つの課題となります。簡単にいうと，2歳の子どもにおいては正常な行動でも，8歳の子どもにおいては精神疾患の徴候となる可能性があるということです。幼稚園児における過活動を例にみてみましょう。多くの行為は完全に正常なものかもしれませんが，行動を全くやめられない，過活動が重度である，その他の併存症状，たとえば他の子どもに対する攻撃などがみられる，といった場合には，問題があるというサインです。幼稚園に上がる前の子どもの多くが活発ですが，なかでもごく一部の子どもは過剰に活発であり，スケジュールに基づく行動や静かにする時間を保育園で求められてもそれに耐えられないため，登園を拒否されてしまいます。このように過剰に活発な子どもは，ADHDがある可能性もありますが，成長して保育園に上がる準備が整うまでもう1年必要なだけかもしれません。場合によっては，時が経ってみないとわからないこともあります。

　児童期における精神疾患が，通常は生物学的要因と環境的要因とが組み合わさって生じるものだということはすでにお話しました（14〜18ページを参照）。診断医にとっての課題は，精神疾患について子どもを評価する際，それぞれの要因にどれだけ重みを置くかを判断することです。環境的要因が引き金となって生物学的素因が刺激され，いかにうつ病が発症するかという例を前の章でご紹介しました（27ページ）。自閉症やその他の広汎性発達障害などの発達障害では，環境よりも遺伝のほうが強く影響するようです。しかし，環境がその後の問題に多大な影響を及ぼすケースも明らかに数多く存在します。深刻なネグレクトや虐待を受けた子どもでは，ときとして重度かつ支障の大きい精神症状がいくつも発現しますし，心的外傷となる出来事をたった1個だけ経験した子どもでは，たとえ一時的であっても精神症状が出現する可能性があると考えられます。しかしながら，いずれの場合も，環境の影響と考え合わ

せて子どもの反応の程度および支障の大きさを評価する必要があります。

　両親の離別など，環境的なストレス刺激に曝されている子どもは大勢いますが，生活に支障をきたすような持続性の症状を発現する子どもはごく一部に過ぎません。評価を担当する専門家の役目は，はたして子どもの症状が一過性（一時的なもの）で，ある小さなもしくは重大な心的外傷となる出来事に起因しているのか，あるいはより持続性（または再発性）で，その子どもがもつ気質あるいは疾患に起因しているのかを見極めることです。このほか，物事がさらに複雑となるのは，第3の可能性が考えられる場合です。第3の可能性とは，絶え間ないネグレクトや虐待など，非常に深刻な心的外傷を繰り返し体験した結果として，より持続性の症状が生じることです。このように，問題が何なのか，またそれが精神疾患の症状として考えられるのかどうかを突き止める際，原因がどの程度生物学的（遺伝）で，どの程度環境によるもので，どの程度が両者の相互作用によるものなのかを判断することが主な課題となります。

　気分障害の子どもは，環境的なストレス刺激に対する固有の反応について説明するのに適した例といえます。こうした子どもたちは，わずかに刺激しただけでも途端に泣き出したり，怒り出したりします。これは，気分反応性と呼ばれるもので，ある出来事に対する過剰な反応のことを指します。なかには，制限を設けられると過剰に反応する子もいます。たとえば6歳のイルマは，玩具を片づけなさい，または，もう寝なさい，などと言われるとかんしゃくを起こします。

　主なストレス刺激が家庭内に存在している場合，子どもの問題における固有の原因と外的な原因とを区別するのはさらに困難となります。たとえば，残念ながら頻繁に遭遇する家計の困難や両親の離別は，状況に適応しようとする子どもにある種の反応をしばしば引き起こします。では，典型的な，予想範囲内の反応をどの程度上回れば問題とするべきなのでしょう？　それは，子どもの反応の重症度，症状の持続期間，および支障がどれほど深刻かによって決まります。両親が別居または離婚したという子どもの大多数が何らかの反応，すなわち悲嘆や不安，もしくは

反抗や反発といったより明白な行動化を示すことが様々な研究で明らかとなっていますが，通常，こうした行動は自然と治まっていくもので，話し合ったり暖かい家庭環境を維持したりすることにより，親もきょうだいも効果的に対処することができます。しかしながら，こうした子どもたちのごく一部は，持続性かつより重度の困難を抱えてしまいます。たとえば，残された親や保護者と離れることを極端に嫌がり，学校に行くことや友だちと遊ぶことを拒否するなどです。こうした子どもたちの場合，個人または集団での精神療法を受け，親との離別やそれが自分にとって意味することについて話し合い，不安が持続するようであれば，より特異的な治療を受けると効果的なことがあります。

　こうしたケースでは，子どもはかなりの不安を感じ，それによって生活能力に支障を来していますが，その不安をたどると，家庭での非常に具体的な出来事に結びつきます。ただ残念なことに，多くの場合は，子どもの問題の直接的な原因，つまり引き金ばかりが重要視され過ぎているといえます。ストレス刺激が子どもの行動の主たる原因であることが明らかなケースもありますが（重度の心的外傷など），そういった出来事が疾患と直接関係していない場合もあるのです。たとえば，高い椅子から転落したことが原因で子どもがADHDになったのではないかと多くの親御さんが心配されます。けれども，そもそも子どもが当時から過活動だったことが次第に明らかとなり，椅子から転落したのもおそらくはこのためだったのだろうと考えられることがしばしばあります。何が原因でどういった結果に結びつくのかを正確に調べる方法はないので，環境とお子さんの生物学的素因との間には重要な相互作用が存在するのだということを心にとめておくことが大切でしょう。

　実は，各要因がお子さんの問題にそれぞれどう関与しているかを評価の担当者が理解する上で，親であるあなたが非常に重要な役割を果たします。私も子どもたちを診るなかで，子どもの絶え間ない悲嘆（気分変調）の唯一の原因はペットの死である，と両親が主張することが何度かありましたが，実際には，抑うつが6カ月も続く場合，うつ病に対する脆弱性（気分反応性など）が根底にあった可能性のほうがはるかに高く，

ペットの死が引き金となって発症したに過ぎないと考えられます。ある状況に対して何が適切な反応と考えられるか，という常識と知識を働かせることは，正常な反応と過剰な反応とを区別する上で役に立つでしょう。

（注）気分反応性：日常的に遭遇する環境刺激やストレス刺激に対する過剰反応。親が普通に要求を伝えても，子どもが激しく怒り出すといった場合など

　診断を下すまでにどうしても時間がかかってしまうのも，こうした理由のためです。ですから，日常的に遭遇するストレス刺激に対する反応がいつもどういったパターンであるのかを親御さんに把握していただくと，根底にある精神疾患に対する脆弱性を特定するのも非常に容易になるのです。ある出来事に対する持続的な過剰反応は，問題があることを知らせる警告の可能性があります。テレビについての制限などありふれた制約を親が設けたところ，激しいかんしゃくを繰り返すといった子どもは，反抗挑戦性障害あるいは気分障害の可能性があります。
　こうした子どもたちの場合，子どもの固有の気質が環境と相互に作用してかんしゃくが生じています。あなた，ならびにプラクティショナーは，これらの要因の双方が問題の原因に関与していることを理解しない限り，子どもの行動を誤って解釈しやすく，問題を解決することなどできません。第三者なら当然，たとえば親がテレビを消すよう命令しても子どもが従わない場合，ただ単にしつけがなってないと考え，反抗挑戦性障害などという診断名は思いつかないでしょう。不登校の子どもは，内在する不安と学校という引き金との間にどれほど激しい相互関係が存在するかを親が理解しなければ，「怠けている」あるいは「頭が悪い」などと誤解されるかもしれません。この問題を認識せずにこの子を学校に戻せば，不安は増大し，不登校は一層強固なものとなるでしょう。本に

関するレポートを口頭で発表しなければならないとき，2カ月も前からひどい不安にかられる子どもは，単に「過剰反応」なのではなく，社会恐怖の徴候を示している場合があります。

　子どもが困難を呈する状況を理解することは，適切な治療計画を立てる上で必須です。たとえば，学校に関して，または学校にいる間に過剰な不安を抱く子どもを評価するとき，学校のクラスや家庭の状況を調べてみます。その結果，不安の明らかな理由が見つからなければ行動修正療法を提案します。その後，重度の症状が現れたとき，あるいは新学期など学年のなかで困難が予想される時期に，薬剤による介入を検討します。こうした治療はシンプルですが効果的で，しばしば子どもの不安の影響を大幅に抑え，家族内の衝突を和らげ，子どもの対人面や情緒面の状態を大きく改善します。ですが，すでにおわかりのように，問題の根本を探り，この治療を決定するに至るまでには，長い道のりを経なければならないのです。

第 3 章

診断と治療計画
〈お子さんの力になれるように詳細な対策を計画する〉

　精神医学的評価を終えた今，担当者から診断の仮説を告げられ，初期の段階における治療法を提案されていることと思います。今あなたやお子さんが迎えようとしている段階は，診断と治療のプロセスのなかでも最も困難なものかもしれません。このときあなたは，お子さんの問題とそれに対して考えられる治療法について，現実に真っ向から向き合うことを余儀なくされます。多くの親御さんは，心の奥にくすぶっていた疑問や不安が現れるように感じるようです。「この先生の診断は正しいのだろうか？」，「提案された治療法は妥当なのだろうか？」。これらは，すべての親御さんが投げかける質問でありますし，すべての親御さんが投げかけるべき質問であるともいえます。プラクティショナーによる問題の説明がお子さんの様子と一致すると納得できるまで，治療を受け入れる必要はありません。

　ご自身とプラクティショナーとがお子さんの力になる上で正しい方向に進んでいると確信できたら，次は薬物療法を試す上での具体的な事柄が重要になってきます。どうしたら検討中の薬剤があなたのお子さんにとって安全であるとわかるでしょう？　適切な投与量はどのように決定されるのでしょう？　お子さんの治療に学校はどう関わってくるのでしょう？　薬物療法を試みるときには，関係者全員に忍耐と努力が必要となります。どういった心構えでいれば良いのかについて可能な限りの知識を蓄えておけば，最適な治療計画が作成されるまで，あなたもお子さんもくじけずに辛抱することができるでしょう。

診察の後，医師から診断を聞かされたのですが，妻も私も疑問を感じます。この医師から提案された治療に同意すべきでしょうか？

　治療に同意するのは，プラクティショナーがお子さんのことやあなたの心配事について理解しており，問題を正確に評価していると納得できた場合だけです。診断に納得していないのなら，疑問を感じる理由を医師に説明してみてください。そうすることで，それまで見過ごされていた，再検討を要するような事柄を医師に気づかせることができるかもしれません。また，なぜお子さんにその疾患があると考えるのか，理由をすべて医師に説明してもらいましょう。そうすれば，何か新しいことがわかり，結果的に納得できるかもしれません。少なくとも，どういった症状に目を向けるべきかがより詳しくわかりますし，その上でお子さんの様子を注意深く観察し，治療については日を改めて話し合うことにしてもかまわないのです。

　私は，毎朝学校に行く前に不安にかられるという 10 歳のスーを診たとき，分離不安があるかもしれないということ以外に結論を思いつきませんでした。スーは非常に内気な様子で，面接中は基本的に話そうとしないので，何が起きているのかほぼまったく打ち明けてくれませんでした。私がためらいがちに下した結論について，両親は私以上に不満気な様子でした。そこで，いったん帰宅し，私が説明した分離不安の症状についてスーの様子を注意深く観察してもらうことで私たちは同意しました。このほか，スーがどういう気持ちでいるのかを詳しく質問してもらうことにしました。スーの両親が事態を理解するのに時間はかかりませんでした。スーは，学校までバスに長時間乗らなければならないのに，乗物酔いを起こしていたのです。このことが明らかとなり，私は酔い止めの Dramamine（dimenhydrinate）を処方しました。これにより，乗物酔いは軽快し，不安もほぼ直ちに解消しました。

　スーのケースは珍しいほど単純でしたが，子どもの行動を誤解してしまうことがどれほど簡単かをよく表しているといえます。あなたのお子

さんの場合，症状がこれよりはるかに複雑なためにはっきりと診断が下せないのかもしれません。重要なのは，あなたもしくは医師が評価の結果に基づく暫定診断に疑問を感じているのであれば，答えを探し続けるべきだということです。あなたが依然として不満を感じているにも関わらず医師が譲ろうとしない場合には，別の医師に意見を求めましょう（118～120ページ）。

　ただ単にお子さんに対して薬剤を使用する気になれないというのであれば，その疾患や，それに対して有効と考えられている治療法について，ある程度ご自身で調べてみると良いでしょう（このほか，本書の第2部および第3部で該当する章を読んでみてください）。米国小児科学会または米国児童青年精神医学会からは，信頼性の高い最新情報が得られるはずです（問い合わせは，電話またはインターネット）。このほか，支援団体などに連絡し，同じように困難な状況を経験してきた親御さんたちと話をしてみるという方法もあります。支援団体を探し出すには，担当のメンタルヘルス専門家にリストをもらうか，フリーダイヤルの情報センターに問い合わせるか，米国児童青年精神医学会や全米精神障害者連合に電話してみてください。新しく入ってくる情報は，医師の推奨する治療法を支持するものかもしれませんし，医師と話し合うべき別の治療選択肢を示唆するものかもしれません。あるいは，必要な情報をプラクティショナーから聞き出すための質問を練る上で役立つこともあるでしょう。

　もう1つの豊富な情報源は，もちろんインターネットです。しかし，ウェブ上で目にする情報には注意するよう，多くの規制当局が当然のこととして十分な注意を促しています。もちろん既にご存知のことと思いますが，単に疾患の名前を検索エンジンに入力しても，さまざまなサイトの長いリストが表示されるだけです。なかには，過激で私利追求型の団体，あるいは情報は信頼できるもののはっきりしない発信元がスポンサーとなっているサイトもあり，有益な情報とそうでない情報とをえり分けるのは必ずしも簡単ではありません。ただ，情報の善し悪しを見分ける必要があるからといって，この豊富な情報源の利用を思いとどまら

ないよう，強くお勧めします。米国では児童期の主な障害のほとんど（自閉症，全般性不安障害・パニック障害，強迫性障害，チック障害・トゥレット障害，双極性障害およびその他の気分障害，ADHD，学習障害，物質乱用）に対して，極めてはっきりとした主張を持つ，高度に組織化された自助団体が存在しており，こうした団体は非常に洗練された，使用しやすいウェブサイトを立ち上げています。こうしたサイトは多くの場合，関連記事，チャットルーム，一般情報，参考情報，あるいはさらなる情報やアドバイスを提供している専門組織にリンクしています。チャットルームは，大規模な情報普及システムとして機能するほか，親御さんたち（特に，忙しくて支援団体のミーティングに参加できない親御さんなど）にサポートも提供しています。私も，他のいかなる方法によっても知り得なかったような情報をウェブで発見したという親御さんたちをたくさん知っています。

　たとえば，自閉症スペクトラム障害の子どもを持つある親御さんは，これらの障害についてウェブで調べた結果，自分にもアスペルガー症候群があることに気がついたと話してくれました（これは正しい発見でした）。この親御さんは，この気づきがご自身にとっても子どもにとっても非常に有益だったと報告しました。わが子と似たような疾患が自分自身にもある，あるいは自分自身にもあったことに気づいたと報告する親御さんは大勢います。こうした疾患として，ADHD，不安障害，運動性チック，およびうつ病が最も一般的です。

　当然，何らかの商品の販売が主要な目的（あるいは重要な目的）であるサイトには気をつけなければなりませんが，この注意点に留意した上で知っておくべきなのが，医薬品業界もウェブに参入し，素晴らしいサイトを立ち上げているということです。これらのサイトでは，更新情報やリンクのほか，自社医薬品（特に小児への使用についてFDAの承認が得られている薬剤）に関する他の情報源などが紹介されています。こうしたサイトは一般的に正確で，頻繁に更新されており，主たる親支援団体や米国国立衛生研究所の関連情報にもリンクしています。専有情報（企業情報）と公平な，独立した情報源とを常にバランスよく参考にする

必要がありますが，こうしたサイトから得られるサポートを無視することはお勧めしません。

　重要なのは，安心して治療を受けさせることができるようになるまで何も行動に移さないことです。短期間であれば，治療を行わないままであってもお子さんに有害な影響が生じる可能性は低いと考えられます。私も，親御さんと相談の上，薬物療法を開始する前に数カ月間待ってみることにしたことが何度もあります。私の経験によれば，寛解がみられることはまれですが，うつ病や不安障害の症状が軽快し，最後まで薬物療法が要らなかったケースは何度か目にしたことがあります。ある12歳の女の子の例をみてみましょう。この女の子は月経中で，明らかなストレス刺激はなかったのですが，カウンセリングを行ったにも関わらず4カ月前から中等度のうつ病が持続していました。両親はカウンセリングを続け，症状が持続または悪化した場合にのみ薬物療法を行うという選択をしました。すると2カ月後，彼女は自然に改善し，2年間経過を観察しましたが，その後も順調でした。この場合，彼女の両親と私は，薬剤による介入をいつ行うべきかという計画を明確に定めた上で，彼女の症状を注意深く観察しました。

　ですから，先を急いではいけません。薬剤を使うことについて著しい不安があるのなら，待ってみることです。そして，お子さんの疾患の症状を時間の経過とともに注意深く観察してみましょう。あなたが選択した計画について，担当プラクティショナーと連絡を取り続けてください。そこでお子さんが良くなれば，薬物療法を開始することを躊躇していたのにはそれなりの理由があったということになりますし，お子さんの問題が持続あるいは悪化した場合でも，決断材料となるさらなるデータが得られたことになります。いずれにせよ，注意深くお子さんを観察していれば，失敗することはありません。お子さんに薬剤を服用させることにいい気持ちは決してしないかもしれませんが，この方法を選ばざるを得ない場合でも，良い点と悪い点をすべててんびんにかけ，情報に基づいて決断を下したとご自身でわかっているので，納得することができるのです。

親御さんたちが診断を快く受け入れられないのは，多くの場合，評価のプロセスが不十分だった，あるいは評価を急いで行い過ぎたという印象を受けたときや，過去の関連情報を検討してもらえなかったとき，そのケースの本質が把握されていないとき，下された診断がわが子の様子と一致しないとき，自分たちが当初考えていたものとは診断がかけ離れているとき，あるいはわが子に問題があることを否定しているときです。子どもの診断に関する私自身の印象について話し合った後，私は親御さんたちに対して，親御さんが観察してきた我が子の様子と私の説明とが一致するように思えるかどうかが大切だと指摘しています。別の言い方をすると，検査の担当者が障害の「中核的な」特徴として説明しているものが検査を受けた子どもに当てはまる，と親は確信できなければいけないのです。

　私は親御さんたちに対して，お子さんはある疾患の特徴を示している，または現在ある疾患（重度のうつ病や統合失調症など）を発症しつつあると考えられるのですが，症状が十分に表に現れていないので，何が問題なのかということについて具体的または確信の持てるような答えが出せません，と告げる事があります。私はこのような場合，どういった徴候を探しているのか説明した上で，経過の観察とさらなる情報の提供を親御さんたちにお願いしています。こうすることで，親御さんは私の目となり，耳となり，この過程により深く関わることができる上，診断が確定したときにその判断にさらなる確信がもてるのです。

どういった場合にセカンド・オピニオンを検討すべきでしょうか？

　セカンド・オピニオンの目的は，お子さんを別の視点から再評価することと，第一の診断についてあなたが確信していたことを再確認したり，不安に感じていたことを裏づけたりすることです。ただし，だからといって誰でもセカンド・オピニオンを求めるべきだということではありません。お子さんの担当医が問題や治療のことをしっかりと理解してい

ると納得が行くのであれば，別の意見を無理に求める必要はありません。

　今日の医療界では，ほとんどのプラクティショナーが他の専門家からの意見を歓迎します。ですから，特に治療に対して反応が得られない子どもや困難なケースの場合，別の意見を求めるのであれば，お子さんの担当医に直接話してみることが一番であるといえます。最初の医師に対して関係者全員が正直に礼儀正しく，敬意を払って振舞った方が，物事がより容易に進むことは明らかでしょう。同じプラクティショナーに担当を継続してもらいたい場合には，その医師が行ってきたケアを支持し，そのプラクティショナーが他の専門家による評価にどういった情報を期待しているか，といったことに配慮しましょう。

　また，セカンド・オピニオンはおそらく高度専門家に求めることになるので，この場合，診察してもらえるまで待ち時間はつきものです。覚えておいていただきたいのは，この医師が他の患者さんで手一杯の場合，治療までは担当してもらえない可能性があるということです。

　最後に，セカンド・オピニオンを求めたことで決断を迫られる場合があることも覚悟しておきましょう。つまり，求めていた情報が得られたところで，それをどのように現在の治療計画に反映させたらいいのか，ということです。また専門家は，同じ診断を下しつつも，臨床的に異なるアプローチをとり，異なる判断に基づいて治療計画を立てる場合があります。実は，両者とも間違っていないかもしれません。この場合，両者とも妥協を許さないようなら，どちらの専門家に担当を任せるか，主観的に判断しなければならないことになります。セカンド・オピニオンを求めるにあたっては，場合によって担当者を変える覚悟が必要となるのです。

　セカンド・オピニオンで全く異なる診断を下されたら，サード・オピニオンを求めてどちらかの診断を確定しなければならなくなるかもしれません。ですから，セカンド・オピニオンを求める前に，どういった疑問が動機となっているのかをご自身できちんと理解しておきましょう。つまり，基本的な診断のことなのか，それとも予後や治療についての提案なのか，ということです。2番目の医師に奇跡的な治療や突破口とな

るような大発見を期待してはいけません。ご自身を少し分析してみて，お子さんは実際にはどこも悪くないのだという安心感をただ単に求めているのではないことを確認しましょう。お子さんの状態についての有益な洞察，あるいは現在の診断と治療についての提案が正しいという安心感が得られたら，この過程を経たことは正解だったといえるでしょう。

時間を節約するために，最初の評価で得られた情報を別の医師に再評価してもらって結論を聞かせてもらうのでは駄目でしょうか？

　そうすることで時間とお金を節約するのは魅力的な方法でしょう。けれども，客観的なセカンド・オピニオンを得るには，臨床症状ならびにそれまでの治療についてもう一度評価をし直す必要があります。医療の現場では，医師同士で互いに相談し，簡単な意見を求めることが頻繁にあります。ただしこの場合，そこで伝えられる情報はすべて担当のプラクティショナーの目を通して得られたものです。つまり，担当の医師が事実を誤って認識していたり，もう一方の医師の知らないところで偏った見方をしていたりしたら，手元のデータだけで誤りを見抜くのは難しいのです。あなたは，評価を担当した最初の医師が見落としたあらゆることをセカンド・オピニオンによって知ろうとしているのですから，最初の段階に近い状態で再評価を始めたほうがはるかに有益な結果が得られるでしょう。

別の医師に意見を求めたら，今の医師が気を悪くして，協力してくれなくなるのではないでしょうか？

　あなたには，お子さんの担当医の賛成がなくともセカンド・オピニオンを求める権利があります。お子さんの担当医に知らせる義務すらありません。あなたは親として，お子さんにとって最も利益となることをすべきなのです。可能なら，セカンド・オピニオンを希望していることについて，評価を担当した最初の医師と話し合うほうが一般的には望まし

いでしょう。そうすれば医師は，お子さんのことで力となってくれる他の医師を紹介してくれるかもしれませんし，そうすることでこのことを共同作業と見なすことができるからです。大抵の医師は，あなたが他の医師に相談することを歓迎してくれます。さまざまな薬剤を試したにも関わらず効果がないという経験を繰り返し，あなたとフラストレーションを共有している医師などは特にです。この医師がそれまで提供してくれた情報をあなたがありがたく思っていること，それらの情報が治療計画を完成させる上で有益となるであろうことを伝えれば，話はよりスムーズに進むでしょう。

セカンド・オピニオンを求める際に，最も適格なプラクティショナーを見つけ出すにはどうしたらいいでしょう？

　セカンド・オピニオンは一般的に，最初の医師よりも専門的な知識をもった医師から得るべきです。薬物療法が必要となるような行動上ないし情緒面の問題が疑われる子どもの場合，紹介先としては，児童精神科医，児童精神薬理学者（診断と身体的治療を専門とする児童精神科医），発達科学を専門とする小児科医，または小児神経科医が好ましいでしょう。児童心理学者は，一般的に薬剤の使用について詳しい知識をもっているわけではありませんが，診断や医療システムについての相談には非常に力になってくれることがあります。お子さんの担当プラクティショナー，または米国ではマネージド・ケアや保健維持機構の供給会社に別の医師を紹介してもらうこともできますし，全国的なネットワークをもつ支援団体を通じて他の親御さんたちに相談してみるのも良いでしょう。支援団体は，児童期のほとんどの神経精神疾患および精神疾患に対して対応する組織が存在します。

医師は，何が問題なのか確信が持てないと認めた上で，息子にみられるような多動を改善するのにはリタリンが効果的だといいます。リタリンを試すべきでしょうか？

　治療を行う前にしっかりとした診断の仮説を立てることを強くお勧めします。お話を伺う限り，担当の医師はお子さんの症状の１つを正確に診断できたようですが，症候群を完全に特定できたわけではないので，疾患はまだ診断できていないようです。評価，診断，治療の提案の際には常に，これら３つの用語の意味の違いを理解しておくことが肝心です。薬剤によっては一部の症状に対して特定の効果を示しますが，プラクティショナーは常に，その疾患を構成する症状全体を治療する必要があります。しかも，先に述べたように，多くの場合は複数の疾患が併存しているのです。ですから，手探りのまま薬剤を処方し，子どもにみられるあらゆる問題に対してどれかが万能薬となるかもしれないと願うのは，無責任です。こうした行為は，診断を特定する上でも無意味です。薬剤が効かなかったとしても，特定の疾患の可能性が排除されることにはならないからです。外科医は手術を行う前に入念に検査を行って何が問題なのかを理解する，ということを思い出しましょう。誰かが咳をしているとき，咳の原因を考えずにむやみに咳止めを投与したりはしません。肺炎かもしれないし，風邪，あるいは喘息という可能性もあるからです。

　しかしながら，正確な診断の特定はときとして困難になる場合があります。子どもは，特定の診断に当てはまる症状を数多く示しながらも，すべてを発現しない場合があるからです。こうした場合には，可能性が最も高いと思われる診断名の後に NOS というイニシャルを書きます。NOS とは，特定不能（Not Otherwise Specified）という意味です。こうしたケースには児童期のあらゆる疾患について遭遇します。たとえば特定不能の双極性障害とは，双極性障害の診断基準のほとんどが満たされており，それらの症状が子どもの日常生活に著しい支障をきたしていること（機能障害）を意味します。こういった場合には，専門家は真の

双極性障害を治療するときに用いる介入法を推奨することがあります。

（注）症候群：一連の関連症状やその他の客観的所見のこと。たとえば心的外傷後ストレス症候群は，著しい心的外傷を経験した人々に観察される一連の症状を指す

より控え目な治療ではなく，最初から薬物療法を試すよう医師に勧められたのですが，これは憂慮すべきことでしょうか？

　お子さんのケースに関してのリスクとベネフィットの比較によって状況は大きく異なります。ときに，薬剤が有効である可能性が高く，さほど危険がないのであれば，直ちに薬物療法を試し，その上で他の治療法を併用した方が適切な場合があります。疾患が深刻な場合などは特にです。あなたは親として，得体の知れないものを子どもの口に入れないよう用心してきたことでしょう。けれども，双極性障害や統合失調症など一部の疾患に関しては，薬物療法が第一選択治療として受け入れられているのです。ご心配であれば，お子さんの疾患について書かれた章を第2部で参照ください。その疾患に対して受け入れられている治療法についての情報が記載されています。

（注）第一選択治療：最も有効で，最も忍容性が高いことから，特定の病態または疾患に対して最初に試みられる治療法
　　　第二選択治療：第一選択治療が無効か，あるいは忍容できなかった場合に選択される治療法

また，心配されるべきかどうかは，処方した専門家がどういった人間で，お子さんのことをどの程度理解していて，どれぐらいの期間治療を担当してきたか，他にどういった治療がまず試みられたか，診断が正しく下されていたか，といったことにもよるでしょう。

私自身は，医師の勧めに従って薬物療法を試みてみようという気持ちになっているのですが，夫の方は，タイラーに本当は問題などなく，もう少ししつけが必要なだけだと思っているようです。どちらが正しいのか，どのように判断すればいいのでしょう？

これはよくあるジレンマで，これにはいくつもの要因があります。すなわち，両親それぞれの子どもの見方，それぞれが観察した子どもの様子，誰が子どもとより長時間過ごし，いつ子どもと接しているか，両親自身が育った環境やそれぞれが考える役割のモデル，それぞれの子どものしつけ方（たとえば，過度に厳しい母親と過度に甘やかす父親，あるいはその反対），親子の相性の良さや性格の一致性，いずれかの親に精神疾患があるか（親に精神疾患があると，子どもに同じような問題があることに気がつきやすい傾向があります）などです。

真の行動障害と別の種類の問題とを見わけるのが極めて困難な理由は50〜51ページで一部説明しました。こうした問題の解決は，専門家ならできるはずですが，一般の方にとっては必ずしも容易ではありません。残念ながら，こうした問題について両親の意見が一致しないことは多く，こうした不一致は，あいにく家族全員にとって悪影響となる可能性があります。その例として一番に思い浮かぶあるケースをご紹介します。

ローズ夫人は9歳になるサラをクリニックに連れてきました。その理由は，サラが両親や教師の言うことを聞かず，他の子どもたちを叩いたり，まだ幼い弟に意地悪をしたり，ひどいかんしゃくを起こしたりしていたことでした。ローズ夫人は，娘が父親の命令にも母親の命令にも耳を貸そうとしないため，「最近は娘を叱りつけてばかり」で，そのことで

罪悪感にかられていると話してくれました。今は両親とも「限界」に達していました。ローズ夫人の姉の子どもたちは皆健やかに育っており，また，ローズ夫人の友人の子どもたちにも重大な行動上の問題や神経学的問題などはないようでした。サラの下には男の子が1人いたのですが，この子も順調に成長していました。記録によると，ローズ夫人の結婚生活は苦難に満ちたものだったようで，最近も口論があったとの報告がなされていました。口論の原因は主に，娘さんの行動化でした。どうやら，大家族のなかで厳しく育てられたローズ氏は，ローズ夫人がサラをしつける上でよりしたたかに，より一貫した態度をとらなければならないと考えているようでした。アルコール依存症の父をもち，小家族のなかで育ったローズ夫人は，サラが必要としているのはさらなる勇気づけと理解であると考えていました。ローズ夫人は，アルコール依存症だった父親の数々の行動を娘のなかに見ていました。葛藤のなか，ローズ夫人にはサラの行動がときとして計画的で「行動上だけの問題」であるように思えたり，また別のときにはコントロール不能なものであるように思えたりするのでした。

　ローズ夫人は，サラが3歳だった頃に特別な配慮が得られる教室に通っていたほか，小学生の子どもがいる親のための支援団体にも参加していました。このほか，サラの問題について様々な異なる意見を聞かされていました。ローズ夫人の母親は，孫娘の「手に負えない行動」の原因が愛情不足であると繰り返し口にしました。学校はしつけに問題があるという見方をしていました。ローズ夫人の姉はサラが行動化しているときのしつけがただ単に甘すぎるのだと考えていました。ローズ夫人の親友は，夫婦げんかが子どもを傷つけているのだと考えており，ローズ氏はただ単に，それが「妻の仕事なのだから」，状況を「修復して」欲しいと願っていました。ローズ夫人は，自分が親として不適格であると感じていました。自分自身も「アルコール依存症」の父親と冷淡な母親に育てられたので，親としての適切な役割についてモデルとすべきものを知らずにきており，そのことが原因の一部ではないかと考えていたのです。彼女は，サラを教育するなかで自分が過ちを犯してしまい，それが

娘の問題をさらに悪化させているのだと確信していました。

　明らかに，ローズ夫人は数多くの意見を参考にして結論を下さなくてはなりませんでした。奇妙，あるいは逆説的なようですが，家族は行動上の問題に関してしばしば対立的したり非協力的であったりするようです。多くの場合，両親のどういった点が至らなくて子どもの行動が悪化するのかについて，親戚は皆それぞれ独自の考えを持っており，また，自分の考えを両親に伝えることがまるで義務ででもあるかのように思っているようです。そして親戚は多くの場合，なかなか考えを変えようとしません。想像のつくことですが，家族の見方というのは，家族自身がどういった育て方をされ，どういった経験をしてきたかに深く根ざしています。しつけを重んじる家庭で大きくなった親は，同じような子育ての仕方をする傾向があります。逆に，それほど厳しくない家庭で育てられた親や，家族の1人に精神疾患があるという親は，問題の原因が子どもの病気にあると考えたり，子どもが参加しているシステム（学校や仲間など）にあると考えたりする傾向が強くなります。

　残念なことに，はっきりとした疾患の診断が下された後ですら，子どもの行動が本当にトゥレット障害などの疾患によるもので，子育て法とは無関係であるということを多くの家族は受け入れたがりません。家族のなかには，問題が「遺伝してしまった」ことや，その状況で自分が無力なことに罪悪感を抱く人もいるでしょう。このほか，お子さんとたまたま交わしたやりとりに問題があると考え，それを過剰に受けとめる人もいます。親戚はしばしば，人づてに聞いた話からあなたの家族やお子さんのことを判断しているので，明らかに間違った情報に基づいて考えを展開していることもあります。あなたの家族とお子さんに対して親戚がみせる姿勢や考え方を変えることは困難であり，かつ時間を要します。ただ，これは重要なことですし，大いに達成可能なことなのです。お子さんの問題についてねばり強く説明して行くことが，最も有効な対策でしょう。もちろん，近親には家族を対象とした精神療法がこの上なく有益となるでしょう。精神療法では，お子さんの何が問題なのかを学ぶことができるだけでなく，お子さんの行動が原因で形成されてしまった，

あるいはお子さんの行動を悪化させているかもしれない家族のパターンを特定し，これを変えることも可能となるのです。

　困難を抱えた子どもが家族にもたらし得るもう1つのストレスに，養育者同士の不和があります。子どもの養育者同士の間で，子どもの管理について意見が分かれることが多いのです。片方の親が子どもに感情移入し，問題行動を疾患から派生した問題とみなすことはよくあります。一方その配偶者（あるいはその他の家族）は，状況を異なった視点からみて，子どもの行動が人を操作するものであり，厳しいしつけが必要であると考えることが多くあります。通常は両者の考えに一理あるのですが，こうした相違はしばし養育者同士の摩擦を引き起こします。この場合，自分自身がこの過程に関わっているのだという認識と，互いに支え合っているという感覚が，双方にとって有益となります。大切なことの1つは，心を1つにし，お互いをサポートするよう努力することです。これを成功させるには，休息時間をある程度取り入れたスケジュールを一緒に決めることがしばしば非常に効果的です。自分の考え方から抜け出せない（考えが固定してしまっている）場合，あるいは既に存在していた問題が子どものことでさらに悪化してしまったという場合には，夫婦カウンセリングが非常に助けになることがあります。

　あなたの夫やローズ氏が決して，あるいは少しでも正しくないということではありません。誤った子育て法が，治療を要するような行動上の問題や情緒面の問題を引き起こしてしまうことは事実です。たとえば，幼児期に身体的ないし性的虐待を受けたために心的外傷後ストレス障害（PTSD）を発症し，生活に支障をきたすほどの不安を抱くようになった子どもたちを私は何人も診ています。逆に，先天的な精神疾患がある子どもの子育ては不安定になりやすく，不安定な子育ては結果的に子どもの困難さをさらに増悪させます。たとえば，物質乱用をする両親から生まれた子どもたちに関するデータからは，こうした子どもたちには高い確率で精神医学的な問題がみられるほか，しつけに我慢できず，育てにくいことが示されています。子どもたちのこうした行動と両親の物質乱用（こうした親御さんの多くは回復の途上にあり，自分自身が数々の困

難を抱えています）が相まって，家庭は危機的状況に陥ります。このようなケースでの対応策は，子どもの行動面および情緒面での困難に対して治療を行い，両親にもサポートを提供したり，精神療法を行ったりすることです。私どもの精神薬理クリニックでは，ほとんどのケースで子どもさんに薬物療法と精神療法の両方を行っており，親御さんにも多くの場合，サポートを提供したり，精神療法に個人あるいは家族で参加していただいています。

　残念ながら，子ども，両親，そして家族の間の釣合いを理解できず，すべてを子育てに関連づけて考えるプラクティショナーもいます。このようなプラクティショナーには，「ハンマーをもつ人にはすべてが釘に見える」という古いことわざが当てはまります。善意あるれっきとした医師でありながら，子どもの行動のあらゆる問題が子育てにあると断固として主張する人たちに，私も医療の現場で何度か会ったことがあります。私が治療しているある10歳の男の子がその例です。この子は，うつ病と行為障害がありましたが，養子として迎え入れられた家族から多くの愛情を受けて育てられていました。彼を以前担当していた専門家は，子どもの問題を診断名で分類することに反対している人でした。子どもの困難の原因については，子どもが思い描く幻想に起因しており，養親が実の子どもに対して注ぐ真の愛情が子どもに生みの親との再会を連想させているからだと家族に何度も話していました。生物学的な親にどういった精神医学的問題があったかについて，この専門家は知ろうともしませんでした（父親には反社会性人格障害と薬物乱用がありました）。きちんと診断のための評価を実施したところ，この子がうつ病と行為障害に加え，著しい読字困難も抱えていることが明らかになりました。Zoloft（sertraline）とカタプレス（clonidine）による治療を開始し，読字学習に対する支援を行い，両親にも行動修正療法を受けていただいたところ，現在この男の子は改善しつつあります。このケースでは，行動の理由を理解し，ターゲットを絞った治療を行う上で，具体的な診断が役に立ちました。

うちの娘はまだ幼くて，あまりにもか弱い気がします。薬の効果はとても強そうですが，この小さな体がそれに耐えられるとどうしてわかるのですか？

　薬物療法を開始する前にいくつかの臨床検査を実施し，お子さんの身体が予想された通りに薬剤に耐えられることを確認する場合があります（第3部を参照）。種々の薬剤に関して行うスクリーニング検査では，肝機能や腎機能の検査，心電図（ECGまたはEKG）などを実施します。リタリン（methylphenidate）やProzac（fluoxetine）など一部の薬剤に関しては血液検査は不要ですが，トフラニール（imipramine）やリーマス（lithium）など他の薬剤の場合，心電図の検査が必要になります。

　また，こうした向精神薬について子どもに追加検査を行うことで，幼い子どもたちにおける至適な用量の範囲についても新しい情報が得られてきています。たとえば私の所属する研究班は，最近，Prozacのメーカーと共同で1報の研究論文を発表し，幼い子どもたちの場合，治療開始時の投与量を1日10mgのみにすべきであることを報告しました。それが青年や成人にとっての20mgに相当する量だからです。それまでは，多くの子どもたちに対してこれよりも高用量で投与を開始していました。このように高用量を投与したことで問題が発生したとの報告はありませんが，現在では，1日10mgだけで十分な場合があることがわかっています。こうした研究結果は単純なものかもしれませんが，これによって医師の処方指針は変わりつつあります。これはまた，私たち専門家が皆，子どもにとって有効で，なおかつ最も害の少ない治療を行うべく可能な限り努力していることを親御さんたちに証明するものでもあります。

（注）ECG：心電図。心臓の電気活動を記録する痛みのない検査。EKGともいう

どうしたら推奨されている薬剤が安全であると知ることができますか？

　本書のいたるところで述べていることですが，種々の疾患に対して薬剤は一般的に使用されているにも関わらず，児童期の疾患の治療に一部の薬剤を使用または併用することのはっきりとした有効性や安全性についての，情報は比較的限られています。ADHDに対する刺激薬については，現在250件を超える研究が科学的な管理の下で実施されていますが，若年期に発症したうつ病や双極性障害に対する薬剤に関しては，ほんの一握りの研究しか行われていません。

　幸い，長年の使用と豊富な臨床経験により，向精神薬が児童にとって安全で，忍容性も良好であり，また，有用であることが示唆されています。ですから，新しく開発された薬剤を子どもに投与するのは，従来の薬剤が無効であった場合のみにする必要があります。あらゆる薬剤についていえることですが，副作用や有害な反応が起こる可能性は存在します。このため，どういった症状を治療の対象としているのか，そして未治療のまま放置した場合の疾患の自然史，すなわち自然経過がどういったものであるのかを徹底的に理解することが絶対的に重要になります。本書で取り上げている，うつ病をはじめとする疾患の多くは，子どもに著しい支障（疾病性）と死亡の危険性（致命性）をもたらすものです。ですから，薬物療法にリスクが伴うといっても，根底にある疾患を治療することのベネフィットもやはり大きいのです。

（注）副作用：ある効果を目的として薬剤を処方した際，その効果とともに現れる有害な反応。副作用は，倦怠感など予想範囲内のものもあれば，肝障害などの特異反応もある

　　　有効作用：治療の有益な結果。薬剤を処方するときに目的とした，期待される効果

お子さんの担当プラクティショナーは，研究会や発表された学術論文，教科書，他の専門家との相談や話し合い，自分自身の経験，同様の疾患がある成人への使用経験などを通じて得られた情報をもとに，ある薬剤をお子さんに使用することの妥当性（そしてもちろん安全性）を判断する必要があります。ごく最近，児童およびティーンエイジャーにおける向精神薬の使用について，情報の共有を唯一の目的とした掲示板がインターネットで公開され始めました。ただし，誤った情報も多くあるようなので，用心してください。

　診療記録の入念な検討や比較臨床試験による体系的な観察を通じて得られた情報は，臨床医療において参考とする情報のなかでも最も信頼性の高いものです。こうした情報がない場合，私は，ある薬剤の使用あるいは種々の薬剤の併用について同僚と話し合ってみることが，患者さんの治療にどの薬剤を使用すべきか判断する上で重要であると考えています。

（注）**臨床試験**：ある疾患に対する新たな治療法の体系的かつ科学的な評価

　実際には，専門家が薬剤の処方にあたって自分自身の臨床経験を判断の根拠とすることもめずらしくありません。プラクティショナーはしばしば，自分自身の診療経験で有効性が観察できた場合，ノリトレン（**nortriptyline**）を不安障害に対して単独で使用（単剤療法）したときのように，その薬剤が目的の疾患に対して効果を示さないことが学術論文で報告されていても，その薬剤の使用を続けます。このほか，一部の薬剤（**nortriptyline**など）がある疾患における特定の症状に作用すると知られていることから，それらを他の薬剤と併用することもあります。

　ただ，専門家は昔と比べ，一連の向精神薬についてはるかに知識をもっていますし，慎重な診断的評価の必要性についても十分に心得てい

るので，この点に関してはご安心ください。一部の専門家は，行動上の問題に対して抗精神病薬（ADHDの初期治療薬にリスパダール）を使用するなど，すぐに大砲を使用したがる傾向がいまだにありますが，こうした行為は好ましくないことです。幸い，専門家による薬剤の誤用は過去5年の間に大幅に減ったようです。

　このほか，米国では種々の疾患（主に強迫性障害）がある青年に対して，多くのSSRIが現在使用を承認されていることも覚えておきましょう。Strattera（atomoxetine）[注2]は児童，青年，および成人におけるADHDに対して承認されていますし，リスパダール（risperidone）も破壊的行動障害（反抗挑戦性障害や行為障害）がある児童や青年への使用が近くFDAから承認される予定です。様々な承認手続きが現在も進行中で，種々の疾患に対して常に新しい薬剤が承認されています。

　しかしながら，こうした薬剤を児童に対して長期間使用することの影響については，依然として懸念が残ります。本書の第2部と第3部には，各薬剤の長期的なリスクについて現在までに明らかとなっている情報をすべて記載してあります。ただ，長期研究は実施が極めて難しいのが実情です。非常に大規模な子どもの集団を研究の参加者として募集しなければならないことに加え，こうした子どもたちには通常，同じ薬剤の使用（または同じ治療）を何年にもわたって続けてもらわなければなりません。ひとことで言えば，人生はそれほど単純ではないのです。子どもたちは引越をしたり，研究に参加することに疲れてしまったりします。また，治療法が変わること（あるいは治療を中止すること）もあります。ただ，喜ばしいことに，現在得られているデータは肯定的です。たとえば，SSRIは10年以上にわたって児童に使用されてきましたが，長期的な副作用が生じたとの記述は論文にも症例報告にも見受けられません。一方，おそらく最も問題となる長期的影響は，ジプレキサ（olanzapine）やリスパダール（risperidone）などの非定型抗精神病薬に関連したものでしょう。その理由は主に，これらの薬剤が体重の増加に影響するほか，代謝にも影響を及ぼす可能性があることです。詳細については，17章を参照ください。

知っておくべき知見の1つとして,一部のSSRIに関する膨大なデータを最近再分析したところ,まれに一時的な自殺念慮が出現することが研究者たちの注意を引きました(しかし,同時に自殺企図におよんだとの報告は,いずれの試験においてもありませんでした)。一部のSSRI(Prozac〔fluoxetine〕など)は,対照薬(プラセボ)との比較においてうつ病に有効であることが示されていますが,他のSSRI(Effexor〔venlafaxine〕,パキシル〔paroxetine〕)は,こうした試験で十分な成績を収めることができていません。米国ではFDAと製薬メーカーは,Effexorおよびパキシルと自殺との関連性に関する複雑な問題が解決されるまで,うつ病の児童や青年に対するこれらの使用を避けるよう勧告しています(欧米および日本における児童期の大うつ病性障害に関するSSRI投与の安全性に関する規制当局の動向については402～405ページ〔注8〕を参照してください)。このことを述べた上で,同じく重要なこととして述べておきたいのが,いずれの薬剤においても深刻な自殺企図の報告はなされていないこと,また,ほぼ10年にわたって臨床的に使用した結果,うつ病に対して行われている一連の治療のなかでもこれらの薬剤が重要な役割を果たすと考えられることです。しかしながら,うつ病に対するあらゆる薬剤に共通することとして,治療の初期段階(6週間)にはお子さんの様子を厳密に観察し,一時的な自殺念慮など問題となるような副作用が発生してないことを確認する必要があります。

新聞,雑誌,テレビなどでこうした薬剤の乱用や誤用がいろいろと取り沙汰されるのを目にすると,警戒心を抱くのも当然だと思うのですが?

お子さんに処方された薬剤について何かお聞きになり,気になる場合には,薬剤師やお子さんの担当医に話してみてください。これらの専門家を一度信頼したのであれば,もう一度信頼してみてもかまわないでしょう。他の多くの分野と同様,精神医学および身体医学の分野でも誤情報は避けられないものであり,誤った社会通念を払拭することはとき

として困難なことがあります．社会の感情的な反応，読者の知性，データの性質，報告者の説得力などに応じて，1つの見解に過ぎないものが「事実」として確立してしまうことは多くあります．

　残念なことに，一部の社会通念はいまだに臨床医療に影響を及ぼし続けています．たとえば，リタリン（methylphenidate）がてんかん発作を悪化させる，あるいは誘発することを裏づけるデータはほとんどありません．実際には，ごく最近の研究でこうした所見と明らかに相反する結果が得られています．にも関わらず，現行のブランド医薬品およびジェネリック医薬品に関する情報をまとめた Physicians' Desk Reference（PDR）には，依然としてこの懸念事項が記載されています．同じく，薬剤を投与された子どもたちが青年期に入って薬物依存になるというデータは存在しないにも関わらず，多くの親御さんたちがいまだにこうした結果を恐れています．実際には，子どもが治療を受けている根底の疾患こそ，アルコールや薬物に関連した将来の問題の主たる危険因子であることが，現在収集されている確固たる研究結果により示されているのです．

　1つ忠告があります．インターネットに掲載される「現今の」薬剤情報には注意が必要です．特定の薬剤に関する情報をさまざまな情報源からダウンロードする親御さんたちは増えていますが，こうした情報には明らかに間違っているものもある上，どういった資料を参考にしたのかが多くの場合明記されていません．こうした情報を真実と思い込まないよう，十分に注意してください．インターネット上の情報を取り締まる基準は存在しないので，データの内容とその情報源は常に確認するようにしましょう．最も確実なのは，米国小児科学会や米国児童青年精神医学会などといった信頼性の高い非営利組織によって後援されたウェブサイトのみを信用することです．最近では，医薬品業界が自社医薬品に関するウェブサイトを立ち上げており，これらも，より具体的な情報を調べる上での優れた情報源となっています．

　大抵の臨床医は処方薬について包括的かつ公正な情報を提供してくれます．たとえば私の場合，情報に通じた親御さんのほうが子どもの治療

における強力なパートナーになってくれると考えているので，薬剤の安全性に関する質問にはすべて，誠心誠意率直に答えるようにしています。

うちの子の主治医が処方しようと考えている薬剤について調べてみたところ，小児への使用についてFDAの承認が得られていないとわかりました。息子には服用させないほうが良いのではないでしょうか？

担当の医師は，薬剤の主なリスクについてはあなたと話し合う義務がありますが，米国食品医薬品局（FDA）の承認状況については必ずしも説明してくれないでしょう。だからといって，医師が不誠実あるいは秘密主義であるなどと決めつけないでください。私は，臨床研究者として数々の治験薬の臨床試験に関わっています。こうした薬剤の一部に関しては，FDAに承認申請が提出されます。FDAの承認手続きはかなり複雑で面倒であり，長期間を要します。プラクティショナーは，FDAの承認状況については話さなくてもいいのですが，薬剤のリスクについては説明する義務があります。

PDRに記載された薬剤の添付文書情報や解説に大抵の場合「小児には投与しないことが望ましい」と書かれているのはなぜでしょう？児童精神科の臨床で使用されている薬剤のほとんどは，成人に使用するものとして承認されていますが，小児への使用に関しては，医薬品業界による広範な研究が行われていません。たとえば，ADHDに対するカタプレス（clonidine）やdesipramine，児童期の気分障害に対するリーマス（lithium），学齢以下の児童に対するリタリン（methylphenidate）などの薬剤が，米国では一般的に使用されていますが，これら年齢層に対する使用に関してFDAの承認を得ていません。FDAが承認したということは，薬剤の有効性や忍容性に関する試験結果を政府が慎重に検討し，特定の年齢層における特定の疾患の治療薬として販売を許可したことを意味します。FDAの承認が下りていないからといって，その精神活性薬を児童（またはその他の年齢グループ）に使用できないということに

はなりません。FDA に承認された薬剤の年齢制限（米国では 8 歳以上の患者さんに対してのみ承認されているルボックス／デプロメール〔fluvoxamine〕など）は一般的に，臨床試験の担当者がそれよりも若い年齢のグループへの使用について評価を行わなかったことを意味します。他のグループへの使用は，必ずしも危険というわけではなく，ただ単に研究されていないために FDA からの承認が得られていないだけなのです。医療の現場では，臨床医が FDA のガイドラインに特に記載されていない用途で薬剤を使用することが頻繁にあるということも，重要なこととして述べておきましょう（心筋梗塞の予防を目的としたアスピリンの使用がその良い例です）。

　PDR には，薬剤について，販売や宣伝が許可された用途に関することのみが記載されています。たとえば，セロトニンに特異的に作用する新しい抗うつ薬はすべて，児童期における強迫性障害に対して使用されており，効果的なようですが，FDA に正式に承認されているのはルボックス／デプロメール（fluvoxamine）と Zoloft（sertraline）（日本では，ジェイゾロフト錠 25mg，50mg という商標名で，成人のうつ病・うつ状態，パニック障害の治療薬として近日中に承認の見込みです）だけなので，適応症が強迫性障害であると広告や PDR に書かれているのはこれら 2 剤だけです。また，不安障害やうつ病がある子どもにルボックス／デプロメールや Zoloft を使用しても安全ですが，この用途に関して米国では FDA の承認は下りていません。ですから，FDA の承認は一般に考えられているよりも複雑であり，より限られたものであるといえます。しかしながら，重要なこととして指摘しておきたいのは，FDA が医師からの任意の報告を通じて薬剤の使用に起因する重大な問題を調査しているということです。FDA はこうした問題の調査をもとに，薬剤関連の問題が発生する可能性がある場合，医師たちに警告を発しています。

こうした薬をうちの子のような子どもたちに使用するのにFDAの承認が要らないのであれば，安全性や有効性はどのようにして調べているのですか？

　先に述べたように（32ページ），医師が薬剤が有効であると知り，特定の疾患に対して薬剤を処方することができるのは主に，臨床的な根拠，すなわち実際の医療現場での情報が得られているからです。臨床的な根拠には，ヒトを対象とした試験のデータや日々の診療を通じての経験などがあります。薬剤がヒトにおいて有効かどうかを調べる試験では，患者さんに一般的または特殊な質問をしたり，脈拍や血圧などのバイタルサインを測定したり，血液検査を行ったりします。脳の機能を検査する場合もあります。

　薬剤に関する情報のほとんどは，2種類の治験，すなわちオープン試験とプラセボ対照試験を通じて得られたものです。これらの治験ではいずれも，子どものどこに問題があるのかを知り（診断），試験の実施期間を通じて子どもを綿密に観察することで薬剤に効果があるかを調べ（有効性），副作用の有無を確認することが基本となります。オープン試験とは，患者さん（または家族）と医師の双方が治験薬の中身を知った上で行う治験のことをいいます。こうした治験では，たとえば特定の疾患に対して子どもさんに薬剤を服用してもらい，週に1回のモニタリングを6週間にわたって行います。来院のたびに子どもさんと親御さん（場合によっては教師）に質問をすることで，薬剤の効果を評価します。このほか，子どもさんの血圧と脈拍を測定し，医師が副作用について質問します。オープン試験は多くの場合，比較対照試験（以下を参照）を行った直後に長期間にわたって実施されます。その主な目的は，安全性に関する懸念事項を時間の経過とともに確認して行くことです。

　より信頼性が高く正確である比較対照試験では，プラセボ（偽薬）と呼ばれる不活性物質を使用します。科学界では，プラセボ反応について解明しようという試みが長年にわたって続けられてきましたが，なぜ一

部の人々がこの不活性化合物に反応を示すのか依然としてわかっていません。プラセボに反応したりしなかったりする特定の人格特性があるわけでもないようです。プラセボ対照試験では，プラセボと実薬の錠剤やカプセルは，見た目には違いがわからないようになっています。

(注)プラセボ：砂糖でできた錠剤などの不活性化合物。実証的な研究において，薬剤の有効作用のうちどの程度が薬剤自体によるもので，どの程度が他の要因（医師との頻繁な面接など）によるものかを調べるために用いられる

　治験における評価の偏り（バイアス）をさらに排除するために，治験によっては，子どもが服用しているのがプラセボなのか実薬なのか，子ども／親または医師，もしくはその双方が知らないようになっている，ということもあります。子どもが実薬を投与されているのか否かを隠すこの意図的な治験の方法は，盲検法と呼ばれています。子どもが服用しているのがプラセボなのか実薬なのかを子ども／親も医師も知らない場合には，その治験は二重盲検試験と呼ばれます。この方法を用いれば，実薬を投与されていることで思い込みによる反応が生じ，バイアスが入ってしまうのを避けることができます。
　並行群間比較試験と呼ばれる一部の治験では，治験の実施期間を通して子どもに実薬またはプラセボのいずれかを投与します。一方，クロスオーバー試験では，試験中，時期をずらしてプラセボと実薬の両方を投与します。総合的な反応の評価は，プラセボを投与した子どもの反応と，治験の対象である実薬を投与した子どもの反応との差を検討することで，大まかに評価します。想像のつくことですが，こうした比較対照試験には何百万ドルという費用がかかる上，大きな労力が必要で，完了までにはしばしば3～5年の年月が必要です。多くの場合，これらは同時に多数の医療施設で全国的に実施されます。

PDR には恐ろしくなるような副作用が何十種類も記載されているのに，主治医が処方しようとしている薬剤は本当に「安全」なのでしょうか？

　PDR には，臨床試験でその薬剤を服用した人たちに観察された副作用や，薬剤の市販後に報告された副作用が非常にたくさん列挙されていますが，大抵の人はそうした症状を1つも発現しません。また，処方する医師は子どもに対し，原則として最小有効量から投与を開始し，最大限の有効作用を得つつ副作用は最低限に抑えようとするので，この点に関してもご安心ください。しかしながら，副作用のない薬剤など存在しないということも明記しておきます。お子さんが「脳の病気」の治療として薬剤を服用するとしても，薬剤は血流を介して循環するので，全身に行き渡ります。たとえば，Zoloft（sertraline）と Prozac（fluoxetine）の主な作用部位は脳ですが，胃や腸など全身に行き渡ります。これらの薬剤が腹痛や下痢を引き起こし得るのもこのためです。

安全性や副作用について考慮すべき問題がこれほどあるのに，医師は処方する薬剤をどのように選んでいるのか，詳しく教えてください。

　医師が薬剤―ならびにお子さんの治療にまつわるその他すべての事柄―に関して判断の基準とするのは，その治療法を使用した場合のリスク・ベネフィット比です。プラクティショナーは，治療のあらゆるベネフィット（薬剤がもたらすと見込まれる症状の改善，および現段階で子どもを治療することにより将来の疾患への罹患を予防できる見込み）を，服薬することのリスク（副作用）と比較検討します。ベネフィットがリスクを上回る場合，医師はその薬剤をお子さんに処方するでしょう。リスク・ベネフィット比について，ベネフィットがどの程度リスクを上回らなければならないのかは，お子さんがどれほど重度の支障をきたしており，お子さんの疾患のために家族がどれほど辛い思いをしているか，

ということにある程度依存します。

　とはいえ，副作用を必ずしも敵視する必要はありません。プラクティショナーは，副作用を一部を目的として特定の薬剤を選択することがあります。たとえば，お子さんに著しい睡眠障害がある場合，より鎮静作用の強い薬剤を選んで夜に服用させる場合があります。逆に，引きこもりや気力の低下がある子どもの場合，子どもの気力を高め，しばしば鎮静作用を抑制する薬剤が効果的と考えられます。これらの指針に従うと，たとえばうつ病の子どもの場合，気力が減退していたら Prozac（fluoxetine）やパキシル（paroxetine）を，なかなか眠れないようならルボックス／デプロメール（fluvoxamine）を使用することになるでしょう〔注8参照〕。ADHD に対する nortriptyline など一部の薬剤は，体重を増加させることがあるので，低体重の子どもに有用となることがあります。プラクティショナーが Topamax（topiramate）や Keppra（levetiracetam）などの薬剤を使用するのは，これらに体重減少作用があるためです。子どものトゥレット障害，統合失調症，双極性障害などに有効ではあるものの，児童において著しい体重増加を引き起こすことのある一部の薬剤に対して，これらの薬剤は重要な解毒薬となるのです。

　その他の薬剤，たとえば Prozac（fluoxetine）に似た特性の薬剤（Lexapro〔escitalopram〕，Celexa〔citalopram〕，Zoloft〔sertraline〕，ルボックス／デプロメール〔fluvoxamine〕，パキシル〔paroxetine〕）や刺激薬（リタリン，Dexedrine，ベタナミン，Metadate，Adderall，および Concerta）などは，体重に影響を及ぼさないか，逆に体重を減少させることがあるので，過体重の子どもたちにとって有益です。Strattera（atomoxetine）は，ADHD に対する新しい薬剤ですが，ADHD による睡眠障害に悩まされる子どもたちに有用となる場合があります。したがって医師は，薬剤を選択するにあたって，副作用がリスクというよりはむしろベネフィットとなるようなものを探すのです。

(注) 鎮静作用：誘眠作用のこと

11歳の娘に勧められた用量が，成人のいとこが服用している用量と同じだったのですが，医師は用量を間違えたのではないでしょうか？

　用量について少しでも疑問がある場合には，医師に質問し，信頼のおける薬剤師に重ねて確認してみてください。ただ，子どもの場合は一般的に，体重あたりの薬剤の必要量が大人と比べて多くなります。子どもの方が効率的に薬剤を分解し，排泄するからです。（ただし，私たちの研究班は Prozac（fluoxetine）が例外であることを見出しました。このことに関しては 328 ページを参照ください。）さらに，子どもの場合は疾患がより重度であったり，複数の疾患が併存していることがあります。最後に，リーマス（lithium）をはじめとする一部の薬剤は，子どもでは相対的に作用が弱く（しかし有効です），効果を発揮するには高用量が必要となります。

　年齢が低いほど，身体が薬剤を分解する速度は速くなります。薬剤は分解されると，不活性化したり，排泄可能なかたちになったりします。これはつまり，問題を治療する上でより高用量の薬剤が必要となることを意味します。大衆薬（OTC 薬）のうち，一部の乳児用製剤が小児用のものよりも実際には高濃度であるのは，このことから説明がつきますが，このために親が年長の子どもにうっかり過剰投与してしまう事故が何件か起こっています。

(注) OTC:Over The Counter の頭文字をとったもの。処方箋なしで薬局で購入できる薬剤

薬剤の分解（代謝，または異化作用ともいいます）に関与する二大器官は，肝臓（肝臓系）と腎臓（腎臓系）です。リーマス（lithium）とNeurontin（gabapentin）は，腎臓によって分解された後に尿中に排泄されますが，大抵の精神活性薬，すなわち抗うつ薬，抗不安薬，抗てんかん薬，Strattera（atomoxetine），刺激薬などは，肝臓によって分解された後，便と一緒に対外へ排泄されます。

（注）刺激薬：中枢神経系を刺激すると考えられている薬剤の一群のこと。リタリン（**methylphenidate**），アンフェタミン系薬剤（Dexedrine, Adderall），ベタナミン（**pemoline**）などがある

子どもの場合，大人の約2倍のスピードで薬剤を代謝してしまうので，通常の大人にトフラニール（imipramine）が150mg必要なとき，12歳の息子に同じ用量が必要となることもめずらしくありません。また，それまで有効だった薬剤に反応しなくなることも子どもにはよくありますが，その原因の1つは，子どもは成長しても，錠剤の大きさは変わらないことにあります。逆に，娘さんが成長すれば，用量を減らすことができることもあります。成長とともに代謝が低下し始め，以前ほど多くの量を必要としなくなるからです。

処方の際，専門家はどのようにして適切な用量を決定しているのですか？

化合物の安全性，作用の強さ，そして効果に基づいて決定します。薬剤がどれほど効果的かということ，あるいはより専門的な言い方をすると，薬剤が疾患の症状にもたらす効果の大きさのことを有効性といいます。反応を得るのに必要とされる薬剤の量は，その薬剤の強さを示す指

標であり，力価と呼ばれています（ガソリンがそのいい例で，オクタン価が93のガソリンはオクタン価87のものよりも強力です）。お子さんには，高力価の薬剤（セレネース〔haloperidol〕など）であれば低用量が，低力価の薬剤（ウィンタミン／コントミン〔chlorpromazine〕など）であれば高用量が必要となります。このとき，混乱を招くことが一点だけあります。2種類の薬剤が，効果の大きさ（有効性）に関してほぼ同じであることは頻繁にありますが，このとき，同じような反応を得るための用量（力価）が異なる場合があるのです。この点を説明するいい例が抗うつ薬です。うつ病の子どもにおいて，Prozac（fluoxetine）であれば20mgだけで十分であっても，Zoloft（sertraline）であれば同様の効果を得るのに約100〜150mg必要となります。同様に，100mgのdesipramineは50mgのノリトレン（nortriptyline）または25mgのprotriptylineにほぼ相当します（等力価）。抗精神病薬では，1〜2mgのセレネース（haloperidol）が100mgのウィンタミン／コントミン（chlorpromazine）にほぼ相当します。いずれの場合も，疾患を治療する力（有効性）は両薬剤でほぼ同じですが，化学組成が異なるために，必要量（力価）が異なります。また，副作用は各薬剤に特有であり，20mgのProzacに100mgのZoloftとほぼ同じくらいの副作用があることにも注目すべきでしょう。したがって，薬剤はそれぞれ特有の性質をもっていて，特定の障害に対してどれほど有効で，どれほど強い作用を及ぼすかは，この性質によって決まるといえます。そしてこの「成績」は通常，薬剤ごとに異なるのです。

　子どもの身体の大きさは千差万別なので，Strattera（atomoxetine）や三環系抗うつ薬（desipramine，ノリトレン〔nortriptyline〕，およびトフラニール〔imipramine〕）など特定の化合物に関しては，医師はしばしば子どもの体重によって用量を決定します。これには通常，メートル法を用い，体重1キログラムあたりの薬剤のミリグラム数（mg/kg）として表現します。米国において児童と青年の情緒面および行動上の障害に対して使用される大半の薬剤の一般的な用量を表3にまとめました。この表を利用する際には，1kg＝2.2ポンドと覚えておきましょう。た

とえば 110 ポンドの青年であれば，体重は約 50kg ということになり，この場合，Strattera の通常の用量は 60mg，すなわち体重 1kg あたり 1.2mg ということになります。

　主に副作用による理由から，向精神薬は可能な限り低用量から投与を開始します。お子さんの担当医は，ある時点で薬剤を特定の用量に増やすよう指示することがあるかもしれません。投与量は，お子さんに有効反応が現れるか，副作用のために忍容性が低下するか，あるいは医師の推奨する最高用量に達するまで，頻繁に増量して行きます。

　用量は多くの場合，子どもの体重に基づいて決定されますが，お子さんと同じ年齢の子どもが一般的に必要とする 1 日分の投与量というものが決まっていることも多くあります。たとえば，典型的な学齢期の児童に対しては一般的に，Concerta の 1 回分の用量を 18 〜 72mg とします。

表3. 米国の児童における向精神薬の一般的な用量

薬剤	1日用量	体重に対する1日用量*	1日の服用スケジュール
刺激薬			
dextroamphetamine／アンフェタミン系薬剤	5〜60 mg	0.3〜1.5 mg/kg	2〜3回（持続放出性製剤の場合は1回）
methylphenidate	5〜90 mg	1.0〜2.0 mg/kg	2〜3回（持続放出性製剤の場合は1回）
D-methylphenidate	2.5〜45 mg	0.5〜1.0 mg/kg	2〜3回（持続放出性製剤の場合は1回）
pemoline	37.5〜150 mg	1.0〜3.0 mg/kg	1〜2回
非刺激薬（ノルアドレナリン作動性）			
atomoxetine	18〜100 mg	0.5〜1.2 mg/kg	1〜2回
抗うつ薬			
三環系抗うつ薬（TCA） imipramine desipramine amitriptyline nortriptyline clomipramine protriptyline	10〜300 mg	2.0〜5.0 mg/kg（nortriptyline と protriptyline は 0.5〜3.0 mg/kg）；投与量は反応と血清中濃度に応じて調整	1〜2回

第3章 診断と治療計画 145

表 3. (つづき)

薬 剤	1日用量	体重に対する1日用量*	1日の服用スケジュール
選択的セロトニン再取り込み阻害薬 (SSRI)			
fluoxetine	5 〜 40 mg	0.25 〜 0.70 mg/kg	1 〜 2 回
sertraline	25 〜 200 mg	1.5 〜 3.0 mg/kg	1 〜 2 回
paroxetine	10 〜 30 mg	0.25 〜 0.70 mg/kg	
fluvoxamine	50 〜 300 mg	1.5 〜 4.5 mg/kg	
(es)citalopram	5 〜 40 mg	0.25 〜 0.70 mg/kg	
非定型抗うつ薬			
bupropion	37.5 〜 400 mg	3 〜 6 mg/kg	3 回
venlafaxine	25 〜 150 mg	1 〜 3 mg/kg	2 〜 3 回
nefazodone	50 〜 400 mg	1 〜 8 mg/kg	2 回
trazodone	50 〜 200 mg	2 〜 4 mg/kg	2 回
抗精神病薬			
低力価 (thioridazine, chlorpromazine, clozapine, quetiapine など)	25 〜 400 mg	3 〜 6 mg/kg	1 〜 3 回
中力価 (thiothixene, perphenazine, trifluoperazine, ziprasidone, olanzapine など)	5 〜 60 mg	1 〜 3 mg/kg	

表 3. (つづき)

薬　剤	1日用量	体重に対する1日用量*	1日の服用スケジュール
高力価 (fluphenazine, haloperidol, pimozide, risperidone など)	0.5 〜 20 mg	0.1 〜 0.5 mg/kg	1 〜 3 回
気分安定薬			
lithium carbonate	300 〜 2,100 mg	10 〜 30 mg/kg (使用レベル)	1 〜 2 回
sodium valproate / divalproex sodium	250 〜 1,500 mg	15 〜 60 mg/kg (使用レベル)	2 回
carbamazepine	200 〜 1,000 mg	10 〜 20 mg/kg (使用レベル)	食事のタイミングで 2 回
gabapentin	300 〜 1,200 mg	10 mg/kg	3 回
lamotrigine	50 〜 200 mg	1 〜 3 mg/kg	2 回
topiramate	50 〜 400 mg	3 〜 6 mg/kg	2 回
tiagabine	4 〜 32 mg	0.1 〜 1 mg/kg	2 回
oxcarbazepine	300 〜 1,200 mg	10 〜 20 mg/kg	2 回
抗不安薬			
buspirone	5 〜 45 mg	0.5 〜 1.0 mg/kg	3 回

表 3. (つづき)

薬 剤	1日用量	体重に対する1日用量*	1日の服用スケジュール
高力価ベンゾジアゼピン系薬剤			
clonazepam（長時間作用型）	0.5～6 mg	0.02～0.10 mg/kg	1～2回
alprazolam（短時間作用型）	0.5～6 mg	0.02～0.10 mg/kg	3回
lorazepam（短時間作用型）	0.5～6 mg	0.04～0.15 mg/kg	3回
低力価ベンゾジアゼピン系薬剤			
diazepam, clorazepate	3.75～30 mg	0.1～1 mg/kg	3回
高血圧治療薬			
clonidine	0.025～0.6 mg	3～10 μg	2～4回および就寝前
guanfacine	0.25～4 mg	0.02～0.10 mg/kg	2～3回
propranolol	20～240 mg	2～8 mg/kg	2回
その他			
naltrexone	25～75 mg	1～2 mg/kg	2～3回
desmopressin (ddAVP)	夜に1～2回 0.2～0.6 mg	3～10 μg (0.1～0.2mL)	鼻腔内投与：1～2回 就寝前に1～3錠
		非該当	

*キログラム (kg) に換算するには、お子さんのポンドでの体重を2.2で割ってください。

薬剤を服用し始めた後，医師はどのようにして用量が適切かどうかを判断するのですか？

「治療およびその後」の章でより詳しく説明するつもりですが，薬物療法の効果を判断するには様々な方法があります。簡単にいうと，用量が多すぎるか，あるいは少なすぎるかを判断する最も良い方法は，子どもの様子を観察することです。お子さんの病状は期待通り改善したものの副作用が厄介な場合は，医師と相談の上，用量を若干減らすことを検討したほうがよいでしょう。副作用はないものの最低限の改善しかみられない場合には，用量を少々増やしてみることをお勧めします。

用量を監視するもう１つの一般的な方法は，血液検査です。薬物の血中濃度を測定すれば，お子さんがそもそも薬剤の服用を遵守しているか（アドヒアランス），用量が多すぎるために副作用として毒性が現れ始める可能性はあるか，あるいは用量が少なすぎるために効果が現れないという可能性はあるか，といったことがわかります。このほか，薬剤の分解が特別に遅い子どもさん（10人に１人の割合で存在します）も特定できます。代謝の遅いこうした子どもたちの場合は化合物の血中濃度が高くなるので，一部の薬剤，特に抗うつ薬や抗てんかん薬に関しては，通常，治療を開始する際に血液検査を行います。同様に，子どもが複数の薬剤を服用している場合にも血液検査が重要となります。薬剤によっては相互作用して互いの代謝を遅くするものがあるからです。たとえばProzac（fluoxetine）は，うつ病の子どもの治療に用いられますが，ADHDの治療に用いられるdesipramineの分解を著しく阻害します。ですから，これらの疾患を併存した子どもが双方の薬剤を服用した場合，desipramineの血中濃度が非常に高くなる可能性があるのです。薬物相互作用の可能性については，お子さんを診察しているすべての医師と必ず話し合うようにしてください。向精神薬は大衆薬とも相互作用することがあるので，メンタルヘルス専門家はお子さんが服用している薬剤をすべて把握する必要があります。お子さんを診察している他の医師も，

どういった向精神薬が処方されているかを知る必要があります。にきびの治療薬である Accutane（isotretionin）や，感染症の治療に用いられる抗生物質などの薬剤を使って治療を行おうと考えている場合などは特にです。

（注）**血中濃度**：血液中の薬剤の量，つまり濃度のこと。血清中濃度あるいは血漿中濃度ともいう

薬物相互作用：ある薬剤を他の薬剤とともに投与した際に生じる濃度や効果の変化のこと。効果は，強まることもあれば，弱まることもある

　こうした一連の理由から，実際に脳に到達して疾患の症状を軽減する薬剤の量はそれぞれの子どもによって違ってくるので，単純な血液検査あるいはその他のいかなる検査をもってしても，その子にとって適切な用量を正確に調べることはできません。薬剤の量を調整する期間が必要となってくる場合があるので，そのつもりでいらしてください。

なぜうちの子は，1種類でなく3種類も薬を飲まなければならないのですか？

　臨床的な医療，児童期や青年期の精神疾患に対する治療の研究，ならびに医療全般において，複数の薬剤を併用することがますます増えていることを知っていただければ，ご安心いただけるのではないでしょうか。医師が薬剤の併用療法を行うのには，次のような理由があります。すなわち，（1）併存症がある（たとえばうつ病と不安障害などの合併），（2）ある薬剤を単独で投与しても反応が不十分である（たとえばパニック障害の子どもの場合，パキシル（**paroxetine**）にリボトリール／ランドセン（**clonazepam**）を追加することがよくあります），（3）2種類の薬剤の間に相乗作用が存在する（ADHDに対して用いられる desipramine と

Adderallなど),および(4)有効な薬剤の副作用を治療する必要がある(セレネース〔haloperidol〕によって引き起こされた錐体外路性副作用に対するCogentin〔benztropine〕の使用など)。

(注) **併存**：ある疾患に別の問題ないし疾患が同時に存在していること

　薬剤を多種類処方する目的は，多くの場合，最低限の副作用で最大限の効果を得ることです。1種類の薬剤を，対象となる疾患を完全に治療し得るほど大量に投与してしまうと，忍容できないほどの副作用が生じてしまうことがあります。たとえばADHDの子どもの場合，ADHDが十分にコントロールされるまでリタリンを投与してしまうと，食欲の減退，神経の高ぶり，虚ろな凝視，および不眠が現れることがあります。けれども，Dexedrine（dextroamphetamine）と低用量のノリトレン（nortriptyline）を組み合わせると，より良好な反応が得られる上，作用が徐々に減弱したり，Dexedrineによる副作用が生じたりすることがなくなります。同様に，不安障害の子どものパニック症状と不安症状を抑えるには，Zoloft（sertraline）などの抗うつ薬と，セルシン（diazepam）に似た特性の薬剤の両方がしばしば必要になります。Depakote（divalproex sodium）やTrileptal（oxcarbazepine），Neurontin（gabapentin），Lamictal（lamotrigine），あるいはリーマス（lithium）といった気分安定薬を高用量投与したにも関わらず，著しい気分変動がある子どもの場合，複数の気分安定薬を組み合わせて用いることでしばしばかなりの改善が得られます。ある17歳の男の子の例をみてみましょう。この子には双極性障害があり，中等量のDepakote（1日1,500mg）を投与されていたのですが，気分の症状にわずかな改善がみられただけで，周期的に激昂することが続いていたので，学校で停学処分になったり，家族とも問題を起こしたりしていました。リーマス（lithium）300mgを

1日2回追加したところ，気分変動（不安定性）が大きく減り，気分のコントロールを維持しつつも，時間をかけて Depakote を1日1,000mg まで減らすことに成功したほか，この薬剤による鎮静作用も抑えることができました。Cogentin（benztropine），アーテン（trihexyphenidyl），シンメトレル（amantadine）などの薬剤は，抗精神病薬による錐体外路性副作用の治療に一般的に処方されますが，これら以外にも，刺激薬による神経の高ぶりに対してβ遮断薬（インデラル〔propranolol〕が最も有名です）が使用されることがあります。同様に，Remeron（mirtazapine）またはカタプレス（clonidine）を処方して眠前に服用させ，刺激薬などによる不眠を治療することもあります。

　薬剤を組み合わせて用いる場合には，いくつかの事柄を考慮に入れる必要があります。薬剤の併用は一般的に行われている治療法ですが，2剤以上を同時に使用することが有効かつ安全であることを立証した実証的研究は，一般的に十分に行われていません。また，薬剤を併用する際，すべての薬剤を指定された時間帯に忘れずに飲ませるのは大変なことであるということも覚えておきましょう。同様に，薬剤をさらに服用しなければならないとなれば，お子さんは嫌がるでしょう。この場合，服薬を遵守することはさらに難しくなります。このほか，使用する薬剤や大衆薬との薬物相互作用の可能性について質問しておく必要があります。Strattera（atomoxetine）や Prozac（fluoxetine）に似た特性の抗うつ薬ファミリーとの相互作用についても考慮する必要があります。最後に，薬剤が2種類以上になれば1種類のときよりも金額が上がるので，費用も検討要素の1つとなります。月々の処方費として5～20ドル（あるいはそれ以上）負担しなければならない場合などは特にです。

薬剤間でたくさんの相互作用がある場合，服用のタイミングは極めて重要になるのではないでしょうか？　服用スケジュールを完璧に守れなかったらどうなるのでしょう？

　服用している薬剤が１種類であろうと，多種類であろうと，服用のタイミングよりもお子さんにきちんと確実に服用させることのほうが重要です。短時間作用型刺激薬やセルシン〔diazepam〕に似た特性の薬剤は別ですが，投与のタイミングをずらし，最適な反応を得るようにしたり（テグレトール〔carbamazepine〕を放課後に投与するなど），アドヒアランス（服薬遵守）が向上するようにしたり（１日３回ではなく１回にするなど），副作用を抑えるか，子どもにとって利益となるように副作用を利用したり（鎮静作用のあるトフラニール〔imipramine〕を就寝前に投与するなど）してかまいません。一般的に，正確に時間を守って服用しなければいけない薬剤はほとんどありません。しかしながら，日課やスケジュールとして決めてしまったほうが，お子さんは服薬を遵守しやすいと考えられます。抗生物質を１日４回忘れずに服用しなければならず，大変だったというご自身の経験を思い出していただければ分かるように，１日１回の服用であればたしかに覚えやすいでしょう。けれども，より頻回に服薬しなければならないのであれば，家族のスケジュールに合わせてできるだけ間隔をあけるようにしてください。１日３回服用する薬剤をきっかり８時間毎に服用する必要はありません。朝食，昼食，そして夕食のときに服用させれば通常は十分でしょう。行動面や情緒面の障害に用いられる薬剤のほとんどは食事とともに服用可能なので，覚えやすい上，しばしば副作用を抑えることができます。特にテグレトールやリーマス〔lithium〕などの薬剤は，食事とともに服用すると忍容性がはるかに良好になります。

　刺激薬や一部の抗うつ薬（Wellbutrin〔bupropion〕やProzac〔fluoxetine〕など）といった，神経の働きを活発にする薬剤は，一般的に朝服用させます。日中の不安やADHDの治療に用いる薬剤も，朝食

直前あるいは朝食時に服用させるべきです。疲労感を引き起こし得る薬剤であれば，多くの場合，夜，夕食時または就寝前に服用させます。「寝る前に」服用する薬剤は，予定された就寝時の1時間ほど前に軽いおやつと一緒に服用させると良いでしょう。

　新しい薬剤の服用や他剤との併用を開始したら，必ずお子さんの様子を丁寧に観察し，薬剤の主要な作用だけでなく微妙な作用まで把握するようにしましょう。お子さんの担当プラクティショナーはあなたからの情報をもとに，煩わしい副作用を減らすよう協力してくれるからです。たとえば，私が治療にあたっている14歳の女の子は，うつ病は事実上改善しているにも関わらず，Zoloft（sertraline）の服用を止めたがっていました。その理由は，授業中に居眠りをしてしまうことでした。そこで1日分をすべて夕食時に服用するようスケジュールを変えたところ，それだけで問題は解決しました。

　お子さんが服薬を忘れてしまうことはどうしてもあるでしょう。薬剤を服用し忘れても，一般的に問題はありません。飲み忘れた分を翌日に服用させようと考えているのであれば（就寝前に服用する抗うつ薬を朝に服用させるなど），お子さんが学校で倦怠感を感じてしまう可能性があることを知っておきましょう。問題なのは，お子さんに薬剤を重ねて服用させてしまった場合です。不注意による重複服用は，一般的には危険ではありませんが，問題が生じることもあるので，薬剤師か担当医に相談する必要があります。多くの薬局は，薬剤の飲み忘れや重複服用などの事故について記載した紙を印刷して渡しています。お子さんが病気のときに控えるべき（服用してはならない）薬剤についても知っておくべきです。吐き気をもよおしている，あるいは嘔吐したとき，一部の薬剤は忍容できなくなることがあるので，この場合，服薬を1回控えることが望ましいでしょう（リーマス〔lithium〕，Wellbutrin〔bupropion〕，刺激薬など）。

薬剤に対して耐性ができることはありませんか？

　児童精神薬理学における最も複雑な問題の1つが，薬剤に対して生じる耐性です。こうした問題はほとんど発生しないのですが，薬剤の効果が減弱する子どもは 10 ～ 25% いると推定されているので，こうした可能性にも備えておくほうがよいでしょう。薬剤によって子どもが安定したというのに，その効果が減弱して行くのを目にしたら，本人も家族も意気消沈してしまいます。子どもの問題行動が気づかぬうちに再び現れてくるケースもあります。

（注）耐性：継続使用によって薬剤に対する抵抗性が増大すること

　お子さんが薬剤に対する反応を失いつつあるようなら，医師に連絡し，その問題の原因について話し合う準備を整えます。まず，お子さんに質問し，錠剤を数えてみましょう。お子さんが薬剤を服用しているのであれば，別の薬剤を飲んだり，何か特別な栄養補助食品をとったりしていないか訊いてみましょう。これらが薬剤の代謝を邪魔している可能性があるからです。このほか，お子さんが別の問題，たとえば不安障害とうつ病などを併存している可能性についても考えてみましょう。私のもとでうつ病の治療を受けているある 13 歳の男の子は，ルボックス（**fluvoxamine**）に効果がないという理由でクリニックを訪れました。検査の結果，彼が分離不安を生じているとわかり，これに対して治療を行ったところ，効果が得られました。

（注）代謝：化合物を生成（同化）または分解（異化）する絶え間ない化学的プロセスのこと

お子さんに対する薬剤の効果が減弱してしまった場合に，いくつかの対策を試みることができます。お子さんが急激に成長しているのであれば，用量を増やすだけで解決するかもしれません。Buspar（buspirone）やリーマス（lithium）などの補助治療薬を低用量追加すると，反応が再び得られることがあります。同じグループの別の薬剤に変えることが有益な場合もあります。Concertaやリタリン（いずれも **methylphenidate**）で十分な反応が得られなくなった子どもには，Dexedrine（dextro-amphetamine）やAdderall（アンフェタミン系薬剤）が有効な場合があることが研究によって示されています。同様に，私たちの研究班は，刺激薬やdesipramineに対して反応しなくなった子どもの大半がノリトレン（**nortriptyline**）に反応し，その逆の場合でもやはり反応が得られることを発見しました。特定の抗うつ薬または抗精神病薬にもはや反応しなくなった子どもの場合は，同じグループの別の薬剤を試してみるべきでしょう。

（注）補助治療薬：1番目の薬剤の効果を増強するために処方する2番目の薬剤のこと

「休薬期間」（196ページを参照）をおいて耐性を予防することについて質問される親御さんがいらっしゃいます。パーキンソン病以外の疾患に関しては，この方法を支持あるいは否定する科学的な情報は十分に得られていません。ですから，お子さんに治療を施さないことの確実なリスクと，休薬の，可能性に過ぎない有益な効果とを，慎重にてんびんにかけてみる必要があるでしょう。

息子の担当医は，処方薬をあれこれ試みているようですが，きちんとした考えがあってのことなのでしょうか？

　医師に絶対的な自信がないからといって，医療の質の悪さ，あるいは専門的知識の不足といった見方をしない方がいいでしょう。医師があなたに対してためらいを隠そうとしないということは，実は，オープンな話し合いのできる医師が見つかったという良い兆候なのです。こうしたためらいは，私の同僚や私にも身に覚えのあることです。その理由の1つは児童の精神疾患の診断が困難なこと，もう1つは最適な治療計画を立てるのが困難なことです。事実，お子さんにとっての最適な用量や薬剤の組み合わせ，ならびに薬物療法と精神療法との最良のバランスを見きわめるには，試行錯誤を重ねるしかないのです。

薬は何種類ほど試みるものなのですか？　この過程を乗り切る良い方法はありますか？

　その過程で何を達成すべきで，何が起こるのかを理解しておくことは常に重要です。親御さんも子どもさんも，薬剤を試験的に服用している間，絶望感や無力感にさいなまれないよう対策を講じるべきでしょう。子どもの症状や様子を1時間おきにいちいち確認するのではなく，全体として先週とくらべて今週はどういった様子か，といった具合に，大づかみな評価の仕方を心がけましょう。

（注）試験的服用：患者において薬剤を系統的に試してみること。通常は1〜3カ月かかる

　一般的には，適正な用量の薬剤を（忍容性があれば）1カ月以上投与してみるのが原則です。薬剤を指示どおりに服用していること（あるい

はそもそも服用しているのかいないのか）を，常に確認してください。2種類の薬剤を試みたにも関わらず効果がなかった場合には，診断を見直し，治療の根本が間違っていないことを確認したほうがよいでしょう。薬物療法に反応するとわかっている疾患に関しては，試みる薬剤の数に上限はありません。未治療のままにすると，子どもが成人するにつれ，これら疾患の多くは将来的な問題につながっていくということを忘れないでください。

薬を試験的に服用することで，子どもの学校生活にはどういった影響が出てきますか？

　薬剤の試験的な服用そのものは，必ずしもお子さんの学校生活に影響するものではありません。しかしながら，すでにお気づきのことと思いますが，精神疾患をもつ子どもたちには同時に学習障害があることが多く，このことは考慮に入れる必要があります。精神疾患自体が学業上の困難を招くこともあります。こうした問題が生じてくる可能性はありますから，可能な限り最良の教育を確実に受けられるよう，お子さんの学校と相談して行く必要があるでしょう。

　お子さんが学業面で苦労しているのなら，必ず心理検査を受けさせ，潜在的な学習能力（IQ），現在の基礎知識（達成度），または特定の学習障害の有無について調べてもらってください。この間，スクールカウンセラーとコミュニケーションをとることがこの上なく重要となります。検査の結果がわかったら，それらを反映したものへとお子さんの学習環境を変える必要が生じてくるかもしれません。

　お子さんの学習と認知の能力（学習障害の有無など）を調べるために学校側が実施する心理検査に加え，教育プランについての面談を申し入れ，お子さんが抱えている特別なニーズについて話し合う必要があります。通常，学校はこうした過程に親の参加を求めます。お子さんの行動の管理について，また，お子さんが確実に達成を遂げる上で役立つと考えられるその他の対策について，話し合いのしやすい関係を心がけま

しょう。

　お子さんが精神科で治療を継続的に受けていることを学校に知らせておくことは大事でしょう。ただし，先に述べたように，学校は，身体医学ないし精神医学の専門家ほど厳密には守秘義務を守らない傾向があります。米国では，種々の薬剤（Adderall XR, Concerta, Metadate CD, Ritalin LA など）が持続放出性製剤として手に入るようになっており，1日1回投与の非刺激性薬剤（Strattera, Wellbutrin XL, 三環系抗うつ薬）も入手可能なので，多くの疾患で，学校に干渉されずに薬剤を服用できるようになっています。包括的な精神医学的評価を行ってお子さんの診断を確認するよう学校側から要請があった場合には，診断，（薬物療法を含む）治療，および教育面と行動面での具体的なニーズについて述べた簡潔な手紙を医師に書いてもらうとよいでしょう。具体的な治療教育的ニーズについてお子さんの担当プラクティショナーと話し合い，必要な点を手紙に書いてもらって，教育プランにどういった要素を取り入れるべきか，学校側に理解してもらうのも良い考えでしょう。

（注）治療教育的：学業上の問題など，その子どもの抱えた問題の改善または治療を目的として計画されていること

　作成した教育プランは，承諾することも拒否することもできます。不満があれば若干修正してもらっても良いですし，別のプランを考えてもらっても良いでしょう。通常その必要はありませんが，こうしたことに詳しい専門家に代弁を依頼し，あなたやお子さんに代わって学校と掛け合ってもらうこともできます。プランに変更を加えたら，1カ月ほど後に改めて面談の席を設け，その成果を評価しましょう。
　このほか，担任や主任などで代弁者となってくれそうな人を学校のなかで見つけ，あなたとお子さん，そして学校とのつなぎ役を務めてもら

うことも検討してください。あなたにとってもお子さんにとっても話しやすい人が良いでしょう。お子さんが定期的に話をし，調子の悪い日などは助言を求められる人である必要があります。こういった人とは密接に連絡を取り合い，治療，特に薬剤の試験的服用に対するお子さんの反応について様子を聞かせてもらうようにしましょう。最後に，こうした代弁者としては，あなたと各教師，その他の学校職員との間で円滑な話し合いができるよう配慮してくれる人がふさわしいでしょう。

近々，薬を試験的に服用してみることになっているのですが，学校にはどう説明したらいいでしょうか？

　薬剤を試験的に服用している間，特に密接に学校と協力し合うことが理想的です。このことは，ADHDなど，症状が主に学校で現れる疾患について特にいえることです。メンタルヘルスに関する方針は学校ごとに異なりますが，お子さんの様子について，可能な範囲で適切な情報を得る方法を探してみることをお勧めします。メンタルヘルスに関連した情報の伝達に関する法律および学校方針に抵触しない範囲で，重要な情報を集め，薬剤に対するお子さんの反応を知る方法を探りましょう。新たな薬剤を試験的に服用する初期の段階においては，可能であれば，週に1度は学校と連絡を取るようにしてください。親御さんたちのなかには，用量や予想される効果と副作用など，試験的服用に関する詳細な情報をすべて学校に伝える方もいますし，薬物療法を試していることは口にせず，子どもの様子について報告して欲しいとだけ告げる方もいます。

　こうした姿勢には，いずれも良い点と悪い点とがあります。学校に情報をすべて提供すれば，教職員は自分自身もこの過程に関わっていると認識するので，より協力的になり，理解も示してくれるでしょう。ただ，学校側がより積極的に意見を出してくることにもなり，そのなかには，あなたにとってあまりありがたくないような提案も含まれる可能性があります。この場合，教師に偏った見方がないか，気をつけなければなりません。しばしば非常に限られた経験を根拠に，ある薬剤が他の薬剤よ

りも有効であると強く確信している人もいるからです。週に1度だけ報告してもらうようにすればこうした問題はなくなりますが，今度は協力的な情報提供が得られなくなるかもしれません。妥協点として考えられるのは，お子さんが何種類かの薬剤を服用することになるので，そのときには週に1度様子を報告してもらいたいと学校側に伝えることです。つまり，観察者（この場合は教師）が服用中の薬剤や用量について知らされない，科学的な盲検試験と似たような状況を作るのです。このアプローチをとる場合，理由を説明する際に，教職員に協力的でいてもらうように心がけ，対立関係を生むような言動は避けることを強くお勧めします。

　学校で薬剤を服用しなければならない場合には，養護教諭がそのうちに最も重要な連絡相手になるでしょう。養護教諭（養護教諭がいない場合は別の担当者になるので，お子さんの学校に問い合わせてみましょう）は通常，学校で投与される薬剤の保管と投薬に関する責任者なので，お子さんのケアにおいて重要な役割を果たすことになります。持続放出性の刺激薬もあるのですが，一部の子どもは，短時間作用型の刺激薬にしか反応しません。Dexedrine（dextroamphetamine）やリタリン（methylphenidate）などの短時間作用型刺激薬は，午後の行動に効果を発揮させるには昼食の頃に服用しなければならないので，このときの処置は養護教諭に任せることになります。その他の薬剤，たとえばカタプレス（clonidine）やエスタリック（guanfacine）なども，昼食時に服用しなければならないことがあります。養護教諭は，お子さんの様子を監視する上で，授業時間中の薬剤による副作用や効果について様子を教えてくれるなど，非常に力となってくれます。また，お子さんの薬剤についてかなり知識を持っていることもあるので，非常に有益な情報を提供してくれるかもしれません。しかしながら，どれほどの情報提供と協力が得られるかは，学校がどういった体制で養護教諭を置いているかによります。看護師の資格をもった養護教諭を常勤または非常勤で置いている学校もあれば，看護師の資格をもたない養護教諭をおいている学校もあります。

服薬に関しては，ほとんどの学校で非常に周到な手続きが定められています。米国では子どもが薬剤を学校に持ち込んで自分で服用することは，州の法律で禁止されているのが普通です。また，学校は通常，子どもの診断や薬剤の投与に関する詳細について，書類を担当医と親に記入してもらわなくてはならないことになっています。多くの学校は，これらの書類への記入が終わり，はっきりと指示の読める容器に入った処方薬を保護者がもってくるまで，投薬を開始することも，薬剤の種類や用量を変えることもしてくれません。万一用量が変更となる場合を考慮して，書類の用紙を余分にもらっておき，薬物療法の経過を確認するためお子さんをクリニックに連れて行く際にもって行くと良いでしょう。

　学校でも家庭でも不足することのないよう，医師には必ず十分な量の薬剤を処方してもらいましょう。学校にいる間の正確な服用時間と服用量が明記してある容器が個別に必要だという学校もあるでしょう。異なる投与時間が容器に印字されていても，実際に学校で服用する用法が手書きで明記されていればかまわないという学校もあります（処方費を2回分ではなく1回分負担すれば済むので，この方が好ましいでしょう）。たとえば，Focalin（リタリン〔methylphenidate〕のハイテク製剤）は通常，朝と昼に服用するよう，「5mg錠を1錠ずつ朝食時と昼に服用」などと指示されています。この指示によって学校は，用量と服用の時間が正確にわかります。

第 4 章

治療およびその後
〈お子さんの継続的な治療に協力する〉

　計画の段階は終わりました。お子さんはこれから治療を受けることになります。最初に試みた薬剤が，初期の用量で効果を発揮するかもしれませんし，効果的な治療計画が確立するまで，何種類かの薬剤を試すことになるかもしれません。いずれにせよ，お子さんは成長し続けているので，異なるニーズが生じてくることでしょう。予期せぬ事態にも備えておくほうが賢明です。鋭い観察力を維持し，円滑なコミュニケーション体制を確保しておきましょう。

　子どもの精神薬理学的治療を続けるなかで寄せられる質問の多くは，それぞれがどういった役割をはたすべきか，ということに関連しています。「子どもがこれからも順調にやって行く上で，私には何ができるでしょう？」，「自分自身のケアに関して，子どもにはどの程度の責任をもたせるべきでしょうか？」，「どういった場合に医師に連絡すべきでしょうか？」。お子さんの今後の幸福に関心のある人であれば皆，本章で紹介する主体的な対応において重要な役割を担っています。このほか，細かなことですが，実際的な点も重要になってきます。「治療の効果を最大にするには，子どもの食生活や生活習慣を変える必要があるのでしょうか？」，「ブランド医薬品だけでなく，ジェネリック医薬品を使用することもできますか？」，「効果を最大限にして，副作用を最小限にするには，どういったタイミングで投与すればいいでしょうか？」，「他の処方薬や大衆薬について，何か知っておくべきことはありますか？」。こうした質

問に対する答えを知っておくことは，お子さんの精神薬理学的治療に慣れ，対応して行く上で，家族全員にとって有益となるでしょう。

息子が薬剤を試験的に服用し始めたのですが，親である私は何をすべきでしょうか？

　お子さんの疾患，それに対して受け入れられている治療法，ならびに使用されている具体的な薬剤について，すべてを学ぶことにより，無力な傍観者としてただ従うのではなく，積極的な協力者としてお子さんの治療に関わることができます。薬剤に関するさらなる情報は，本書やお子さんの担当医からだけでなく，薬剤師や図書館をはじめ，児童期の種々の疾患に対応した，親御さんたちによって運営されている数多くの支援団体からも得られます。

　精神疾患をもつ子どもの力になる方法は，他にもたくさんあります。一貫した子育てと，毅然とした，しかしながら理解のあるしつけによっても，子どもの日々のストレスをできるだけ軽くしてあげることができます。長期的な視野に立ち，テストの点数などといった細かいことよりも愛情と信頼をそそぐことに集中し，基礎的な知識は十分に学んでいると言ってお子さんを安心させてあげましょう。困難がある子どもをもつ親のための教育講座を受けることも検討してみると良いかもしれません。お子さんの生活に関わる他の大人たちも一緒に，子どもを擁護する姿勢を心がけてください。お子さんは，あなたがいつだって味方であると知っていなくてはならないのです。お子さんの面倒をみるなかで，ご自身をケアすることも忘れないようにしてください。1日，あるいは週末の間お子さんを別の家庭に預かってもらい，別の機会に今度はあなたが同じように親切を返すなどして，「休息」のための対策を講じたり，夜や週末に定期的に出かけて気晴らしをしたりしましょう。そして，常にできる限りのことをしてユーモアのセンスを失わないようにしましょう！

　また，お子さんの服用歴について詳細な記録を残し，個別のページを作って試験的に投与した薬剤のリストを記載するなどすると良いでしょ

う。多くの医師は，（お子さんのファイルにあるさらに詳細な記録に加え）お子さんの問題とその治療に用いた種々の薬剤について同じく要点を記録し，手の届く場所においておきます。たとえば私は，1人の子どもに対し数年にわたって異なる薬剤を使用してきたというとき，こうした記録を参照できて非常に便利であると感じています。私は，子どもさんの治療歴と，検査結果や評価結果の写しをすべてバインダーなどに入れて保管しておくよう親御さんたちに勧めています。このほか，試みた薬剤ごとに情報を記載した，166ページにあるような服用記録をつけることも推奨しています。情報とは，いつ，どの用量で何が起こったか，期待通りの効果が得られたか，何か副作用が発現したか，といったことです。397〜399ページの付録に服用記録の例を示してあります。未記入の服用記録は，必要に応じてコピーしてお使いください。

表 4. ADHD の治療を受けている子どもの服用記録例

開 始	薬 剤	1 日用量	効 果	副作用
2003 年 1 月	リタリン	40 mg 徐放性製剤	やや良好	食欲不振,体重減少
2003 年 9 月	Dexedrine	30 mg	良好	神経質,皮膚や髪などを引っ張る
2004 年 1 月	カタプレス	0.3 mg	なし	鎮静
2004 年 3 月	Strattera	50 mg	良好	口腔内乾燥,±注意力の改善
2004 年 5 月	Strattera + Adderall XR	50 mg 10 mg	非常に良好	口腔内乾燥

こうした記録を残しておけば，子どもさんの治療歴について情報が必要なときにクリニックの診療記録しか頼りにするものがないといった状況を免れることができます。このことは，今日では特に重要です。米国では，職場の雇用者は，健康保険プランを次から次へと変えたり，患者がクリニックからクリニックへ，あるいは医師から医師へとたらい回しにされるようなマネージド・ケア型保険プランにしばしば加入していたりする場合があるからです。親御さんが，子どもの治療歴をすぐに参照できるようにしていると，実に役に立つのです。

　このほか，お子さんのケースについて厄介な問題が生じた場合には他のプラクティショナーに意見を求めてもかまわないと担当医に告げることで，担当医の力になることができます。最近，同僚の1人が私に相談を持ちかけてきました。ADHDにうつ病を合併した患者さんにおいて，非常に高用量のトフラニール（imipramine）以外に有効な薬剤がないということでした。私たちは一緒に考え，この子どもさんの治療計画として低用量のEffexor（venlafaxine）を追加するという対応策を考えつきました。これにより同僚の医師は，トフラニールの用量を減らすことができたわけです。米国の場合，親御さんによっては，担当医に他の医師と連絡をとってもらい，追加料金を払ってさらなる指示または（電話などによる）医師間の正式なコンサルテーションを依頼する方もいます。

　親御さんはまた，お子さんを担当する医療従事者たちにとっての「チームコーディネーター」となる場合があります。たとえば，お子さんが薬剤を処方したプラクティショナーとは別の専門家のもとで個人精神療法を受けている場合，ケアの調整が適切に行われていることを確認したほうが良いでしょう。個人精神療法を担当する臨床心理士は一般的に，薬物療法の監視を行っているプラクティショナーよりも頻繁に子どもに会っているので，子どもや家族，ならびに子どものケアに関わるその他のシステム（学校，放課後の習い事，グループ活動）に関して抱いた印象を口頭または文書によって医師に伝えることができれば，治療をすすめやすくなります。ですから，これら専門家同士の双方向的なコミュニケーションを許可する旨を記した書類に署名することをお勧めします。

親御さんも，精神療法におけるお子さんの経過や依然として不十分な点について常に新しい情報を把握しておくようにしましょう。臨床心理士は逆に，あなたの協力を得て，薬剤の試験的服用の進行状況を把握することができます。

お子さんの治療チームのキャプテンとして，親御さんの役割はますます重要性を増してくるわけですが，お子さんの治療期間を通してあなたが対処することになる課題は，他にも数多くあるということを心にとめておいてください。こうした課題には，お子さんのニーズに合わせた教育面での調整を学校に求めることから，米国では有能な医師による幅広い検査や治療プログラムをお子さんが確実に受けられるよう，保険会社や州の小児医療保険機関に掛け合うことまでが含まれます。この間親御さんは，精神療法と薬物療法は適切に施行されているか，薬剤は正しく処方され，薬局で指示どおりに調剤されているか，お子さんは時間どおりに服用しているか，といったことを注視しなければなりません。

最後に，親御さんに課せられた最も重要な任務は，お子さんの経過を観察することです。親御さんは，通常の環境におかれたお子さんの様子を見ることができる立場にいますし，日々の変化を観察することもできます。親御さんは，専門家の目となり，耳となることのできる，欠かすことのできない存在なのです。ただし，お子さんの経過や副作用を1分おきに分析するという罠に陥らないよう，気をつけてください。こうした対応は，子どもにとっても，家族が子どもの障害に適応し，日々の生活を送る上でも，有害であることがわかっています。こうした「超綿密管理」はしばしば，「木を見て森を見ず」という状況に両親を陥らせてしまうからです。

薬物療法で最大限の効果を確実に得られるようにするには，娘の日課を何か変える必要があるのでしょうか？

これは，処方した医師に尋ねたほうが良い質問です。処方箋の指示，治療する疾患，ならびに娘さんの個別の状況における他の要因によって

答えが違ってくるからです。薬剤の代謝を邪魔する可能性のある要因は数え切れないほどありますが，私の同僚たちや私が観察したところによれば，主な阻害要因は他の薬剤，薬草剤，特別な栄養補助食品，および毒物への曝露（ガソリンの鼻からの吸入や主にトルエンを主材料とした有機洗剤を使用する環境での仕事）です。娘さんの環境にこうした要因が1つでもある場合には，薬剤の試験的服用を開始する際に医師に話し，どう対処すべきか，他にどういった阻害要因が考えられるかを訊いておきましょう。

息子の食生活を変える必要はないでしょうか？

ほとんどの向精神薬で，特殊な食生活が必要となることはありません。まれに例外となるのがモノアミン酸化酵素阻害薬（MAOI）であるParnate（tranylcypromine）とNardil（phenelzine）で，これらに関しては厳格な食事制限が必要となりますが，これらの薬剤が児童に対して処方されることはまれです。この一群に属する薬剤が処方された場合には，お子さんの担当医または薬剤師が，避けるべき食べ物や薬剤の広範なリストを渡してくれるでしょう。

処方された薬と同時に大衆薬を服用しても大丈夫でしょうか？

小児用のほとんどの大衆薬は，本書に記載した薬剤と併用しても安全です。しかしながら，薬剤師または担当医，あるいはその双方に相談する方が無難でしょう。相互作用が考えられる場合でも，大抵は軽度のもので，鎮静作用が強くなりすぎたり（標準的な抗ヒスタミン薬など），軽度の興奮がみられたり（うっ血除去剤など）することがあります。不安であれば，風邪やアレルギーならdiphenhydramine（レスタミンなど）やchlorpheniramine（アレルギール錠）などの大衆薬が一般的に安全で有効です。腹痛や頭痛に対する大半の大衆薬は，お子さんが服用することになる薬剤と相互作用しません（激しい筋緊張性頭痛に対して医師から

筋緊張緩和薬テルネリン〔tizanidine〕が処方されることがありますが，ルボックス／デプロメール〔fluvoxamine〕と併用するとテルネリンの代謝が阻害されて血中濃度が上昇するので，日本では両薬剤の併用は禁忌となっています）。ただし，cimetidine（大衆薬のアルサメック，処方薬のタガメット），famotidine（ガスター），nizatidine（アシノン）は，一部の薬剤の血中濃度を上昇させることがあります。現在お子さんが抗うつ薬（Prozac，パキシル，Zoloft，ルボックス／デプロメール，Effexor，あるいはSerzone）を服用していて，別の医師からタベジール（clemastine）やヒスマナール（astemizole）など鎮静作用の少ない新しいタイプの季節性アレルギー治療薬の処方を提案されたなら，医師に相談する必要があります。これらの薬剤は薬物相互作用の可能性があるので，抗ヒスタミン薬のなかでは，クラリチン（loratadine），ジルテック（cetirizine hydrochloride），およびアレグラ（fexofenadine hydrochloride）が推奨されています。モノアミン酸化酵素阻害薬と呼ばれる，まれにしか使用されない一群の抗うつ薬を投与されている子どもたちの場合は，特殊な食事制限を厳密に行わなければならないほか，薬剤師や医師に相談することなく大衆薬を服用することもしてはなりません。

（注）抗ヒスタミン薬：ヒスタミン受容体あるいはヒスタミンの放出を遮断する一群の薬剤。主にアレルギーの治療に用いられるが，精神科医療では，薬剤に対するアレルギー反応の治療や鎮静目的のために使用されることが多い

他の処方薬の場合はどうでしょうか？

親なら誰しも，子どもが病気で一睡もできなかったという経験が過去に1度はあるはずですから，子どもはときに身体疾患に罹患するので，他の薬剤が必要になることがあるなどと今さら述べるまでもないでしょう。こうした事態が生じたときには，薬剤をその前に飲み忘れていたと

しても，お子さんの診察にあたった医師に現在服用中の薬剤のことを伝えることが重要です。一般的に，ほとんどの抗生物質は向精神薬と安全に併用することができ，忍容性も良好です。codeine や Percodan（aspirin と oxycodone HCl の合剤）をはじめとする麻酔系鎮痛薬に関しては，お子さんが服用中の向精神薬によって作用が増強するため，用量を減らしてもいいことが多くあります。同様に，鎮咳薬が処方されたときも多くの場合は用量を減らすことができます。胸やけや潰瘍の治療薬の一部は，情緒面や行動上の障害に対して処方された薬剤とは時間をずらして服用する必要があります。マリファナを含めて，違法薬物に手を出さないようお子さんに強く言い聞かせてください。薬物同士でどういった相互作用があるのか完全にはわかっていないので，非常に危険な可能性があると説明してあげてください。向精神薬の服用中にお酒を飲んだという人たちからの報告によると，酔いが回りやすく，気分が悪くなり，それほど飲んでいない場合でもひどい二日酔いになるようなので，アルコールも控えたほうが良いでしょう。

ブランド医薬品の替わりにジェネリック医薬品を服用させてもいいでしょうか？

おそらくご存知のことと思いますが，商標名（リタリンなど）とは，特定の薬剤を開発した製薬メーカーがその薬剤に対して慎重に選んだ名称です。一般名（methylphenidate など）は，その薬剤の成分名です。本書でもそうですが，一般的には商標名の場合，頭文字を大文字にし，一般名の場合にはしません。直接支払う場合でも，保険の定額負担制度を通じて支払う場合でも，ブランド医薬品は一般的にジェネリック医薬品よりも高価になります。

製薬メーカーが FDA のガイドラインに従って，同規制当局の監視下で幅広く研究しているのは，ブランド医薬品の方です。薬理学的特性の評価は，薬剤についても，薬剤を安定化させて味を調えるための「賦形剤」（特定のカプセル，丸剤，錠剤）についても実施されます。また，薬

剤のロットごとに品質管理が行われており，これによって一般的に，服用される薬剤の各錠剤がすべて実質的に同じ量の薬剤と充填剤を含有していることが保証されます。ジェネリック医薬品は，これほど厳格な工程を経て開発されるわけではありません。さらに，ジェネリック医薬品は多数の医薬品メーカーによって生産されるので，薬局は同じ薬剤の異なる商品を原価に基づいて選択し，月替わりで販売することが多くあります。あなたや保険会社にとっての価格差とは逆に，薬局にとっては，ブランド医薬品よりもジェネリック医薬品を売ったほうが利益になることが多いという点には注目すべきでしょう。

　大抵のジェネリック医薬品は適切に製造されており，十分に良好な薬理学的特性を有しているので，ブランド医薬品に代わる，より安価なものとして受け入れられています。個人のレベルでは，ブランド医薬品とジェネリック医薬品との間に差はなかったという親御さんもいれば，ジェネリック医薬品では効果がなくなった，アレルギー反応が出た，あるいは副作用が増えた，という親御さんもいます。医学論文では，著しい差が出ることがあると報告されています。特に抗てんかん薬の場合，質が下がるといわれていて，てんかん発作のリスクが著しく増大するようです。具体的な例をあげると，ブランド医薬品であるテグレトールは，ジェネリック医薬品の carbamazepine よりも好ましいとされています。

　私は，治療を開始する際にはブランド医薬品を使用し，良好な反応が得られた場合にのみジェネリック医薬品を試してみることを勧めています。品質の低いジェネリック医薬品を使用したことで，治療が不成功に終わったり，副作用が発現したりすることが時折ありますが，この方法を用いれば，そういった結果を避けることができます。しかしながら，ジェネリック医薬品とブランド医薬品の選択の仕方に関しては絶対的な指針がないので，多くの親御さんは，ジェネリック医薬品を少量試してみて，忍容性が良く，有効なようであれば使用を続けるという方法をとっています。

　ジェネリック医薬品のメーカーについて疑問がある場合には，必ず薬剤師と相談しましょう。お子さんが服用しているジェネリック医薬品の

メーカーを知っておくと，薬剤に対するお子さんの身体的な反応を安定させる上で有益です。米国において向精神薬のジェネリック医薬品を専門に製造している，評判の良い主な製薬メーカーは，Geneva 社，Zenith 社，および Burr 社です。一部のジェネリック医薬品は，他の大手製薬メーカーによっても製造されている場合があります。**nortriptyline** がその例で，米国でのブランド名は Aventyl ですが，ジェネリック医薬品として一般的に処方されています。お子さんが一定した計画で処方を受けていて，調子が比較的良かったというのに，アレルギー反応が発現したり，効果が得られなくなったという場合には，まずは最近処方された薬剤のロット番号を見て別の商品でないか確認し，同じ薬剤について問題が生じたとの報告が他にないか薬剤師に訊いてみましょう。まれなことではありますが，特定の「ロット番号」の薬剤で効果が減弱したという親御さんを私は何人か知っています。

協力は安全性を高める

　お子さんが重度の精神症状を発現しているか，物質を乱用している場合には，担当の臨床心理士や医師に通常よりも注意深く，詳細に話をしなければなりません。臨床心理士は，お子さんに積極的な自殺傾向，幻覚，または物質乱用がみられた場合，あるいはお子さんが自分自身を傷つけたり他人に危害を加えたりする恐れがある場合には，状況を説明してくれるはずです。精神科への入院あるいは物質乱用の治療が必要な場合には，臨床心理士は薬剤を処方するプラクティショナーと協同で治療にあたる必要があります。臨床心理士はこのほか，お子さんが関与している種々のシステム，特に学校との話し合いなどに積極的に参加すべきでしょう。

> 今でも，絶えず子どもにつきっきりになっている気がします。薬を試験的に服用している間，子どもの様子を観察するには，これ以上何をしたらいいのでしょうか？

様子を観察するといっても，何もお子さんにつきっきりになる必要はありません。いずれわかることではあると思いますが，実際に日課の1つになってしまえば，絶えず子どもの様子を観察しなければならないという神経質な感覚はなくなります。

薬剤に対するお子さんの反応を厳密に観察し報告することで，あなたは治療に協力することになるので，お子さんの問題のことであなた自身が感じている無力感はこれにより軽減されるでしょう。

あなたが観察を続ける上で注意を向けるべき事柄は，薬剤の服用，お子さんによる治療計画の遵守，治療の有効性，および副作用です。想像のつくことと思いますが，この際，服用記録（166ページを参照）が状況の把握に役立つと考えられます。しかしながら，まずは何らかの方法を決めておく必要があります。

1. お子さんが用量を守って時間どおりに服薬することをより確実にするには，服薬を日課の1つとして決めてしまうことです。服薬は，ある場面（食事など）と結びつけて行ってもいいですし，時間を決めて行ってもかまいませんが，必ず，お子さんが日課の1つとして実行しやすい方法を選ぶようにしましょう。
2. 治療を効果的に行うには，アドヒアランス（服薬遵守）が極めて重要になります。したがって，お子さんと話をし，お子さんの様子を観察し，きちんと服薬していることを確認する方法を考えなければいけません。青年において薬物療法が失敗に終わる主な理由の1つは，単純に服薬を守らないことなのです。
3. 本人や他の家族が報告してくれれば，お子さんにつきっきりにならなくても薬剤の効果や副作用について多くの情報を得ることができます。効果や副作用については必ず，お子さん自身や家族

に定期的に質問するようにしましょう。

(注)アドヒアランス：処方どおりに服薬するなど，保護者と専門家とで合意した指針を遵守すること

　いかなる場合でも，薬剤を試験的に服用することの主な目的は，お子さんにとって最適な用量を決定することです。お子さんを近くで観察しているあなたからの報告は，用量が少なすぎて有効作用が得られないのか，多すぎて好ましくない副作用が出てしまうのか，あるいはその中間か，といったことを医師が理解する上で有益です。副作用は，一般的には不快でしかありませんが，薬剤に伴うより危険な問題，たとえばアレルギー反応などを知らせてくれる徴候である場合があります。このほか，消化不良などといったより軽度の副作用でも，お子さんの服薬遵守を妨げる可能性があります。副作用を発見すれば，安全性やアドヒアランス（服薬遵守）の向上につながるのです。さらに，あなたからの情報提供がなかった場合と比べ，医師はより速やかに適切な用量を見極めることができます。
　医師は誰しも判断をあやまることがあります。このため，お子さんの担当医は試験的な服用を開始する際，用量が多すぎたときの徴候をあなたに説明すべきでしょう。たとえば，刺激薬の用量が多すぎた場合，子どもは一点を凝視したり，皮膚を引っ張ったり，落ち着かないと訴えたりします。

子どもは1日の大半を学校で過ごしているのですが，薬剤の試験的服用を行っている間，どうしたら子どもの様子を観察できるのでしょうか？

　ADHDに対して投与される持続放出性製剤の場合であれば，放課後も

長時間，子どもの様子を観察できます。さらに，週末には昼間，夜，そして朝にわたって薬剤の有効性を観察することができます。学校は，おそらく行動評価尺度などを利用してお子さんの経過を評価し，プライバシーに関する州の法律で禁止されていなければ，頻繁に新しい情報を提供してくれるはずです。実際には，お子さんの学校での様子そのものが，薬剤の有効性を測る指標となります。親御さんの代弁者的役割を果たしてくれている学校の担任や主任，養護教諭に話す際には，158～162ページで述べた提案を参考にしてください。

どうしたら薬が効いているとわかりますか？

　第1に，有効作用（または副作用）の有無を観察するとき，偏りのない客観的な姿勢を心がけてください。親御さんは，医師の希望や期待によって先入観にとらわれてしまうことがあります。標的とした症状（治療の対象とした主要な問題）に効果が現れていることを示す明らかな徴候と，そうした徴候が現れはじめる時期を医師に訊いておきましょう。
　多動や不安の場合のように，問題となる行動をお子さんが常時呈しているのであれば，反応もより劇的に現れるので，薬剤の有効性はより容易に確認することができます。間欠的なかんしゃくやまれに出現するパニックなどの行動は評価が比較的難しいので，発現の頻度や発現した際の重症度によって効果を測るのが最も適切な方法といえます。うつ病の子どもの場合，薬剤が効果を発揮していることを示す徴候としては，睡眠，意欲，対人交流，そして気分の改善が挙げられます。不安障害の子どもでは，緊張が和らぐほか，腹痛を訴える頻度が低下します。双極性障害の子どもの場合は，怒りを爆発させる頻度が減り，易刺激性も改善します。強迫性障害の子どもの場合は，儀式に費やす時間が減り，強迫観念も軽減します。ADHDの子どもでは注意力が改善し，衝動性や多動が軽減されます。これらはごく一般的な例ですが，親御さんと担当プラクティショナーとでお子さんの問題をしっかりと理解したのであれば，注目すべきお子さん特有の徴候を共につきとめることができるでしょう。

落ち込んでいるときには学校から帰って部屋に閉じこもるというのがトミーの通常のパターンであるとしたら，帰宅後あなたとおしゃべりをしたり，遊びに出かけたりするのは薬物療法が効いているという徴候かもしれません。ADHDを抱え，最大の課題が宿題に集中することであるターニャが，15分間と決めた勉強を自分自身の力でやり遂げたのであれば，それは画期的な出来事といえるでしょう。

　通常，大まかにいって1カ月以上は経過しないと，薬剤が有効かどうかは判断できません。このため多くの医師は，4週間後に来院してもらい，この際に通常の診察を行って経過をみるようにしています。治療を開始してからの数カ月間は，一般的に1カ月または2カ月に1回通院することになります。この際の診察では，薬剤の有効性，副作用の有無，お子さんがきちんと服薬しているか，などを評価します。薬物療法が効果を発揮していて，お子さんの病状が改善あるいは安定しているようであれば，通院の間隔をあけて3～4カ月に1回，さらには半年に1回などにします。ただし，気分障害をはじめとする一部の疾患がある子どもの多くは，これよりも長期間にわたって頻繁に通院する必要があるでしょう。

　親御さんは，薬物療法がお子さん（ならびにご家族）にとって有益であるという満足感が感じられるようでなければいけません。お子さんとのやりとりのなかで薬剤が有効であるという証拠がみられ，学校からも客観的な情報が入ってくるようでなければいけないのです。親御さんや学校の印象が，お子さん本人の感想と異なっていたとしても，驚かないでください。子どもによっては，自分自身の病気や薬剤に対する反応について，単にあまり報告したがらないのです。私が診ている児童期や青年期の子どもさんもよく，学校や家族は薬剤が非常によく効いていると報告しているにも関わらず，自分の行動は何も変わっていないなどと言います。こういったことは，ADHDおよび双極性障害によくあることです。一方，興味深いことに，不安障害やうつ病の子どもたちは多くの場合，自分自身の経過について比較的正確に報告してくれます。

どういった副作用に注意したらいいのでしょう？

　親御さんも子どもさんも，副作用が出現する可能性は心得ておく必要があります。副作用のない薬剤など存在しません。副作用が出ていないかお子さん自身に質問することも大切ですが，薬剤を使用する前からおそらく存在していたと考えられる問題，たとえば不眠などを大げさに考え過ぎないよう注意しましょう。確かに薬剤を試験的に服用する際にはお子さんの様子を注意深く観察することが必要になりますが，このことによって，実際には服用を開始する前から存在していた身体面や行動面の徴候を副作用と勘違いし，過大に解釈してしまう可能性も生じてきます。この「過大解釈現象」の一例として，14 歳になるドンの母親は，私が不安症状に対して処方したワイパックス（lorazepam）のせいで，かんしゃくが起きたと報告してきました。ドンは精神医学的な問題の 1 つとして重度のかんしゃくも薬剤を服用以前からみられていたので，私は彼の母親と一緒に，薬物療法を行って 1 週間が経過してから現れたかんしゃくの回数とタイプを評価し直してみました。その結果，薬物療法を開始する前と何も変わっていないことが明らかとなりました。ドンの母親は，以前よりも息子の状態に注意していただけだったのです。同様に，刺激薬に関する研究が示すところによれば，子どもの服用中に報告された副作用のほとんどは服用の開始前から現れていた症状でした。

　薬剤師のところで，副作用や薬剤の使用法について読みやすく書かれた紙をもらってくることをお勧めします。米国では PDR に記載されている各薬剤の詳細な情報が書かれた添付文書も，ほとんどの薬局に置いてあります（日本では，薬剤師による薬剤情報提供を含めた薬剤管理指導を受けることができます）。

　子どもが向精神薬を服用しているという人と話をしてみると，副作用に関する恐ろしい話を必ずといっていいほど聞かされることになります。薬剤を使用すること，特に子どもに使用することの最も厄介な問題の 1 つが，依然として副作用であることは間違いありません。けれども，いかなる薬剤にも副作用はつきものなのですから，副作用の対応や管理に

あたって医師が基準としている一般原則についても知っておきましょう。

　大抵の副作用は，その薬剤の既知の特性を考えれば予測できるものです。たとえば，不安症状に対してカタプレス（clonidine）やセルシン（diazepam）を服用している子どもの場合，少なくとも最初のうちは，強い眠気を訴えることが多くあります。これは，専門的には傾眠または嗜眠といいます。Prozac（fluoxetine）や Zoloft（sertraline）など，比較的新しいタイプの抗うつ薬では，胃の調子が悪くなったり，頭痛が生じたりします。デジレル（trazodone），トフラニール（imipramine），その他の比較的古いタイプの抗うつ薬の場合，口腔内乾燥や便秘が頻繁に生じます。Adderall（アンフェタミン系薬剤）をはじめとする刺激薬のグループの薬剤を服用している子どもでは，食欲減退がしばしば生じますが，リスパダール（risperidone）やジプレキサ（olanzapine）などの抗精神病薬を服用している子どもでは，逆に食欲が亢進します。リーマス（lithium）を服用している子どもは，排尿の回数が増え，水分を多く摂取するようになります。

　その他の副作用は，一般的にはまれですが，予測できない（特異体質による）ものなので，前もって対応を考えることは困難であるといえます。たとえば，薬物療法中に予測外の発疹，血液異常，もともとの疾患の悪化などが生じる場合があります。てんかん発作が生じることもあり，この場合，未検出の基礎疾患があるという徴候と考えられます。私が医療の現場で遭遇する，比較的一般的な副作用を以下に記します。

鎮静　鎮静（眠気）は頻繁にみられる副作用で，多くの場合は時間の経過とともに軽減します。鎮静作用が服用の 1～3 時間後に現れているか，それとも効果が消失し始める頃に現れているかを必ず確認するようにしてください。薬剤の服用後まもなく起こる鎮静は，おそらく薬剤に直接関係しています。これは，カタプレス（clonidine），ピーゼットシー／トリラホン（perphenazine）やセロクエル（quetiapine）などの抗精神病薬，セルシン（diazepam）と似た特性のベンゾジアゼピン系薬剤などで起こる症状です。薬剤のせいでお子さんが眠気や倦怠感を感じてしま

うようであれば，寝る前に投与することを検討してみてください。そうすれば，鎮静作用は睡眠中に生じます。先に述べたように，お子さんに入眠困難がある場合には，鎮静作用をもつ薬剤が活躍するのです。薬剤の服用後何時間も経過してから生じる鎮静の原因はおそらく，薬剤の効果が徐々に消失しつつあること，つまり「薬がきれつつある」ことにあります。この症状を引き起こす薬剤としては，Dexedrine（dextro-amphetamine）などの短時間作用型刺激薬が有名です。多くの場合，持続放出性製剤に切り替えるか，少量を反復投与する方法をとると，薬剤の効果がきれることはなくなります。

発疹 予測不能な副作用でよくみられるのが発疹で，多くの場合，原因の薬剤を使用し始めてから2〜6週間後に発現します。向精神薬による発疹は一般的に，非常に不快ではありますが，ときとして致死的である抗生物質による発疹と違って，命に関わるものではありません。発疹は通常赤く，胴体の部分に多く出現し，かゆみ（搔痒）を伴います。この種の発疹が現れても，服薬を中止させなければならないということには必ずしもなりません。ただし，重度の発疹が子どもの口腔内，手のひらや足の裏にも現れた場合には，ただちに医師に報告する必要があります。これは，テグレトール（**carbamazepine**）やLamictal（**lamotrigine**）を服用中の子どもにおいて報告されている，まれな症状であると考えられます。発疹の場合，同じグループの異なる薬剤でも発現する可能性が高いでしょう。たとえば，desipramineを服用していた子どもは，ノリトレン（**nortriptyline**）によっても発疹を起こす可能性があります。発疹が重度でない場合，プラクティショナーは，厳重な監視を行いながら同じ薬剤の使用を続けるという選択をすることがあります。発疹に伴うかゆみや不快感を抑えるためにレスタミン（**diphenhydramine**）がしばしば使用されますが，この薬剤は，大半の向精神薬と安全に併用することができます。

奇異反応 向精神薬が引き起こす，親御さんを当惑させるようなもう1

つの副作用で，特にかんしゃくや多動の治療を受けている子どもにみられるのが，服薬による問題の悪化です（奇異反応／逆説反応）。たとえば，ごく一部の子どもたちでは，セルシン（diazepam）やリボトリール／ランドセン（clonazepam）などのマイナートランキライザーを投与しても不安や興奮が軽減されず，かわりに緊張が増大したり，（一般的に脱抑制と呼ばれる）副作用として，重度の興奮が生じたりすることがあります。こうした子どもたちは，馬鹿なまねをしたり，舞い上がったような行動をしたりし，躁症状を示すことすらあります。抗うつ薬の場合は，抑うつ症状が悪化することがありますし，気分障害に対してリーマス（lithium）を投与された子どもの場合は，興奮が増大したり，気分変動が激しくなったりします。刺激薬を投与した場合には多動が悪化し，睡眠薬を投与した場合には眠れなくなる場合があります。7歳のトロイは，神経質，分離不安，および対人的引きこもりを特徴とする重度の不安障害を抱えていました。そこでマイスリー（zolpidem）を2回にわたって単回投与したところ，トロイは他の子どもたちに触り，不適切な場面で笑い，過度にしゃべって騒ぎ，まじめに振舞わなくなりました。つまり，まるで人が変わったようになってしまったのです。2時間後，この脱抑制は軽減し，トロイは現在，Buspar（buspirone）を服用して順調に経過しています。最近のデータでは，ある薬剤で「奇異反応」が発現した場合，同じグループの別の薬剤に対しても50％の確率で似たような反応が起こると示唆されています。

身体反応　親御さんやお子さんには観察できませんが，子どもの体内で起こり，血液や内臓に影響を及ぼす副作用もあります。このため，ときとしてお子さんには身体的なモニタリングを行う必要があります。向精神薬に関して最も一般的に行われる検査は心電図と血液検査です。心電図は多くの場合，薬物療法を開始する前に実施し，試験的服用期間の初期の段階で再度行いますが，それ以後はそれほど頻繁には行いません。トフラニール（imipramine）やdesipramineをはじめとする一部の薬剤は心臓の電気系統をわずかに変化させることがあるので，心電図を行っ

てこうした変化が重度でないことを確認します。赤血球，白血球の産生に影響を及ぼす薬剤もあります。たとえば，テグレトール（carbamazepine）は白血球数に，Clozaril（clozapine）は赤血球と白血球に影響を及ぼします。テグレトールに関しては，白血球数の定期的なモニタリングが勧められます。Clozarilに関しては，1週間か2週間に1度の全血球計算（赤血球と白血球）が必要になります。また，リーマス（lithium）やNeurontin（gabapentin）をはじめとする一部の薬剤を服用した場合にも，血液検査によってモニタリングを行い，腎臓に問題が起きていないことを確認する必要があります。ベタナミン（pemoline）ならびにDepakote（divalproex sodium）を服用している子どもには，基本的な血液検査を定期的に行って肝臓に副作用が生じていないことを確認する必要があります[注4]。また，lithiumを服用している場合には，甲状腺機能検査を時折行って結果を確認する必要があるでしょう。

（注）身体：精神に対しての体のことを指す

うちの子に副作用が出たら，どうすれば良いのでしょうか？

もし可能なら（自信がない場合には医師に尋ねてください），鎮静作用のある薬剤を朝ではなく夜に投与するなど，副作用を抑える対策を講じてください。副作用のせいでお子さんの日常生活や学業に支障が出ている場合，担当医に電話してください。こうした問題に関しては，それぞれの医師に異なる対応の仕方があるので，通常の診察や緊急の事態における連絡のとり方を担当プラクティショナーと話し合っておきましょう。医師と連絡がとれない場合の緊急時対応も考えておくと良いでしょう。私も，気づかぬうちにポケットベルの電池が切れていたということが一度ならずあります。お子さんが他人に危害を加え得るような事態に陥った場合に備えて，別の対策も考えておくことをお勧めします。選択肢と

しては，精神科救急医療センターや病院の救急外来を受診することなどが考えられます．著しいかんしゃくなどの場合に備え，地域の警察の協力などついても担当の医師と話し合っておくべきでしょう．

　問題が生じても，大抵の場合はクリニックの受付，医師のボイスメールまたは電子メールを介して通常のメッセージを残すだけで十分です．親御さんの連絡先と連絡のとれる時間帯を伝えておきましょう．医師から連絡がきたとき，親御さんが電話に出られないということもあるので，簡単な回答で済むのであれば，ボイスメールや留守番電話があなたにとっても有用となるでしょう．極めて緊急を要する状況では，ただちに医師のポケットベルに呼び出しをかけてください．医師からすぐに連絡をもらいたい場合には，お子さんの状態に関する基本的な情報を伝え，電話はいつでもかかる状態にしておきましょう．担当医のかわりに別の医師に連絡しなければならない場合には，お子さんの病歴や治療歴について簡単に説明してください．たとえば，「息子の担当はスペンサー医師です．息子は14歳で，双極性障害です．今，頭のなかで大きな声が聞こえると言っています．抑うつだったので，スペンサー医師の判断で2週間前にZoloft（sertraline）を使った治療を始めたのですが，医師は，興奮が出現するかもしれないと心配していて，症状が出た場合には，すぐに連絡するように話していました」といった具合です．これだけの情報を簡潔に伝えてくれたこの母親のおかげで，私は電話で治療計画の変更について指示を出し，さらに重大な問題を回避することができました．このとき，この子の幻聴はZoloftの投与中止後1日でなくなりました．私はこの母親に，次の日も様子を知らせてくれるようお願いしました．彼女は私の依頼に応じ，ボイスメールに様子を伝えるメッセージを残してくれました．

　私は，患者さんの親御さんに，私が前もって説明していなかった副作用が発現し，心配な場合には，クリニックに電話をするようお願いしています．たとえば，発疹や頭痛，運動チック，悪心，および睡眠障害が現れた場合には，医師に連絡する必要があります．すべての症状が薬剤に関連しているとは限りませんが，簡単に話をするだけでも，医師は薬

剤と副作用との関連性について判断しやすくなります。症状が薬剤に関連したものであると判明した場合には，副作用を解消し，お子さんを楽にするための方法を医師が提案してくれるでしょう。たとえば，薬剤のせいで悪心を起こした子どもの場合，食事の際に服薬することが有益な場合があります。

　息切れ，胸部不快感，激しい興奮，失神，あるいは見当識障害などといった重度の副作用が生じた場合には，たとえ発現頻度が低くても，ただちに担当医に連絡してください。

　何らかの症状が出現したときや，経過が思わしくないために治療計画を改善したいとき，遠慮なく医師に電話をし（よりまれな状況ではポケットベルで呼び出しをかけ），助言を求めてください。薬剤に対して奇異反応（抗不安薬の投与によるパニック発作の発現など）や重大な副作用が生じたとき，またはお子さんが自分自身や他人に危害を加える恐れがあるときには，医師のポケットベルに呼び出しをかける必要があるでしょう。これは親御さんにとってはあまり経験のないことですが，医師はこういったケースを何件も扱っており，薬剤に関連した問題も幅広く経験しているということを覚えておきましょう。

私には今の薬は効いていないように思えるのですが，医師はこのまま続けるようにといいます。この医師の判断は正しいのでしょうか？

　薬剤の試験的な服用にあたって，あまり期待し過ぎないようにし，途中で多少の「アップダウン」があることも覚悟しておくと良いでしょう。医師は水晶玉を持っているわけではないので，どの薬剤がお子さんにとって最も有効で，なおかつ忍容性も良好かを予言することはできません。ですからあなたとお子さんは，様々な薬剤を試みる覚悟を決め，薬物療法という旅路のなかでおそらくは成功と失敗を経験することになるであろうということを理解する必要があります。重要なのは，忍耐強くあること，そして，様々なグループ内あるいはグループ間で異なる薬剤

を系統的に試していくことです。

　不安障害とADHDのために私のもとで治療を受けている11歳のジーンの場合，刺激薬のリタリン（**methylphenidate**）とベタナミン（**pemoline**）ではADHDにほとんど効果がなく，不安障害が悪化しました。desipramineではひどく具合が悪くなり，Effexor（**venlafaxine**）では不安が軽減したかわりに悪心が生じました。Wellbutrin（**bupropion**）は，ADHDの症状には有効でしたが，不安にはほとんど効果を発揮しませんでした。そこで，不安を軽減しようとWellbutrinにセルシン（**diazepam**）を追加したところ，脱抑制（舞い上がったような行動）がみられました。Buspar（**buspirone**）は不安に何の効果も及ぼしませんでした。最終的にノリトレン（**nortriptyline**）を投与したところ，ようやく不安がはっきりと軽減し，ごくわずかではありますが，ADHDにも改善がみられました。ADHDの症状をさらに抑えるため，Dexedrine（**dextroamphetamine**）を追加しました。ジーンもジーンの母親も，5カ月という長期に及んだ試験期間の間，辛抱強く耐えてくれました。その甲斐があって，現在ジーンは大きな改善をみせています。

　薬剤を試した結果失敗に終わったとしても，辛抱し，どの薬剤がお子さんにとって効果的かを探し続けることにはそれだけの価値があるのだという考え方を心がけましょう。担当の医師が，あなたと同じような考え方を共有していることを確認するのも重要でしょう。

薬をすでに3種類も試したのですが，ひどい副作用があるばかりで，良い結果はほとんど得られていません。そろそろ薬物療法以外の治療法を試してみてもいいのではないでしょうか？

　薬剤を何種類も試してみたのに依然として反応が得られない場合には，状況を慎重に評価し直す必要があります。まずは，親御さんと医師の双方が当初の診断の仮説に今でも納得しているかどうか確認しましょう。お子さんの症状に変化があったり，新たな症状が現れているようであれ

ば，再評価を行ったほうが良いでしょう。次に，関与の可能性があるストレス刺激はないか，お子さんは服薬を遵守しているか，治療の妨げとなるような身体的問題はないか，などを確認してください。

　これまでに試した薬剤とその結果を徹底的に見直すことも必要でしょう。試験的服用について記録を残しておき，最高用量，結果，主な副作用などを記載しておけば，それまで検討していなかった薬剤のグループ（刺激薬など）や特定の薬剤（リボトリール／ランドセン〔clonazepam〕とワイパックス〔lorazepam〕のどちらが有効か）を，医師と一緒に見つけることができます。いまだに試していないと思われる薬剤があったら，遠慮せずに提案してみてください。私も，親御さんに特定の薬剤を試して欲しいと頼まれることがあります。知り合いの子どもがその薬剤に反応したというのがその理由なのですが，選ばれた薬剤が論理的に考えて私が次に選択したであろうものとは異なっていても，子どもさんが良好な反応を示したということが一度ならずあります。

　一方，ときとして，試験的服用をしばらくの間中止するよう勧めることがあります。消耗してしまうような副作用，たとえば有痛性の発疹や心配になるようなパニック発作を経験した後では，子どもさんと両親が試験的服用の継続を躊躇するのも無理はありません。残念ながら，お子さんに最も合う向精神薬を見つけるには試行錯誤を重ねるしかないのが現状です。ですから，この場合，子どもさんと親御さんが試験的服用を行うだけの信頼感を取り戻すまで，しばらく休むことが一番でしょう。

これまでは今の医師と良い関係でいたのですが，うちの子に合った薬が見つからないので，皆，とてもいらいらしています。別の医師を探し始めた方が良いでしょうか？

　緊急事態においても，薬剤の試験的な服用で不成功が続くときにも，多くの場合，親御さんと担当医との関係が試されることになります。この間，担当医と良好なコミュニケーションを保つことが大切なことは明らかです。人生の大抵の問題に共通していえることですが，その状況に

対するフラストレーションを担当医に伝える場合，ご自身の心の健康を維持する上でも，コミュニケーションの回路を閉ざさないようにする上でも，ユーモアのセンスを失わないようにすることが有益といえるでしょう。

　現在の状況に対して，怒りやいらだち，もどかしさを感じられていることでしょう。けれども，医師が親御さんの話に耳を傾け，論理的に妥当な薬剤を系統的に，正当な方法で試みてきたのであれば，お子さんが治療に反応を示していないからといって，その医師を責めないようにしてください。医師も人間ですから，患者さんや家族の方々と同じような感情や失望を味わいます。私は，治療に反応しない子どもさんのことを試練であると考えるようにしていますが，ときに，むしろ重荷であると感じてしまう日もあります。医師は，何が起きているのかを自覚しないまま，子どもの治療成果が不良なことを患者さんのせいにしたり，家族のせいにしたりしてしまうことがあります。また，無意識のうちに患者さんのニーズに応じなくなったり，必要な力を貸してくれなくなったりすることもあります。セカンド・オピニオンを検討すべき状況については，118〜120ページを参照ください。

　私が8歳のロバートを診察したとき，彼の両親は，担当の小児科医から「率直な」話をされ，ADHDに対する従来の治療薬で良好な反応が得られないのは両親の責任であると告げられていました。その理由は，両親が現在の状況を真剣に受け止めていないというものでした。どうやら，両親はロバートの衝動性について冗談を言ったり，彼が上の空になりやすいことについて（「メイおばさんにそっくり」などと言って）自由に口にしたりする習慣があったようでした。ロバートも冗談を返し，自分は本当はかなり頭が良いのだけれど，クラスのみんなの悩みも理解していたほうが大人になったときに優れた校長先生になれる，などと言っていました。実は，ロバートの家族は皆真剣に治療に取り組んでおり，ユーモアという非常に健全な心理的防衛を行っていただけなのでした。ADHDの症状が続いていることも認識していましたが，ロバートの自己肯定感を傷つける（あるいは彼が自分を責めるのを放っておく）よりも，

問題症状のことをより間接的に指摘する方法を選んでいたのです。このケースに関しては，より重大な問題を抱えているのは医師のほうでした。この医師は，ロバートが治療に反応しないことでフラストレーションと怒りを感じ，傷ついていたのです。ロバートは最終的にはかなり良好な反応を示しました。組み合わせた治療薬は，高血圧治療薬，抗うつ薬，そして…ユーモアでした。

（注）高血圧治療薬：血圧を下げるために使用されるグループの薬剤。ADHDやトゥレット障害をはじめとする一部の精神疾患に対しても有効性が認められている

　お子さんの担当医がこういった態度をとったら，可能な限り，話し合うようにしましょう。お子さんにとって有益な治療法が見つかるよう，担当医の力になるべくチームの一員として努力するつもりでいると言葉にして伝えれば，協力し合って行く上で必要な意欲を医師に与えることができるかもしれません。試験的な服用の期間中，必ず予約時間をしっかり守るようにし，あなたと医師の双方が感じているフラストレーションと無力感を認めてしまうことによっても，チームの一員として力になることができます。
　しかしながら，プラクティショナーが提供するケアのレベルに満足していないのであれば，もちろん，現在行われている治療に関して別の意見を求めるべきです。米国では，子どもさんの治療に関して保健維持機構や管理の厳しいマネージド・ケアを利用しているという親御さんのなかにも，指定医師以外の医師に診察を依頼する方が増えています。保険会社ではなく子どもの利益を最優先に治療が行われていることを確認するためです。セカンド・オピニオンを求めるほか，お子さんを担当している臨床心理士で，薬剤に関して知識も経験もあるという方の考えを聞いてみると良いでしょう。

治療に反応を示さない子どもの診察は，的を絞って行う必要があります。この際，薬剤の服用歴の検討，学業面での状況の把握，家族関係や心理的状態の評価などを行います。最も効率的に話を進めるために，この診察で調べてもらいたい具体的な疑問点を紙などに書いておくことをお勧めします。より詳しく質問した方が良いと思われる点としては，何が問題なのか，お子さんの疾患の典型的な経過はどういったものなのか，どのような治療法が最も有効なのか，次やその次にはどの薬剤を試すのか，依然としてお子さんの症状が改善しない場合には，経過を診てもらうのにいつ来院したらいいか，などでしょう。

1年かかって4種類の薬を試した結果，ようやく効果的な治療計画が決まり，この2年間はすべてがかなり順調だったのですが，今，薬を服用しているにも関わらず，息子がまた症状をぶり返してきています。どうしてなのでしょう？

効果が失われる最も一般的な原因は，薬剤に対して耐性を生じていること，または子どもが成長したために用量を増量する必要があることです。効果が突然失われるその他の理由としては，服薬不遵守，別の薬剤を併用したことによる相互作用，両親の離別などといった環境的なストレス刺激，薬剤の不良ロット，ジェネリック医薬品への切り替えなどが考えられます。

子どもたちが薬剤に対して反応しなくなることを説明するはっきりとした理由は不明ですが，これに関しては主に3つの仮説があります。それは，（1）神経間連絡に微妙な変化が生じ，脳が薬剤に適応してしまっている，（2）脳に実際に到達する薬剤の量に変化が起きている，および（3）子どもが別の疾患を併発した，というものです。

お子さんの疾患の症状が次第に活発になってきたというときは，常に警戒警報です。子どもはときに，根本の疾患に対しては十分に積極的な治療を行っているというのに，対人的な場面で行動化をしたり，学校で成績不良になったり，一時的なものとは思えない不機嫌をぶつけてきた

りします。こういった場合，環境を変えるか（転校するなど），さらに別のセラピーを受けることを検討したほうがいいでしょう。米国におけるセラピーには，個人精神療法，集団精神療法，ビッグブラザープログラム，キャンプなどの手段があります。どこに連絡すればいいのかについては，医師が教えてくれるでしょう。

息子の薬物療法を始めて1年になりますが，非常に調子が良いので，もう薬は必要ないのではないかと思い始めました。服用をやめさせてもいいでしょうか？

医師との相談なしに服薬をやめさせるのは，いい考えとはいえません。薬剤によっては徐々に量を減らしていく必要がありますし（第3部で該当する章を参照してください），医師が現段階で離薬を試みることに反対する可能性もあるからです。向精神薬は，精神疾患や心理的問題を治すわけではありません。一方，一部の疾患は，一部の子どもたちにおいて「自己復元性」があることがわかっています。このことが，定期的に用量を漸減したり，服薬を中止したりして薬物療法の必要性を再確認する理由の1つです。お子さんが長期間にわたって症状を発現していないというときには，用量を漸減することを考えるべきですが，それは医師が判断することです。14歳のマリアの場合，うつ病に対してCelexa (citalopram) 1日20mgを1年半にわたり服用していて，調子が良かったので用量を漸減してみることにしました。まずは1日あたりの用量を10mgに減らし，続く2カ月間の間，注意深い観察を行いました。その後，10mgを1日おきに服用させて，やはり2カ月にわたって観察しました。症状が再発しないのをみて，Celexaの投与を完全にやめました。2年間経過を観察しましたが，マリアは非常に元気にしています。

（注）自己復元性：正常な機能へと自然に戻ること

残念ながら，大抵の精神疾患において，薬剤の効果は，服用しているときにだけみられ，服薬をやめた場合ほとんど持続しません。

新しく服用し始めた薬のおかげで，娘の病状は誰の目から見ても明らかに改善したというのに，どういうわけか本人は機会があるたびに服用を避けようとします。なぜなのでしょう？

　ハーバード大学医学部精神医学教授である Ross Baldessarini 博士は，薬剤が血液に入るのを妨げる最も重大な要因は患者さんが薬剤を服用しないことである，と説いています。児童期や青年期の子どもたちが服薬を拒否するのには，様々な理由があります。年少の子どもさんの場合，最も多い理由は副作用です。幼い子どもは通常，腹痛や頭痛が生じることを親御さんに知らせるかわりに服薬を拒否するのです。このほか，薬剤の味が嫌いだったり，のどに詰まる（これは非常に不快な感覚です！）と不満を言ったりすることもあるでしょう。この場合，小粒のミントタブレットなど安全なものを使って飲み込む練習をさせるという方法が考えられます。別の剤型（細粒剤やチュアブル剤）または別の用法（カプセルを開けるなど）はないか薬剤師に相談することは，こういった問題の多くを解決する上で有益です。一部の薬剤に関しては，新しい剤型のものがあり，子どもが飲みやすいよう工夫がなされています。このことに関するさらなる情報については，第 2 部と第 3 部を参照ください。アップルソースに混ぜなければお子さんが薬剤を飲んでくれず，薬剤師がそうしても問題ないというのであれば，どうぞそのようにしてください。あくまでも錠剤を飲ませようと頑張る必要はありません。ただし，服薬の方法を変える前に，専門家に相談するようにしてください。たとえば，持続放出性製剤を噛んではいけません。

　服薬をやめた理由を子どもに訊いてみると，「変な気分になった」という答えが返ってくることが多くあります。ですから，副作用と決めつける前に，お子さんが訴えている症状が単に期待どおりの効果ではないか確認するようにしましょう。

子どもによっては，特に学校などで薬剤を服用することが恥ずかしいために服薬をやめてしまうことがあります。薬剤を服用しなければならない理由について，お子さんと話し合うことが役に立つかもしれません。長時間作用型製剤を服用することはできないか，担当の医師に訊いてみてもいいでしょう。たとえば，Dexedrine（dextroamphetamine）の錠剤のかわりにスパンスル型カプセルにするのです。そうすれば，学校で服用する必要がなくなります。

　このほか，薬剤を服用したらどうなるのかが不安な子どもたちもいます。こうした子どもたちにはしばしば，処方された薬剤と違法薬物との違いを説明してあげる必要があります。こういった場合には，子どもの不安を直接解決し，副作用を抑えると，多くの場合，服薬遵守がそれほど不良になることはありません。

うちには10代の息子がいるのですが，薬を飲むと自分が「普通」ではないことを思い出すといって，薬を服用してくれません。どうしたら薬を服用してくれるでしょう？

　大人と同様，児童期や青年期の子どもたちも自分の体や心が正常かどうか心配します。こうした子どもたちにとって大切なのは，子どもたちの抱える問題が治療可能であること，子どもたちがそうした問題を引き起こしたわけではないこと，何か悪いことをしたから，あるいは道徳的な弱さがあるから問題がおこったのではないということ，（一般的には）知的な遅れがあるわけではないこと，そして単純に，子どもたち自身のせいではないということを理解することです。薬剤は，脳の化学的状態を再調整し，疾患の症状を解消または管理するのに役立ちます。

　こうした事実をお子さんに理解させることができれば，それは素晴らしいことです。けれども，他人の助けが必要なこともあります。そうした場合，遠慮せずに協力を求めましょう。薬剤を服用することへの抵抗は医療において非常に多く遭遇する問題なので，お子さんの担当プラクティショナーが対応してくれるはずです。多くの場合，この問題は自ら

の対応をどうコントロールするか，ということにかかっています。つまり，お子さんは親が「強制的に」服薬させようとしていると感じるかもしれず，この場合，親御さんが何をどう説明しようと説得力がないのです。もしも息子さんが，親が「病気だ」あるいは「異常だ」という目で見るから薬を飲まなければいけないのだと信じているようなそぶりを一度でも見せたら，処方した医師か臨床心理士に相談してください。

私はときに，青年期の子どもの場合，たとえ早すぎると感じられるときでも，ともに相談の上，用量を徐々に減らすことに同意することがあります。ただし，症状が再発した場合には服薬を再開するとお互いに納得した上でのことです。

お子さんが疾患のことを恥ずかしく思っていることが問題なのであれば，同じような問題を抱えた多くの人たちのことを例に挙げて励ましてあげるといいでしょう。親しい友人や親戚のことを引き合いに出してもいいですし，ときに，同じ疾患をもちながらも人生で成功を収めた著名人などを例に出すとさらに効果的なことがあります。お子さんの疾患に関するウェブサイトや親御さん向けの本をみれば，しばしばこうした著名人に関することが書かれています。

うちの娘は10代ですが，薬物療法について責任をもたせるべきでしょうか？　それとも親が責任をもつべきでしょうか？

お子さんが18歳になるまでは，親御さんあるいは保護者が薬剤の管理について責任を持つべきです。お子さんが一定の年齢になっても責任を分担してはいけないという意味ではありませんが，娘さんの健康について，最終的にはやはり親御さんに責任があります。薬を保管し，毎日，その日の分量を服用させるようにしてください。

多くの薬剤は，過量服用した場合に致死的となり得るので，子どもたちの手の届かない安全な場所に保管してください。きょうだいなどが色鮮やかな丸剤や錠剤をキャンディーと間違えて服用してしまう可能性があるからです。悲しいことに，過量服用や薬剤による死亡事故の多くは，

患者さん本人ではなく，誤って服薬したか，自殺を図ろうと考えたきょうだいに起きています。両親の薬剤に手を出す子どもたちも多くいます。薬剤を誤用する恐れのある子ども，たとえば物質乱用や自殺念慮のある子どもの場合，薬を慎重に保管し，中身を確認して使用状況を把握しておく必要があります。セルシン（diazepam）と似た特性の薬剤（ベンゾジアゼピン系薬剤）や刺激薬など，乱用の可能性がある薬剤に関しては，慎重に服用させ，安全な場所に保管する必要があります（薬棚への保管は避けましょう）。鍵のかかる引出しや戸棚に子どもの薬剤を保管している親御さんもいます。興味深いことに，薬剤を乱用するのは通常，処方された本人ではなく，友人やそのまた友人です。それでもなお，他人に処方されたリタリン（methylphenidate）やAdderall（アンフェタミン系薬剤）などの薬剤を試しに服用したことがあるという高校生は1％に満たないことが最近の米国における調査で明らかになっており，そのほとんどは1回のみ，経口的に服薬したというものでした。大抵の薬剤についていえることですが，刺激薬には乱用の危険性があります。この危険性は，ベタナミン（pemoline）で最も低く，リタリンで中程度であり，Desoxyn（methamphetamine）で最も高いといわれています。持続放出性の刺激薬の場合，乱用の危険性は極めて低いでしょう。

息子の刺激薬を家に置いておくのは心配なのですが，誰も誤用しないようにする最良の方法は何でしょうか？

　一番の安全対策は，たった今述べたように，お子さんが何歳であろうと，服用中のすべての向精神薬に監視の目を光らせることです。また，薬剤が手の届くところにある限り，過量服用の心配があるのは当然のことなのですから，適切な保管も，親御さんによる監視と同様に重要となります。薬剤はすべて，両親以外には手の届かない場所，できれば専用の戸棚などに鍵をかけて保管してください。三環系抗うつ薬（desipramineやトフラニール〔imipramine〕など），リーマス（lithium），テグレトール（carbamazepine），Depakote（divalproex sodium），カ

タプレス（clonidine）などの薬剤は，過量服用すると非常に危険な場合があります。古くなった，あるいは効果がなかった向精神薬は，速やかに処分する必要があります。

　先にも述べたように，過量服用は多くの場合事故によるもので，処方された本人以外の人に起きています。しかしながら，もしもお子さんが抑うつ状態にあり，薬剤を誤用する恐れがある場合には，医師に相談して1週間分の処方にしてもらい，万が一過量服用してしまった場合でも致死性が比較的低い薬剤（Prozac〔fluoxetine〕，Zoloft〔sertraline〕，ルボックス／デプロメール〔fluvoxamine〕，Celexa〔citalopram〕，Lexapro〔escitalopram〕，Wellbutrin〔bupropion〕など）を処方してもらうようにしてください。

薬物療法を続けるなかで，実際に薬を服用すること以外にうちの子がすべきことは何かありますか？

　診断のための評価から服薬に関する指示の遵守，そして薬剤の効果の観察にいたるまで，お子さんの治療への積極的な参加を奨励すべきです。また，副作用を自覚し，報告できるように，症状について説明する必要もあります。

　このほか，疾患があっても，学業面，社会面，対人関係面，そして行動面におけるスキルを身につけるべく努力するよう，励ます必要があるでしょう。私は子どもたちたちに，「リタリンの錠剤が勝手に机に飛び乗って，君の代わりに宿題をやってくれているところなんて見たことがないよ」と冗談を言っています。また，症状の改善が単純に薬剤そのもののおかげであるなどと考えないことが非常に大切です。家族や学校の職員が「この1週間とってもいい子だったところをみると，ちゃんとお薬を飲んでいるんだね」などと言わないよう，注意してあげてください。むしろ，薬剤が治療計画全体の一部に過ぎないということを強調し，お子さん自身が懸命に最善を尽くしていることを理解している，としっかり本人に伝えてあげてください。薬剤は単に，お子さんが最も良い状態

でいるのを助けるに過ぎないのです。

　子どもたちは，思春期に入るにつれ，薬剤について一層抵抗を感じるようになります（これは自然なことです）。服薬遵守を高めるために，お子さんが自分自身の状態および薬剤の有効作用と副作用について処方医にきちんと話しているか確認するようにしてください。青年期の子どもは，薬剤が本当に必要なのかを確かめるため，試しに服薬をやめたいと言い出すことがよくあります。こういった場合，用量を徐々に減らして行き，症状が再発した場合には服用を再開すると約束することで，通常は問題なく対応できます。私は，慎重に行えば，こういった機会はティーンエイジャーが自分自身の病状のケアに責任を持つということを学ぶ貴重なきっかけになると考えるようになりました。

休薬期間とは何ですか？

　休薬期間とは，服薬を中止する期間のことです（通常1カ月～3カ月）。ADHDでは子どもの学業成績が主に影響を受け，不安障害では主なストレスが学期の間に起こるので，これらの障害の場合，休薬は一般的に夏の間に行います。休薬期間をおく目的は，薬剤による全体的な負担を軽減することであり，これによって子どもたちは，薬剤の使用が原因と思われる問題について「遅れを取り戻す」と考えられています。たとえば，多くの子どもたちは夏の間リタリン（**methylphenidate**）の服用をやめて食欲が増すようにし，体重がきちんと増えるようにします。ただし，幅広い症状があり，友人関係や家庭内で相当の困難を伴う児童や青年の場合，休薬期間を設けることはほとんどのケースにおいて適切とはいえません。

子どもに入院が必要なとき

　薬物療法を受けている一部の子どもには，根底にあるその疾患の性質上，さらに入院が必要となります。入院することになるのは多くの場合，疾患の症状が重度であり，薬剤では病状を抑制しきれないときであると知っておくことは大切でしょう。こういった状況について，親御さんたちは当然ながら不安を抱いており，いつ，なぜ，どういったかたちで入院が必要になるのかについて多くの質問をされます。現在，子どもたちは以前よりもずっと早い段階で退院させられるようになっているので（米国における典型的な入院期間は1週間です），親や家族は症状の重い子どもに対処しなければならず，外来での診療に加え，カウンセラーや学校での対応によってまだかなり不安定な子どもを管理しなければならない状況になっています。

　米国では入院率の低下に伴い，（病院よりも規制の少ない環境で日中にケアを提供する）デイ・ケア施設の利用率が増加しました。このことが親御さんやお子さんにとって意味するところは，お子さんが退院するのであれば，家での監視が必要になるので，別に補助を頼むか，時間に余裕をもてるよう準備したほうがいいということです。私のところに来ている親御さんの多くは，家族医療休暇法のもと，職場と話し合って妥当な解決策を見つけています（家族医療休暇法の詳細については，米国労働省のウェブサイト www.dol.gov/esa/whd/fmla を参照してください）。

子どもを入院させる理由は何なのですか？

　プラクティショナーは，いくつかの要因に基づいて入院が必要であると判断します。私は，子どもが自分自身を傷つけたり

（自殺念慮など）や他人を傷つけたりする（きょうだい，親，あるいは友だちに危害を加える危険性など）恐れがある場合に最も危険性を感じます。子どもを入院させるその他の理由としては，病状の急激な悪化，家庭あるいは地域における安全に管理を行うための制度や施設の不足，薬剤による重篤な副作用，病状不安定な摂食障害，外来では実施できないさらなる包括的評価の必要性（たとえば，てんかん発作に類似した「偽発作」の評価が必要な場合）などがあります。

私の目から見て入院が必要であると感じられた場合には，どうしたらいいでしょう？

　お子さんを入院させる方法は地域によって異なりますが，お子さんの病状が心配であるときには担当プラクティショナーに連絡するのが一般的です。お子さんが突然コントロール不能になったり，自分自身や他人に危害を加えかねない状態になったりした場合，親御さんは，最も近くにある救急外来または地域の精神科救急医療センターにお子さんを連れて行くことになるかもしれません。お子さんが抵抗したら，所轄の警察に連絡をとったり，救急車を呼んだりして，最も近くにある医療機関などに連れて行ってもらうことを真剣に考えた方がいいでしょう（日本でも，都道府県単位で精神科救急医療システムが整備され，緊急的な入院医療の提供などに対応していますが，児童精神科領域での対応はほとんど行われていないのが実情です。お子さんが入院が必要と思われるような状態になったら，まずは主治医に相談し，適切な医療機関の紹介を受けてください）。

病院に着いたら何をするのですか？

　精神科救急医療センターや救急外来では，入院の必要性につ

いて評価します。自分自身や他人に危害を加える恐れがあると判断された場合には、プラクティショナーは精神科病院または精神科救急医療センターの精神科病床にお子さんを入院させます。このとき、まずは通常3日間入院してもらい、この間、病院側はお子さんのケアにあたっている専門家と協力して入院継続の必要性について検討します。あなたは、入院手続きの際、お子さんを精神科病棟に入院させる旨を記した書類に自由意思によって署名するよう求められます。このほか、評価が終了し、精神科病院に移るまではお子さんに付き添うべきでしょう。病院に移ったことによる環境変化にお子さんが慣れるようサポートしてやり、入院先の医療チームに貴重な情報を提供してあげることが、非常に重要になるでしょう[注5]。

精神科への入院費は保険でカバーされるのでしょうか？

　米国では保険会社にもよりますが、入院費が保険で支払われるかどうかについては、入院先の病院に移る前に評価担当チームと一緒に検討する必要があります。また、お子さんが入院する病院は、加入先の保険会社やベッドの空き状況によって決まる場合があります。保険会社が入院費の支払いを拒否した場合、個人的に支払うか、お子さんを州立施設に入院させるという方法が考えられます。マネージド・ケア保険会社の審査員がお子さんの入院を認めた場合、病院側は入院継続の必要性を示す証拠を提示することになります。病院およびマネージド・ケア保険会社の双方と連絡を取りながら、お子さんの入院状況を把握することをお勧めします。保険会社が承諾した入院期間に病院側または親御さんが納得できないという場合には、利用可能な要請手続きをとりましょう[注6]。

うちの子はいつまで入院しなくてはならないのですか？

　お子さんの病状，お子さんやご家族による入院中の指示などの遵守度，外来診療施設の充実度，および病院によって入院期間は異なります。米国では，私が研修を受けていた1990年代の初め，青少年の入院期間は多くの場合1～2カ月でしたが，最近の平均入院期間は1～3週間になっています。また，入院体制での集中管理からデイ・ケア診療へと移ることもあります。デイ・ケアの場合，夜と週末は自宅で過ごしてもらいますが，日中は病院に来てもらうことになります。お子さんをどういったアプローチでケアするかについての具体的な事柄は，どういった治療サービスが利用できるか，外来担当医はどういった提案をしているか，お子さんの加入している保険会社は量的および質的にどこまでのケアを保証してくれるか，といったことに基づいて決定します。

病院は，うちの子の病状が悪化した原因を突き止められるでしょうか？

　お子さんの入院は，安全な環境にいながら，初めて，あるいは改めて状況を包括的に把握する機会になります。たとえば私は，ケースによっては患者さんの診断と現在の薬物療法について別個に評価を依頼することがあります。また，入院という機会を利用して薬剤の試験的服用を開始することも多くあります。この間，子どもさんは安全な環境にいますし，行動面や身体面で問題が起きていないか注意深く観察することができるからです。

入院を子どもにとって効果的なものにするには，どうすればいいでしょうか？

　お子さんの治療がスムーズに進むよう，入院先の医療チームが外来を担当していた医療のチームと連絡を取り合っていることを確認しましょう。親御さんや家族と話し合いが必要というときには参加し，質問されたら，お子さんについて情報を提供しましょう。このほか，玩具や食べ物の持ち込み，面会，電話連絡などに関する病院の方針もきちんと把握しておきましょう。

どうしたらこのひどい罪悪感から解放されるでしょうか？

　感情の嵐に見舞われることは覚悟しておきましょう。子どもを入院させるとき，それまで味わったことのないような葛藤を経験することになるでしょう。けれども，お子さんに自殺の危険性があるのなら，その危険性を真剣に受け止め，お子さんを守るための行動をとったことは正しいことなのだと知ることがまず何よりも重要です。親御さんによっては，おそらくものごとの現実を直視できないがために，子どもが注意を惹こうとしているだけだと考え，自殺企図におよばないよう子どもを説得しようなどとする方もいらっしゃいます。こういった状況では専門家のアドバイスが必要であり，緊急を要する可能性があるので，病院に助けを求めるのが適切でしょう。

　突然の出来事から入院が決まってしまったことによる不安に加え，親御さんはしばしば罪悪感，分離不安，そして無力感（コントロールを失った感覚）にも苛まれるようです。お子さんが入院している間，怒り，悲しみ，不安，喪失感を感じたとしても驚かないでください。患者さんの親御さんたちの話をきくと，この間，友人や家族からのサポートに助けられるようです。親御さんたちはまた，自分自身のセラピストや子どもの臨床心理

士に会ったり，病院に勤務するソーシャルワーカーに話をしたりすると，有益な情報が得られ，安心することができ，サポートが得られると報告しています。このほか，他の子どもたちの面倒もみなければならないことがさらなるストレスになるとも話しています。この間，心配を抱えたままで面会に通い，さまざまなシステム（保険会社や学校など）とやりとりを交わし，お子さんが退院したときの準備を整えなければならないからです。ただ，ご自身の不安を不必要にシステムにぶつけないようにしましょう。お子さんの治療全般において十分な協力をしてくれない，心ない人が大勢いることもしばしばですが，ご自身のエネルギーを建設的に使い，お子さんのための総合的な対応体制を新たに整えてあげてください。要約すると，入院とは，努力と辛抱を要しますが，お子さんの治療に効果的に役立てることのできるプロセスであるといえます。

第 2 部

児童期に一般的にみられる精神疾患

　第2部では，児童や青年に最も一般的にみられる情緒面，行動面，および発達面の障害について説明します。子どもは皆それぞれに違いますし，複数の疾患が併存していることも非常に多いので，お子さんがここで紹介するカテゴリーにぴったりと当てはまらないということも多々あるでしょう。しかしながら，診断を下す際に，種々の症状や行動様式をまとめたこれらの要約が役に立つかもしれません。本書に述べられている疾患の特徴は，親御さんの目から見たお子さんの様子や担当プラクティショナーによる報告の内容と一致しますか？　一致しないようなら，ここで読む内容は，親御さんが医師に対する質問を練る上で役に立つでしょう。そうした質問により，評価の軌道修正が行われ，診断を正確に予測することができるようになります。

　また，お子さんの行動に変化がみられたり，他の症状に気づいたりし

たとき，第2部を読み直してみるといいでしょう．別の問題が新たに生じてきているのでしょうか？ それともそうした徴候は，その疾患をもつ子どもがお子さんの年齢に達したときに示す典型的なものなのでしょうか？ その疾患ではどういった経過が予想されるのでしょうか？

　続く章では，基本的な情報をまとめてあります．こうした情報は，医師と話し合いを続けて行く上でのたたき台となるはずです．こうした話し合いがあれば，お子さんは確実に適切なケアを継続して受けられるでしょう．各章において，症状の説明と，種々の症候群が実際の子どもにおいてどのように現れるかといういくつかの例を述べたほか，神経学的な原因およびその他の生物学的原因について現在までにわかっていることを紹介してあります．各疾患に関する説明に続き，一部の薬剤による副作用の対処法を含めた現在の治療法およびその根拠についての情報を記載しました．治療に使用される薬剤についての詳細な解説については，第3部を参照ください．

第 5 章

注意の障害と破壊的な行動に
特徴づけられた障害

注意欠陥／多動性障害

　注意欠陥／多動性障害（ADHD）は，小児科医，家庭医，神経科医，および精神科医が児童において最も一般的に遭遇する精神疾患です。学齢期の児童の 5 〜 9% に認められ，このうち少なくとも 70% においては青年期に入っても症状が持続します。ADHD の子どもの約半数が，大人になってもこの疾患を抱えています。多動と衝動性は年齢と共に軽減する傾向にありますが，注意の障害は持続します。

疾　　患

　児童期における多動症，微細脳機能障害，注意欠陥障害（ADD），多動を伴う注意欠陥障害（ADDH），多動を伴う，または伴わない注意欠陥障害などは基本的に同じ症候群に属しますが，これらについてこれまで耳にされたことがあるかもしれません。今日この疾患は，DSM-IV-TR（101 〜 102 ページを参照）の定義に基づき，総称して ADHD として知られています。ADHD の特徴的な症状は，不注意，注意転導性，衝動性，そしてしばしば多動であり，その程度がすべて，その子の発達段階に不相応と考えられるというものです。つまり，4 歳の子どもが「じっと座っていられない」からといって，必ずしも ADHD が疑われることはありませんが，12 歳の子どもがこれと同じ問題を抱えていたら，

ADHDの疑いがあるということです。このほか，ADHDの子どもたちは通常，欲求不満耐性が低く，活動を頻繁に変え，すぐに退屈し，ものごとを順序立てて行うことができないほか，しょっちゅう空想にふけります。ADHDの子どもには，通常と異なる感情，思考および行動がみられるので，ADHDは情緒面，認知面，および行動上の障害として知られています。

ADHDの症状は通常は多岐にわたることが多く，様々な状況において何カ月にもわたり発現しますが，その症状がすべて現れるとは限りませんし，またあらゆる状況でみられるとも限りません。たとえば，主に不注意なことが問題である子どもの場合，学校にいるときや宿題を終わらせなければならないときには困難を呈しますが，友人や家族とはほとんどトラブルを起こしません。多動や衝動性の症状がより著しい子どもの場合，学校では比較的調子が良くても，家庭および指示や規制の少ない場所では困難を示すことがあります。ADHDの症状は，学業，行動全般，および社会生活や対人関係の妨げとなると考えられます。しかしながら，症状はその子どもや環境の違いによって異なるので，診断は必ずしも容易ではありません。このことは，不注意が主症状である場合に特にいえることです。

15歳のスティーブを例にみてみましょう。スティーブの場合，成績がどんどん下がり，宿題を終わらせるのに極端に長時間を要するようになり，次第にフラストレーションがたまって落ち込むようになっていました。認知（思考能力）を調べる心理検査では，スティーブの知能が平均以上であり，学習障害もないことが明らかになりました。そこで，評価を一通り行ったところ，スティーブがきわめて不注意で気のそれやすいこと，課題を遂行できないこと，非常に頻繁に空想にふけっていることがようやく明らかになりました。徐放性のリタリン（**methylphenidate**）20mgを朝に服用させたところ，不注意が改善し，学校での成績も上がりました。続く数カ月の間にスティーブの自己肯定感は高まり，フラストレーションも軽減される結果となりました。

多動という非常に目立つ症状が現れていない場合，ADHDであると気

づくまでいろいろと調べなくてはならない場合がありますが、スティーブが示したような症状を両親やその他の大人が無視しないことがこの上なく重要になります。ADHDに対して治療を受けなかった子どもたちの多くは、ADHDのせいで起こる問題のために元気をなくし、勇気をくじかれるだけでなく、二次的な障害も発症するのです。

ADHDでは、反抗挑戦性障害と行為障害を頻繁に合併することが研究によって示されています（それぞれ40〜60%および10〜20%のケースで合併します）。最近の研究では、気分障害（うつ病と双極性障害、10〜20%）と不安障害（35%）も合併することが示されています。学習障害は、ADHDがある子どもたちの3分の1において併存するようです。ですから、ADHDの子どもでは常に学習障害も疑うべきです。お子さんが読字、書字、あるいは算数など特定の学業領域において特殊な学業上の困難さを抱えている場合には、さらなる評価を必ず受けるようにしてください。学校や小児科医が評価の可能な機関への紹介状を書いてくれるはずです。

ほとんどの基礎研究において、ADHDが神経伝達物質であるドーパミンとノルアドレナリンの異常に関係しているとの結果が得られています（一方、おそらく本などでよくご存知のもう1つの神経伝達物質、セロトニンには異常がありません）。ADHDについて、神経精神疾患という呼び方をすることがあるのはこのためです。これらの化学物質が脳の特定の領域で不足していると考えられるのです。

ごく最近、ADHDに関連していると思われる別の脳内神経化学物質が研究者たちの注目を集めています。その神経化学物質とは、具体的にはアセチルコリンとニコチンで、両化合物とも「コリン作動系」と呼ばれる神経伝達物質のファミリーに属しています。これら神経伝達物質は、注意と記憶の中枢など、ADHDに関連した脳の領域に高濃度で存在しています。興味深いことに、コリン作動系神経伝達物質のファミリーに関する多くの研究で、以下のような知見が得られています。すなわち、ADHDの児童、青年、および成人では、喫煙率が通常の人の2倍だということ、妊娠中の母親の喫煙が、誕生する子どもにとってADHDのリス

ク因子になり得るということ，そして，成人における記憶障害（アルツハイマー病）の治療にコリン作動薬が有効であるということ，です。コリン作動系に作用する薬剤についての研究は，現在，ADHDの患者さんを対象に進行中です。一部の研究結果が示唆するところによると，アルツハイマー病の患者さんの思考過程を改善する薬剤（Reminyl〔galantamine〕など）は，ものごとの計画・整理など，ADHDにおける特定の思考過程も改善させます。

　研究で使用される脳イメージングによって，ADHDの患者さんでは通常，脳の特定の部分が他の人と異なっていることが明らかとなりました。そうした部分には，前頭葉，ドーパミンが豊富に存在する線条体，注意・情動・記憶に関連した帯状回，および脳葉の最大の連絡線維である脳梁があります。神経心理学の分野で発見されたことが，脳画像によって実際に確認されています。つまり，これらの領域は，注意，覚醒，そして注意転導性に関係していたのです。本書の初版の出版以降も研究は幾年にもわたり続けられ，ADHDの遺伝学的基盤についても多くのことが明らかにされ始めています。たとえば，ADHDの子どもたちでは，遺伝子に数種類のタイプの異常があることが明らかとなっており，こうした異常は，神経間連絡に微かではあるものの重大な問題を引き起こします。

　ADHDに神経学的な原因があるとはいえ，脳活動の検査や脳イメージング，たとえば脳波検査（EEG），脳電気活動マッピングすなわちBEAM（より手の込んだ脳波検査），単一光子放射型コンピュータ断層撮影，すなわちSPECT（脳血流の検査）などは，ADHDの診断において信頼性が高い，あるいは確実であるとは考えられていません。血液検査も同様です。現在のところ，問題のそれまでの経過を総合的に聴取することが，疾患を特定する上で依然として最も確実な方法となっています。研究においてしばしば使用されている神経心理検査，すなわち持続遂行検査（Continuous Performance Test：CPT），ウィスコンシン・カード分類テスト，ストループテスト，および注意変数テスト（Test of Variables of Attention：TOVA）もやはり，ADHDに対する標準的な臨床評価ではありません。これらの検査については単に，日々の臨床において

ADHDを診断したり，薬物療法の方向性を定めたりする上での有効性を支持する科学的データが十分に得られていないのです。ですから，検査の担当者がこうした検査を提案した場合には，その理由を訊ね，別のプラクティショナーに担当を依頼することを検討した方が賢明でしょう。

　お子さんが，DSMの最新版（DSM-IV-TR〔2000〕）の出版以降にADHDと診断された場合には，多動性-衝動性優勢型か，不注意優勢型か，それとも混合型かという病型の診断も下されているはずです。ただ，ADHDの診断に関する分類と基準は，この疾患の経過や症状の違いが次第に明らかになるにつれ，絶えず変化しているようです。改訂版である本書を編集している現時点では，小児科から紹介された患者さんの約半数（精神科では4分の1）が不注意優勢型ADHDに分類されています。しかしながら，これらの患者さんの病型は，実は混合型に密接に関連しているのではないかという議論が繰り広げられています。たとえば，不注意優勢型のADHDがある患者さんの場合，別の障害を併発することが少なく，他とは異なる認知様式（不活発）を示し，全般的な支障が比較的軽度です。では，それまで優勢であった多動-衝動性が成長とともに軽減したという子どもは，本当に不注意優勢型なのでしょうか？ それとも，本当は混合型のADHDなのであって，単に成長しただけなのでしょうか？ 刺激薬および非刺激薬に対する反応は一般的に，いずれの病型においてもほとんど同じです。言い換えると，不注意優勢型の子どもは，刺激薬ならびに非刺激薬に対して，より一般的である「混合型」の子どもと同じくらい良好な反応を示します。

　このほか，以前は，不注意優勢型は女児に非常に多いと考えられていましたが，現在では，このことが真実でないという見方が強まっています。最近の情報によれば，ADHDがある女児は，症状が表に現れにくいことが多いのですが，ADHDの男児と同じ多くの特徴や併存症を有することが示されています。たとえば，薬剤はADHDの女児において男児と同じくらい効果的です。

治　療

　ADHDに対しては，薬剤が最も重要な治療法の1つと考えられています。実際，この障害に対する薬剤の使用に関しては，児童における他のどの精神薬理学的治療よりも幅広い研究が行われています。最近，併存症のないADHDの子どもたちを対象とした1件の大規模な研究がニューヨークとモントリオールで終了しました。この研究では，薬物療法や精神療法などによる集中的な集学的治療よりも，適切に処方された刺激薬のみによる治療の方が，2年間治療した後の効果が大きいことが示されました。米国国立精神衛生研究所の資金援助により実施された，やはり非常に重要なもう1件の研究でも結果は同様で，ADHDの中核症状に対して薬剤療法が行動療法よりも有効なことが示されました。この研究では，行動療法と薬物療法とを組み合わせることが，一部の周辺症状（自己肯定感，仲間関係，家族機能，そして対人技能）に対処する上で最も効果的なことも明らかとなりました。

(注) **集学的治療**：異なる種類の治療法（薬物療法と精神療法など）を複数組み合わせて実施すること

　刺激薬，特にリタリン（**methylphenidate**），Ritalin LA（メチルフェニデートの持続放出性製剤），Metadate CD，Focalin，Concerta（メチルフェニデートの持続放出性製剤，日本では申請準備中），Adderall（アンフェタミン系薬剤），Adderall XR（アンフェタミン系薬剤の持続放出性製剤），およびDexedrine（dextroamphetamine）は，ADHDの治療薬として最も研究が盛んな薬剤群であり，大抵の場合，第一選択薬となります。刺激薬は一般的に，適切な用量に達すると速やかに効果を発揮します。子どもがこれらの薬剤に耐性を生じることはまれですが，成長に伴い用量を増して行く必要はあります。

プラクティショナーたちは、一種類の刺激薬で効果が得られない場合、別の種類を試してみる価値があることを発見しました。けれども、お子さんが忍容できないほどの副作用や、著しい不安症状またはチックが出現した場合には、Strattera（atomoxetine）を試すべきでしょう。Stratteraは、最近FDAに承認された非刺激性のノルアドレナリン作動薬であり、ADHDにおいて非常に有用です。効果が完全に現れるまで通常は数週間を要し、ときに、刺激薬と組み合わせて使用することがあります（日本では治験が行われている最中です）。
　第二選択薬としては、三環系抗うつ薬（desipramine、トフラニール〔imipramine〕、ノリトレン〔nortriptyline〕）とWellbutrin（bupropion）が挙げられます。抗うつ薬の場合、作用がすぐに現れることもありますが、効果が完全に発揮されるまで最長4週間かかることもあります。刺激薬と同様、1種類の抗うつ薬で効果が得られない場合、別の種類を試す方が賢明です。
　子どもが3〜5歳の場合、攻撃的な場合、または非常に過活動な場合は、血圧に作用する薬剤（高血圧治療薬）であるカタプレス（clonidine）およびエスタリック（guanfacine）が有用なことがあります。これらの薬剤は、睡眠障害にも有効なことがあります。睡眠障害は、ときにADHDの子どもたちを悩ませることがあり、また、ConcertaやAdderallなどを使った治療によっても生じることがあります。
　ADHDに対する使用について、現在のところ試験段階にある薬剤としては、Provigil（modafinil）、および「コリンエステラーゼ阻害薬」と呼ばれるグループの薬剤（アリセプト〔donepezil〕、Reminyl〔galantamine、日本では治験中〕、Exelon〔rivastigmine〕）があります。Provigil（modafinil）は刺激薬ではありませんが、ナルコレプシー（睡眠発作）の治療薬としてFDAに承認されています。覚醒促進薬（wake-promoting agent）と呼ばれるこの薬剤は、ADHDの成人を対象に実施された大規模な試験において良否こもごもの結果を示しました。1件の大規模な多施設共同試験では、約200mgを朝に、100mgを昼に服用させたところ、ADHDの症状が中程度に軽減したほか、副作用が極め

て少ないことが明らかとなりました（最も多かった副作用は，頭痛，腹痛，神経の高ぶり，および不眠でした）。私の経験によれば，従来の治療薬に反応を示さないADHDの子どもには，Provigilが有益なことがあります。

　コリンエステラーゼ阻害薬は，記憶障害の進行を遅らせるため，アルツハイマー病に対して承認されています。このグループの薬剤の興味深いところは，非特異的な認知機能ならびに脳のより特異的な実行機能（計画，組織化，計画の遂行と完遂など）を補助すると考えられることです。これまでの経験や予備データが示すところによると，効果が現れるまで最高3カ月かかり，悪心や下痢，めまいなどを伴う場合があります。

　お子さんの担当医が複数の薬剤を組み合わせて処方したとしても，驚かないでください。たとえば，リタリンとdesipramine，Wellbutrin（bupropion）と刺激薬，あるいは刺激薬とclonidineを処方した場合などです。こうすることで，多くの場合，ADHDの症状に最大の改善をもたらすことができるのです。また，お子さんが（ADHDがある子どもたちの約半数がそうであるように）他の精神疾患も併存している場合，複数の薬剤が必要になると考えられます。併存症（28〜29ページを参照）があれば，治療は当然複雑になります。ADHDにチック，不安障害，あるいはうつ病を合併している場合，Strattera（atomoxetine）の単剤療法（1種類の薬剤の投与）が特に有用となることがあります。

- ADHDに不安障害を合併した子どもの場合，刺激薬によって不安症状が悪化することがあるので，その際には，Strattera（atomoxetine），ノリトレン（nortriptyline）をはじめとする三環系抗うつ薬，その他の抗うつ薬（Wellbutrin〔bupropion〕，Effexor〔venlafaxine〕，Serzone〔nafazodone〕など），または高血圧治療薬が有益でしょう。ADHDの治療薬に不安症状の治療薬（Buspar〔buspirone〕またはセルシン〔diazepam〕と似た特性の薬剤）などを組み合わせるなど，複数の薬剤を併用する必要がある場合もあります。
- ADHDにうつ病を合併した子どもの場合，Strattera（atomoxetine），

Wellbutrin（bupropion）などの抗うつ薬，三環系抗うつ薬（トフラニール〔imipramine〕，desipramine など），または Effexor（venlafaxine）を単独で使用すると効果的なことがあります。もしくは，多くの臨床医の経験と1件の研究報告によって立証されているように，Prozac（fluoxetine）に似た特性の薬剤（SSRI）と刺激薬の併用が効果を発揮するかもしれません。15歳のサラは，ADHD に対してすでに Metadate CD（メチルフェニデートの持続放出性製剤）を服用していましたが，うつ病を合併してしまい，薬剤を変えてみても，精神療法を行っても，反応を示しませんでした。そこで Metadate CD 1日 20mg に加えてパキシル（paroxetine）を1日 20mg 服用させたところ，大きな改善がみられました。

● ADHD に双極性障害を合併した子どもの治療では，抗精神病薬または気分安定薬を双極性障害に対して使用し，刺激薬，高血圧治療薬，または三環系抗うつ薬を ADHD に対して使用することがあります。成人における最近のデータでは，ADHD と重度の気分変動を併存した場合，Wellbutrin（bupropion）が有望な選択肢となることが示唆されています。

● 知的障害または発達障害があり，ADHD の顕著な症状を伴う児童期および青年期の相当数の子どもたちにおいて，ADHD の薬物療法がやはり有益となります。科学的な検証は行われていませんが，ADHD の症状があるアスペルガー症候群やその他の広汎性発達障害の子どもに対する Strattera（atomoxetine）の使用に関心が寄せられています。臨床医の報告によると，ADHD の症状が改善したほか，対人行動や対人的相互作用の障害についても改善がみられ，不安が軽減されたようです。

● しかしながら，学習障害などの特異的な発達障害をケアすることが治療上も極めて重要であり，これによりサポートを提供することができると認識することが大事です。つまり，薬剤は，知的障害や学習障害を治しはしませんが，こういった治療的対応の効果を高めることができるのです。

● ADHD の子どもが，ものごとを計画・組織化したり，時間の管理をしたりすることに著しい困難（実行機能障害）を示す場合，ADHD の治療薬にアルツハイマー病の治療薬（アリセプト〔donepezil〕，Exelon〔rivastigmine〕，Reminyl〔galantamine〕など）を組み合わせると効果的なことがあります。

どの薬剤が最終的に処方されようと，お子さんにいつ投与するかは，症状の重症度やその影響の範囲によって異なるので，主にあなたの判断にかかっています。子どもたちはほとんどの場合，常に服薬を継続する必要があります。しかしながら，学校があるときだけ薬剤を服用し，週末や休暇の際にはやめるという場合もあれば，休暇も含めて 24 時間薬剤の効果を持続させなければならない場合もあります。たとえばお子さんが，刺激薬を服用しだして初めて安定した友人関係を築けたという場合には，服薬を学校のときだけに制限しない方がいいでしょう。一方，学校で不注意なことが主に問題なのであれば，週末や休暇の際に服用をやめても問題ないでしょう。ただ，刺激薬の服用は週末の間やめても構いませんが，Strattera（atomoxetine）や抗うつ薬は変更せずに服用を続けることをお勧めします。

反抗挑戦性障害

　11 歳のティムは，何か制約を設けられると母親に口答えし，絶え間なく理屈を言い，頻繁に汚い言葉を使います。きょうだいをそそのかしてトラブルを起こし，明らかに彼に責任があるという場合でも，すぐに他人のせいにします。ティムは，反抗挑戦性障害がある子どもの典型です。人に重大な危害を及ぼしたり，他人の所有物を破壊したり，物を盗んだりはしませんが，家族や他人に迷惑をかけるのです。

疾　　患

反抗挑戦性障害の子どもは，ティムと同様，扱いにくい上にそばにいる

のも大変です。こういった子どもたちが日常的に示す行動は，正常と異常とを分ける境界線ぎりぎりのところにあるからです。反抗的な態度は通常，権威のある人に向けられるので，親をはじめとする大人がしばしば攻撃の矢面に立つことになります。考えをまげないという印象を与えることが多く，何か制約を設けられるとすぐに怒ります。必ずしも抑うつがあるというわけではないのですが，その態度は一貫してかなり否定的であり，親や教師など権威的存在の揚げ足をとり，他人の行動をすぐに非難し，頻繁に悪態をつき，まるで「タフガイ」のように振る舞い，人をいらだたせ，また人に対してすぐにいらだちます。喜ばしいことに，こうした子どもたちの多くは大人に近づくにつれて反抗挑戦性障害を卒業します。しかしながら，残念なことに，ごく一部の子どもたちでは症状が進行し，一般的には若いうちに行為障害に到ります（216ページを参照）。脳の特定の領域が反抗挑戦性障害に関与しているとの知見はありませんが，反抗的で攻撃的な態度を示す子どもでは，セロトニン系の乱れが生じている場合があります。

治　療

　反抗挑戦性障害によくあるように，お子さんがADHDまたは気分障害を併存している場合，ADHDの治療薬によって反抗的な態度も抑えられることがあります。高血圧治療薬であるカタプレス（**clonidine**）やエスタリック（**guanfacine**），刺激薬，Strattera（atomoxetine），三環系抗うつ薬，およびWellbutrin（bupropion）も反抗挑戦性障害の一部の症状や支障を軽減することがあります。しかしながら，一次性の反抗挑戦性障害（他の疾患から派生したのではない反抗挑戦性障害）に効果を発揮する，これといった治療薬は現在のところ見つかっていません。リスパダール（**risperidone**）（およびおそらくその他の抗精神病薬）は，行為障害（216ページを参照）を伴うことの多い比較的重症なケースに有効なことが示されています。幸い，薬物療法は唯一の治療選択肢ではありません。症状による影響に対応し，これを軽減するための対策を習得する上で，行動修正療法も親と子の双方にとって有益なようです。

行為障害

疾　　患

　今日のメンタルヘルス専門家が行為障害と呼んでいる疾患は，正式な診断としてではありませんが，これまでしばしば少年非行とみなされてきました。これは，常に他人の基本的人権を侵害し，社会規範・規則を無視するような行動を指します。年下の子どもに対するいじめ，動物に対する残虐な行為，（ときに武器を使った）喧嘩，他人の所有物の意図的な破壊などは，行為障害がある子どもによくみられる行為です。正常な発達の過程において時折みられる窃盗，学校の無断欠席，嘘などが，行為障害がある子どもの場合は日常茶飯事であり，長期間にわたって続きます。行為障害の特徴は，こうした問題行動に対して反省がなかったり，責任を拒否したりすることです。

　行為障害の子どもは通常，非常に攻撃的です。コントロールできないのでかんしゃくを起こす子どももいますが，こうした子どもたちには，短気という言葉が当てはまります。そうしたかんしゃくは，単発的な，外的な出来事がきっかけとなることもあれば，気分障害（たとえば双極性障害）などの精神疾患に起因していることもあります。このほか，高圧的な態度をとる子どももいます。こうした子どもたちの行動は，冷たく，無情で，計画的であるという印象を与えることがあります。

治　　療

　ケースによっては，行為障害が，親から子どもへと受け継がれたと考えられることがあります。このことは，アルコール依存症または反社会的な父親の息子に特にいえることです。行為障害をもつ子どもや攻撃的な大人では，セロトニン濃度が低く，脳波活動が通常と異なる場合があるという事実にも関わらず，薬物療法はあまり満足の行く治療法でないことが明らかとなっています。かんしゃく型の攻撃を示す子どもは，計算的な攻撃行為をする子どもよりも薬物療法に対して良好な反応を示す

と考えられます。一方で薬剤は，うつ病や双極性障害などの合併症の治療に使用した場合に効果的なことが極めて多くあるようです。ある1件の研究が示すところによれば，行為障害にうつ病を合併した子どもにトフラニール（imipramine）を服用させたところ，行為障害の症状もうつ病もかなり軽減しました。行為障害にADHDを併存し，methylphenidateを服用したという子どもに関しても，同じような結果が報告されています。行為障害と双極性障害に共通してみられる攻撃性は，非定型抗精神病薬（リスパダール〔risperidone〕，ジプレキサ〔olanzapine〕など）によって著しく軽減します。改訂版である本書を編集している現在，リスパダール（risperidone）は，「破壊的行為障害」（反抗性障害および行為障害）の児童と青年への使用について，まもなくFDAの承認を受ける予定です。

　お子さんに行為障害が疑われる場合には，他にも精神疾患が発症してないか必ず医師に調べてもらってください。うつ病や双極性障害だけでなく，ADHD，心的外傷後ストレス障害，不安障害などについても検討すべきです。これらの疾患に対しては，薬物療法だけでなく，精神療法も効果を発揮します。

　最終的には，行動療法と家族療法を間欠的に受けることが本人にも家族にも必要となるでしょう。諸々の研究では，この疾患あるいは攻撃性がほとんどの子どもにおいて長期間続くことが示されています。長期的な検討の結果得られた情報によれば，行為障害がある子どもが成長したとき，結果が最終的に肯定的となるには，変わらない家族の絆が最も重要な要因の1つとなるようです。

表 5. 米国における ADHD と破壊的行為障害に対する薬物療法

疾　　患	薬　　剤
注意欠陥／多動性障害(ADHD)	刺激薬 ― リタリン（methylphenidate），Dexedrine（dextroamphetamine），Adderall（amphetamine），Concerta（メチルフェニデート持続放出性製剤，日本では申請準備中） 　第一選択薬（FDA 承認） 　持続放出性製剤の使用が好ましい（Concerta, Ritalin LA, Metadate CD） 　チックまたは身長・体重に著しい問題がある患者においては慎重に投与 Strattera（atomoxetine，日本では治験中） 　第一選択薬（FDA 承認） 　併存症がある場合には特に有用なことがある 　双極性障害がある場合には慎重に投与 Cylert（pemoline，日本ではベタナミン） 　肝臓に障害がある場合には慎重に投与 　日本では警告の記載，米国では発売中止[注4] カタプレス（clonidine），エスタリック（guanfacine） 　過活動および衝動性，学齢以下の子どもにおいて有用 　ADHD にチックを併存した患者における第一選択薬 三環系抗うつ薬 ― desipramine，ノリトレン（nortriptyline），トフラニール（imipramine） 　刺激薬/Strattera に次ぐ第二選択薬 　うつ病，不安障害，またはチックを併存した場合に有用 　心臓に疾患がある場合には慎重に投与 Wellbutrin（bupropion，日本では治験中） 　刺激薬/Strattera に次ぐ第二選択薬 　チックやてんかん発作がある場合には慎重に処方 　うつ病や双極性障害を合併した場合に有用な

表 5.（つづき）

疾　　患	薬　　剤
	ことがある 治療抵抗性の場合には，多剤併用療法を実施
行為障害，反抗挑戦性障害（ODD）	中核障害に対する決まった薬物療法はない 他の疾患がないか調べ，治療を行う（例：双極性障害，うつ病） 刺激薬，Strattera，抗うつ薬（三環系抗うつ薬または Wellbutrin）の使用を検討 興奮，攻撃性，および自傷に対する治療薬： 　β遮断薬（例：インデラル〔propranolol〕） 　カタプレス（clonidine），エスタリック（guanfacine） 　ベンゾジアゼピン系薬剤（例：セルシン〔diazepam〕，リボトリール／ランドセン〔clonazepam〕） 　リーマス（lithium），抗てんかん薬（例：テグレトール〔carbamazepine〕，Depakote〔divalproex sodium〕，Trileptal〔oxcarbazepine〕，Neurontin〔gabapentin，日本では申請中〕） 　Trexane／ReVia（naltrexone） 　抗精神病薬（例：セロクエル〔quetiapine〕，リスパダール〔risperidone〕，ウィンタミン／コントミン〔chlorpromazine〕，メレリル〔thioridazine〕[注1]，ジプレキサ〔olanzapine〕）

第 6 章

自閉症とその他の
広汎性発達障害

　精神的・身体的な発達を時の経過とともにどのように遂げていくかは，その子どもによって大きく違います。ごく一部の子どもには，「発達障害」があり，これらの子どもでは，標準的な発達段階に達するまでにかなりの遅延が生じるか，通常の発達段階に達することができないのです。発達障害は，非常に特定の領域，たとえば読字（発達性読字障害）や書字（発達性書字障害），言語性情報処理（中枢性聴覚情報処理障害〔central auditory information processing disorder〕）の困難として現れることもあれば，より広範に現れ，学習能力（知的障害），情緒面，発語・言語の理解能力（自閉症とその他の広汎性発達障害）に影響することもあります。2歳の子どもであれば，口にする言葉の数が少なくても正常な発達の範囲に入りますが，7歳の子どもが同じような問題を抱えていたら，重大な障害があるというサインです。

　疾　　患
　自閉症とその他の広汎性発達障害（PDD）の特徴は，複数の発達領域に著しい障害がみられることですが，親御さんの目からみて最も顕著かつ気がかりな問題は，カナータイプの自閉症の場合，子どもが周りの世界と断絶しているようにみえることです。多くの親御さんは，自閉症がある子どもたちが，「自分の頭の中で生きている」，あるいは「自分だけの小さな世界に住んでいる」といいます。こうした子どもはどこか冷た

く，無感情かつ受動的で，引きこもっているという印象を与えることもあります。親御さんの多くは，子どもが乳児期または幼児期の頃から情緒的なやりとりに反応が乏しく，冷たく，超然としていたと報告しています。今日のメンタルヘルス専門家は，こうした障害が児童期初期に発症すると考えています。自閉症の場合，恐らく出生前から存在しており，遺伝的要因が非常に大きいと考えられます。

(注) **作業療法**：日常生活を送る上で必要な基本技能を子どもに獲得させるための治療技法。子どもたちは作業を通して器用さを磨くために手を使ったり，協調訓練をしたり，芸術的作業を通じて自らを表現したりする

　自閉症やその他の広汎性発達障害がある子どもは，しばしば非常に限られた相互的な対人技能しかもちあわせていません。こういった子どもたちは，他人とやりとりを交わしたり，他人とつながりをもったりすることが少なかったり苦手であったりします。発語および言語的コミュニケーションは，発達が遅れているか実質的に欠如していることも多く，非言語的コミュニケーションも，やはり不得手です。つまり，広汎性発達障害がある子どもは，目と目を合わせることが少ないほか，笑顔や怒った表情からより複雑な「ボディランゲージ」にいたるまで，対人的なやりとりにおいて交わされるサインを理解したり解釈したりすることが多くの場合難しいのです。

　こうした子どもたちの興味や活動は一般的に限定されています。非常に活発な空想力をもつ子どももいます。理由はわかっていませんが，広汎性発達障害の児童や青年は，決まった日課に変化や予想外の出来事が生じると，しばしばパニックになったり不安になったりします。

　広汎性発達障害の子どもは，一般的に「常同行動」と呼ばれる，他人から見ると奇妙に思えるような反復的な行動をしばしば示します。こう

した行動としては，前後に身体を揺らしたり，髪の毛をくるくると巻いたり，自分自身を咬んだり，頭を打ちつけたりすることなどが挙げられます。常同行動は，日課に変化が生じたことによる不安がきっかけとなって始まることもあります。多くの場合，子どもは自分自身を刺激しようとしていると考えられます（自己刺激行動）。しかしながら，この常同行動に関しても，やはり正確な原因はわかっていません。

　一部の子どもたちは，「アスペルガー症候群」と呼ばれる特異な発達障害を抱えています。13歳のラルフもその1人です。ラルフには，ずっと以前からADHD様の症状がありましたが，発語および言語理解については正常な発達を遂げています。学校での成績は比較的良いのですが，友達がおらず，作ろうともしません。パトカーに非常に興味があり，自由な時間は警察官の傍にいて，警察無線でのやりとりを聞こうとします。ラルフのようなアスペルガー症候群の子どもでは，主な障害が対人的相互性にあって，自閉症よりも障害は限局されており，自分自身の世界であれば比較的容易に生活することができるのです。Metadate CD（メチルフェニデートの持続放出性製剤）の服用によってラルフのADHDの症状は改善し，小学校で作業療法を受けたことによって日常生活技能を獲得することができました。成長に伴い，仲間との付き合い方もかなり上手になりました。しかしながら，友人関係を結び，維持していくことの困難は，青年期において精神的な打撃となり，意気消沈したり，抑うつの原因となったりすることがあります。ですから，お子さんがアスペルガー症候群と診断されたら，医師と話し合い，うつ病についてはどういった徴候に注意すればいいかを聞いておきましょう。

　以前，自閉症のような障害の原因の一部は，冷淡で無関心な子育ての仕方にあると考えられていました。現在，研究者たちは，広汎性発達障害を引き起こすと考えられる特定の子育て法や環境的要因はないという考えで一致しています。脳画像を用いた実証的研究の報告では，むしろ神経発達の異常がこの障害の根底にある可能性が示唆されています。発達障害をもつ子どもでは，髄液を含んでいる空洞（脳室）の大きさをはじめ，脳の複数の領域が通常とは異なっているようです。セロトニン濃

度が低いとの報告もあります。こうした子どもたちはまた，過剰な不安や強迫観念を伴っていたり，うつ病，双極性障害，精神病，およびADHD様の症状を合併していたりすることがあるので，併存症について医師に慎重に検査してもらうことが大切です。他の疾患を特定・治療した場合，日常生活機能が改善する可能性が十分にあります。

　自閉症，アスペルガー症候群，またはその他の広汎性発達障害がある子どもは1万人中約30人のみですが，それでも発生率は過去数十年と比べると50％も増加しています。発生率が増加したことで，多くの議論が生じました。「これら発達障害の診断率はなぜこれほど大幅に増加したのか？」,「私たち医師はこれらの発達障害を過剰診断しているのだろうか？」。このほか，適切な介入法とその根拠に関するさまざまな主張，すなわち食事療法や他の周辺治療を行うことについても，議論がなされています。注目すべきなのは，自閉症の方では胃腸の問題の発生率がはるかに高いことです。このことについては現在，実証的な研究が盛んに行われています。ある大規模な多施設共同試験では，最近，自閉症の症状を改善し，自傷行為を抑える上で，リスパダール（risperidone）が極めて有効なことが示されました。コリンエステラーゼ阻害薬（Reminyl〔galantamine〕，アリセプト〔donepezil〕，Exelon〔rivastigmine〕）に関する最近の研究では，これらの薬剤が全般的な認知機能を補助する上で選択的に大きな効果をもたらすことが示唆されています。一方，ガストリンやセクレチンなどのペプチドホルモンも有効と考えられていたのですが，比較臨床試験でそのような結果は得られませんでした。

治　　療

　自閉症やその他の広汎性発達障害において，薬物療法以外では，行動療法が依然として最もポピュラーな治療法となっています。標準的な治療計画というものが決まっているわけではないので，広汎性発達障害の治療でしばしば必要となる試行錯誤のプロセスを辛抱強く乗り切るつもりでいましょう。しかしながら，薬物療法は，自閉症やその他の広汎性発達障害における一部の中核症状，たとえば融通のきかなさや不安など

を軽減する上で非常に有益な場合があります。12歳のチャカは，かなり典型的な例です。チャカは，自閉症に伴う自咬症（自分を咬む行為）のためにクリニックに連れてこられたのですが，体を前後に揺らす自己刺激行動もあったほか，日常に変化が生じたときに頭を壁に打ち付けるため，ヘルメットをかぶせなければならないことも時折あるようでした。目を合わせることがあまりなく，言語発達にも遅れがあり，非言語的コミュニケーションを交わすこともほとんどありませんでした。外見は幼く，耳介が小さくて発達が不十分であり，両目が近い位置にありました。私たちは，Trexane(naltrexone)，Depakote（divalproex sedium），インデラル(**propranolol**)，カタプレス（**clonidine**），およびリボトリール／ランドセン（**clonazepam**）を試してみました。いずれも多くの症例で有効性が報告されている薬剤なのですが，どれも効果がありませんでした。彼女は最終的に，Zoloft（sertraline）に対してやや良好な反応を示しました。Zoloftは，選択的セロトニン再取り込み阻害薬(SSRI)に属する抗うつ薬で，自閉症の子どもたちにますます使用されるようになっています。

　Zoloftをはじめとする様々な薬剤は，著しい効果を発揮することもありますが，中核症状の一部しか低減しないので，自閉症やその他の広汎性発達障害によって引き起こされる支障のすべてを解消できないという欠点があります。SSRIであるZoloft，Prozac（fluoxetine），パキシル（**paroxetine**），Lexapro（escitalopram），Celexa（citalopram），およびルボックス／デプロメール（**fluvoxamine**），ならびにアナフラニール（**clomipramine**）という三環系抗うつ薬は，自閉症とその他の広汎性発達障害にしばしばみられる強迫行動，融通のきかなさ，不安症状，および易刺激性に改善をもたらします。しかしながら，コミュニケーションや対人的相互性に関連した問題には，特に有益ではありません。自閉症スペクトラム障害がある一部の子どもにおいて不安を軽減し，対人行動を促進するのに，Strattera（atomoxetine）が有益であると報告している臨床医もいます。

　2種類の薬剤群，すなわち高血圧治療薬と非定型抗精神病薬も，発達

障害に伴う一部の行動に効果的なことがあります。チャカには効果がありませんでしたが，インデラル（propranolol）などのβ遮断薬（一般的には高用量，米国では1日240mgまで）とカタプレス（clonidine）（米国では通常0.1mgを1日3〜4回）が発達障害の患者さんの攻撃性を抑えるのに有用であるという報告は増えています。ここでいう攻撃性とは，自分自身に向けられたもの（頭を打ちつける行為や自傷行為）と他人に向けられたものの両方を含んでいます。セレネース（haloperidol）に関する過去の研究とリスパダール（risperidone）に関するより最近の研究により，これらの薬剤が広汎性発達障害の子どもに有用なことが示されています。リスパダールに関する大規模な多施設共同試験では，広汎性発達障害の症状が改善しただけでなく，日常生活機能の面でも著しい改善がみられました。私が治療している7歳のジャスティンには，ADHDの症状といくつかの気分変動，そして広汎性発達障害があります。かんしゃくを起こすために，普通クラスには部分的にしか参加できなかったのですが，ADHDの治療薬とSSRIを服用させても反応がみられませんでした。そこでリスパダールを低用量（0.5mg）服用させたところ，（通常フラストレーションから引き起こされていた）かんしゃくをコントロールする上で非常に効果的で，彼は現在，学習面への特別支援を受けながら普通クラスに順調に通っています。

　自傷行為は，naltrexone（Trexane／ReVia）を25mg，最高1日3回服用させることで抑制できることがあります。

　広汎性発達障害の子どもは，認知機能や実行機能に多くの問題を抱えています。48ページで述べたように，実行機能とは脳の長官のような役割で（あるいはお父さん，お母さんの役割を果たす機能ともいえます！），子どもが何らかのプロジェクトを組織化し，計画し，遂行・完遂するのを補助します。実行機能に障害があれば，通常の日常生活を送ることが子どもにとってきわめて困難になることは明らかです。最近の研究により得られたいくつかの予備データが示唆するところによれば，コリンエステラーゼ阻害薬（Reminyl〔galantamine〕，アリセプト〔donepezil〕，Exelon〔rivastigmine〕）は，こうした子どもたちにおける全般的な認

知機能，および特に実行機能を補助する上で選択的に大きな効果をもたらす場合があります。しかしながら，現在のところ非常に少数の研究しか行われていないので，これらの薬剤の使用が認められるまでには長い道のりがあります。一方，ガストリンやセクレチンなどのペプチドホルモンも広汎性発達障害の子どもに有効と考えられていたのですが，比較臨床試験で検証したところ，そのような結果は得られませんでした。

　重度の易刺激性，気分変動，あるいは抑うつ症状を呈する子どもには，先に述べた抗うつ薬が有効なことがあります。気分変動が激しい場合には，リーマス(lithium)，テグレトール (carbamazepine)，Trileptal (oxcarbazepine)，Depakote（divalproex sodium），Neurontin(gabapentin)，またはLamictal（lamotigine）などの気分安定薬が有益と考えられます。食事の時間帯などに著しい不安症状を示す子どもには，ワイパックス（lorazepam）やリボトリール／ランドセン（clonazepam）をはじめとするセルシン（diazepam）と似た特性の薬剤(ベンゾジアゼピン系薬剤) が有用でしょう。自閉症やその他の広汎性発達障害のほかにADHDに類似した顕著な症状がみられる子どもには，ADHDに対して使用するのと同じ薬剤，すなわち刺激薬，抗うつ薬，および高血圧治療薬が有益です。注目すべきなのは，自閉症やその他の広汎性発達障害がある子どもの多くがけいれん性疾患をもちあわせていて，抗てんかん薬を必要とする点です。もしもお子さんがそうした子どもの一人なら，問題行動に対して服用している他の治療薬との相互作用の可能性について，医師と話し合う必要があります。

　2003年11月，米国連邦政府は，アメリカの子どもの間で増えつつある自閉性障害への対応策として，10年間の多機関合同計画を発表しました。その目標は，多機関共同の生物医学的研究の実施，より早期の診断の実現，および適切な治療法の究明です。実現可能な目標として掲げられているのは，教育省と共同で効果的な治療法を確立することです。現在のところ比較的困難を伴うであろうと考えられているのは，これらの発達障害に対する効果的な治療薬を開発することです。これは長期的な計画で，今のところはまだ具体的な形になっていないので，結果が出始

表6. 米国における自閉症とその他の広汎性発達障害に対する薬物療法

中核障害に対する決まった薬物療法はない

他の疾患がないか調べる（ADHD様の症状，うつ病，不安障害）

常同行動に対する治療薬：
　選択的および非選択的セロトニン再取り込み阻害薬―Prozac（fluoxetine），Zoloft（sertraline，日本では申請中），ルボックス／デプロメール（fluvoxamine），パキシル（paroxetine），アナフラニール（clomipramine），Celexa（citalopram），Lexapro（escitalopram，日本では治験中）
　非定型抗精神病薬（例：リスパダール〔risperidone〕，ジプレキサ〔olanzapine〕，セロクエル〔quetiapine〕，Geodon〔ziprasidone〕，エビリファイ〔aripiprazole〕）

攻撃と自傷に対する治療薬：
　β遮断薬（例：インデラル〔propranolol〕），カタプレス〔clonidine〕，エスタリック（guanfacine）
　ベンゾジアゼピン系薬剤（例：リボトリール／ランドセン〔clonazepam〕，メンドン〔clorazepate〕）
　リーマス（lithium），抗てんかん薬（例：テグレトール〔carbamazepine〕，Depakote〔divalproex sodium〕，Neurontin〔gabapentin，日本では申請中〕，Trileptal〔oxcarbazepine〕），Trexane／ReVia（naltrexone）

めるまでにはおそらく何年もかかるでしょう。けれども，親御さんたちは，こうした有望な試みに関する情報にアンテナを張っておくべきです。

第 7 章

気分障害

　「情緒面に問題がある」といって私どものクリニックにお子さんを連れてこられる親御さんの話をうかがうと，メンタルヘルス専門家が気分障害と呼んでいる疾患の症状に当てはまることが多くあります。一般的に気分とは，変わりつづける情緒の状態のことであると考えられていますが，その状態に何らかの乱れが生じ，それが2週間以上持続した場合，あるいは1日の大半は気分が乱れていて，それがかなりの期間にわたって続くといった場合には，気分障害の可能性があるので，専門家の評価をうけるべきです。

　児童における気分障害については，主に2つの分類法があります。すなわち，(1) うつ病性障害か双極性障害（躁うつ病ともいいます）か，というものと，(2) 大 (major) 気分障害か小 (minor) 気分障害か，というものです。恐らくご存知のことと思いますが，うつ病の最も典型的な症状は，悲しみ，憂うつ，人生における興味や楽しみの喪失です。子どもの「憂うつ」がこれらの症状に大まかに当てはまる場合，うつ病と診断される可能性は高いでしょう。一方，抑うつの対極と思われるような情緒面の症状，すなわち多幸感や重度の易刺激性がみられる，意欲が爆発的に高まる，いくつもの異なる考えが競い合う，極端に目標志向性の活動がみられるといったこともみられるなら，通常は双極性障害が疑われます。(しかしながら，子どものうつ病の場合，悲しみではなく易刺激性や怒りがしばしば現れるので，診断は複雑になります。) こうした「ハイ」な，つまり「激しい興奮を伴う」症状は躁状態と呼ばれますが，

これらが「ロー」な状態，すなわちうつ状態とは対極にあることから，両極端の気分の状態がみられることを双極性という言葉で表現します。
　気分障害が「大」か「小」かの区別は，その重症度と時間的な経過に基づいて行います。児童期の大気分障害には，大うつ病と双極性障害があります。その他の気分障害として，「気分変調症」と呼ばれる比較的軽いうつ病もあります。気分変調症は，性格または人格の偏りと見間違われることがよくありますが，子どもの生活の質を大きく損ねる可能性があるので，真剣に受け止める必要があります。非常に長引くことがあり，しばしば2年以上は続きます。本格的なうつ病には至りませんが，長期間にわたって虚無的かつ焦燥的な気分が続くほか，いつも不幸そうで，気力が減退し，活動することに興味がないような印象を与えます。当然のことながら，こういった子どもは友だちやクラスメート，両親そして兄弟たちともうまくやれません。気分変調症は2年以上続くことが多いので，こういったことのすべてが2年以上にわたって子どもの自己肯定感を傷つけることになります。この疾患は，青年期または成人期に入ってから発症する，より重度のうつ病の前触れであることが多くあります。
　うつ病性の疾患が子どもにとってこれほど侵襲的である理由の1つは，うつ病も躁うつ病も，成人期の場合と異なり周期的に現れるというよりも長期にわたって持続し，慢性化する傾向にあり，自然寛解がごくまれにしか起こらないことです。もう1つの理由は，こうした疾患，特にうつ病の診断が子どもの場合は難しいことです。子どもが長い間「落ち込んでいた」ことを見抜くのは，必ずしも簡単ではありません。息子さんがあまり積極的に自分の感情を話したがらないということもあるでしょうし，娘さんがまだ幼くて自分の気持ちをはっきりと言葉にできないということもあります。また，子どもの場合，外からの一時的なプレッシャー（スポーツのイベントで負けた，あるいは友人関係で悩んでいるなど）や成人期に移行しつつあることが原因で気分が不安定になることも多いということを考慮に入れる必要があります。思春期直前の子どもやティーンエイジャーで，ほとんどいつも不機嫌でむっつりしているという子を誰しも1人は知っているはずです。ですから，それが単なる通

過点なのか，それとも臨床的なうつ病で専門的な援助が必要なのかを突き止めるのは難しいのです。最後に，医師は，本当のうつ病は大人の病気であると考えがちなので，精神的なものであることが明白でない症状，つまり疲労感や倦怠感，焦燥，集中力の低下などを気分障害と関連づけて考えることがあまりないのです。14歳のドニーの例をみてみましょう。ドニーは担当の小児科医の紹介で私たちのクリニックを訪れました。この小児科医は，ドニーの気力が減退したことについて，原因と考えられるような身体疾患を見つけられなかったとのことでした。そこで精神医学的な評価を行ったところ，ドニーが最後に幸せと感じたのがいつだったのかを思い出せないことや，いつも憂うつでひがみっぽいな気分でいることがわかり，彼が無口で引きこもっていることが観察できました。気分障害について子どもに精神医学的な評価を行ってみると，ドニーがそうだったように，症状が1年も2年も前から始まっていたとわかることがしばしばあります。

　うつ病の発生率が年齢とともに増加するという事実は，親御さんにとってある程度参考になるかもしれません。大うつ病の発症率は，学齢期に達しない子どもでは0.3%，学童期の子どもでは1〜2%，青年期の子どもでは5%と推定されています。つまり，年齢が低いほど，大うつ病である可能性は低いということです。青年期までは男子も女子もほぼ同じ割合でうつ病を発症しますが，それ以降は，患者さんの約3分の2が女性という成人期のより典型的なパターンがみられ始めます。年長の児童や青年の場合，うつ病性の疾患は，不安障害，ADHD，行為障害，物質使用障害を合併することがよくあります。

うつ病

疾　　患

　すでに述べたように，子どものうつ病は，悲しみや焦燥的な気分，好きな活動に対する興味や楽しみの持続的な喪失として現れることがあります。しかしながら，お子さん本人に気持ちを聞く場合には，子どもが悲しみと怒りをなかなか区別できず，悲しみと同時に怒りを感じる，などという場合があると知っておくことが大切です。プラクティショナーにとっては，お子さん自身の話よりも親御さんの目から見たお子さんの様子について話していただく方が参考になるかもしれません。学業上の困難，不登校，引きこもり，対人的な孤立，身体症状の訴え，否定的な態度，頻繁に泣きだしたり攻撃的な反社会的行動がみられたりしたときには要注意で，これらはすべて，子どもがうつ病である可能性を示しています。うつ病になった大人の多くが経験する身体症状は，子どもにも起こる可能性があります。身体症状としては，疲労感，食欲や体重の変化，睡眠パターンの異常（寝すぎるか，よく眠れないかのどちらか），動作の緩慢や焦燥，そして思考力の低下です。うつ病の子どもやティーンエイジャーは，無価値感，絶望感，逃げ場のない感覚や罪悪感を訴えたり，自殺することで頭がいっぱいだと言ったりすることがあります。こうした子どもたちの多くは，将来について肯定的に考えることができません。重度のうつ病では，現実感の障害（精神病症状）が現れることすらあります。その最も典型的な症状は，声が聞こえる（幻聴）というものです。

　子どもがうつ病であると確信をもつことがなぜ親にとって難しいのかは，おわかりいただけたことと思います。過剰に心配をしても，逆に楽観視をしても，判断を間違えてしまう可能性があるのです。気質（かんしゃくを起こしやすい傾向など）や一時的な感情（子どもがごく普通に味わう不満や失望など）とうつ病とを区別することは，お子さんの気分

の背景を慎重に探らない限り，難しいと考えられます。こうしたことを区別する大体の目安として，フラストレーションや悲しみを引き起こしたストレス刺激が過ぎ去った後もそうした気分が続く場合には，うつ病性の疾患である可能性があります。最終的に症状が治まったとしても，テストの点数が悪かったなどの一般的なストレス刺激に対して数々のうつ症状を含む過剰な反応が長期間にわたり持続する場合には，臨床的関与が必要なうつ病を発症している可能性が考えられます。16～17ページ，そして27ページに述べたように，うつ病になりやすい気質を受け継いでいて，特定のストレス刺激が引き金となって発症に至るという子どももいます。

　一連のうつ症状が2週間以上にわたって存在している場合，大うつ病と診断します。このときの症状には，悲しみと焦燥が入り混じった感覚，気力や興味の減退，身体のトラブル（腹痛，頭痛），泣き発作，引きこもり，悲しげな表情，集中困難，自分自身を傷つけるということに関連した考えなどがあります。青年期の大うつ病では，成人期のうつ病に比較的近い特徴がみられ，焦燥，ひがみっぽい気分，悲しみ，気力や興味の減退，泣き発作，対人的な孤立や引きこもり，集中困難，自殺傾向などの症状が現れることがあります。いずれの気分障害に対しても，臨床的に診断目的で血液検査を行うことはありません。心理検査のなかでは，ものごとに対する子どもの見方について解釈する検査が，その子の考え方における矛盾やうつ病に関連したテーマを明らかにする上で役に立ちます。けれども，気分障害の診断は主に，子どもの病歴，つまり症状やそれらが発現した時期，日常生活の様子などについて聴取することで下されます。

　うつ病の原因について述べると，家族のなかで何らかの素因が受け継がれることは明らかであり，これは遺伝であると考えられています。うつ病の子どもの30～50％は，その家族にうつ病の人がいます。このほか，環境や人生における過剰なストレス刺激によっても，子どもはうつ病になることがあります。子どもやティーンエイジャーにおけるその他多くの障害と同じで，こうした子どもはおそらくうつ病に対する遺伝的

な脆弱性をもっていて，それがストレス刺激によって活性化したと考えられます。遺伝子と環境が相互に作用することを示す典型的な例です。身体的な病態がうつ病の根底にある場合もあります。脳の特定の領域における損傷や一部のけいれん性疾患は，うつ病に類似した症状を示したり，うつ病の原因となったりすることがあるのです。甲状腺ホルモン値の異常（高値または低値），そして薬物（コカインやマリファナなど）の乱用も，児童期におけるうつ病を引き起こすことがあります。

治　療

　一般的に，若年期に発症したうつ病では，成人期のうつ病ほど良好な治療効果が得られません。軽度から中等度のうつ病に対しては，精神療法が依然として第一選択の治療法となっています。薬剤は，中等度から重度のうつ病に対して使用されます。中等度から重度のうつ病を抱えた子どもはおそらく皆，薬物療法と精神療法の両方を受けるべきでしょう。従来の対人関係療法および洞察指向的精神療法も効果的なことがありますが，子どもの認識や信念体系を変えるべく働きかける，積極的な認知的手法による最近のアプローチ（認知行動療法）が支持を集めつつあり，最近，その有効性が立証されました。ただし，辛抱が必要です。というのも，これら精神療法が効果を発揮し始めるのには，2～3カ月はかかるからです。お子さんが精神療法をいやがるか，精神療法を受けられないという場合には，薬物療法を検討すべきでしょう。また，精神療法を十分な期間（約8～12週間）にわたって受けたにも関わらず，著しい抑うつ気分が続くという場合にも，薬物療法について相談することを考えるべきです。うつ病の既往がある（つまり，うつ病が再発した），自殺傾向がある，重度のうつ症状のために多大な支障が生じている，といった子どもに対しては，薬物療法を直ちに検討する必要があります。

　児童や青年期におけるうつ病の薬物療法では，主に抗うつ薬を使用します。最も効果が高く一般的に使用されているのは，選択的セロトニン再取り込み阻害薬（SSRI）であり，これにはZoloft (sertraline)，Prozac (fluoxetine)，ルボックス／デプロメール (fluvoxamine)，Lexapro （escitalopram），Celexa（citalopram）などがあります。Prozac, Zoloft, および Celexa に関する研究では，これら薬剤が子どものうつ病に有効であることが示されています。

また，長期にわたる軽いうつ病（気分変調症）の治療においても，SSRI は他の抗うつ薬に比べて特に有効なようです。先にご紹介した14歳のドニーにとって効果的だったのも20mgのProzacでした。ただし，注意していただきたいのは，私たち研究班が最近Prozacの製薬会社と共同で実施した研究の結果，年少の子どもの場合，1日10mgで十分なことがわかっているという点です。他のSSRIについてこれと同じような研究は実施されていませんが，年少の子どもに対しては，大人の初期用量の半分から投与を開始した方が賢明なようです。

米国におけるSSRIの用量は大人の場合とほぼ同等で，Prozacまたは Celexa の場合は1日5〜40mg，Zoloftの場合は50〜200mg，ルボックス／デプロメール（**fluvoxamine**）の場合は50〜300mg（日本の成人における用量は50〜150mg）です。服用を開始した最初の週から子どもの状態が改善されることもめずらしくありませんが，服用した薬剤が有効かどうかわかるまで，最高で12週間かかる場合もあります。12歳のジェフの場合，精神療法を2年間行った結果，比較的重度のうつ病の引き金となった要因は突き止めることができたのですが，気分変調症に伴う気力や興味の減退，悲しみ，孤立感は続きました。Prozacを投与したところパニック発作を起こしてしまったので，私たちはZoloftを試すことにしました。その結果，1日75mgという用量で効果がみられ，ジェフのうつ症状は軽減しました。

子どものうつ病に一般的に用いられるそのほかの抗うつ薬には Wellbutrin（bupropion），Serzone（nefazodone），Remeron（mirtazapine），デジレル／レスリン（**trazodone**），そして三環系抗うつ薬（desipramine，トフラニール〔**imipramine**〕，トリプタノール〔**amitriptyline**〕）などがあります。本書が米国で出版された時点において，うつ病の子どもに対する2種類の新薬，Strattera（atomoxetine）と Cymbalta（duloxetine）の有効性ははっきりとわかっていません。比較

的まれにではありますが、著しい気分変動、すなわち気分易変性がみられるうつ病に対して気分安定薬も使用されています。

(注) 気分易変性：気分の急激な変動、気分のかわりやすさ

　うつ病に別の疾患を合併している場合、より広範囲に効果を発揮し、両方の疾患に有効な薬剤を選択することが好ましいでしょう。顕著なADHDにうつ病を合併した子どもの場合、Wellbutrin（bupropion）、三環系抗うつ薬、またはおそらくStrattera（atomoxetine）を最初に選択することがあります。不安障害にうつ病を合併した子どもには、SSRI（Prozacと似た特性の薬剤）、三環系抗うつ薬、Serzone（nefazodone）、あるいはデジレル（trazodone）を試してみる場合があります。どの抗うつ薬を使っても効果が得られそうもない場合、医師は、子どもに副作用が現れない範囲で抗うつ薬の用量を増やすという方法を試してみることがあります。もしくは、別のグループの薬剤を処方するでしょう。もう1つの対策は、異なるグループの抗うつ薬を2種類（たとえばCelexa〔citalopram〕とdesipramine）、あるいは抗うつ薬と別の薬剤（リーマス〔lithium〕、Busper〔buspirone〕、刺激薬、甲状腺ホルモン薬、抗不安薬）を併用してみることでしょう。

　お子さんにとっての適切な薬剤がみつかったら、あなたと担当医に残された疑問はいつまで服用を続けるべきか、ということです。残念ながら、この疑問に答えるための情報は、現在のところほとんど得られていません。医師はしばしば、成人のうつ病のために作成されたガイドラインに頼るしかないのです。たとえば、大抵の成人の場合、気分は6カ月から1年で自然に改善するので、医師は6カ月から12カ月にわたって薬剤を処方する傾向があります。けれども、子どものうつ病はそれよりも長引くことが多く、自然に寛解することはあまりありません。私どものクリニックでは、薬物療法を1年以上続け、子どもの気分が3カ月以

上安定するのを待ってから，非常にゆっくりと用量を減らしていくという方法をとっています。そこでうつ病の症状が少しでも再発したら，服用を再開するか，用量をもとの量に増やす必要があるとわかります。しかしながら，多くの場合は，薬剤の維持量を減らしても問題ありません。

　もし，うつ病の再発がご心配であれば，服薬をやめなければならないのではないかというプレッシャーを感じられる必要はまったくないということを強調したいと思います。私たち医師は，ご要望がある限り処方を続けます。先に述べたジェフの場合，私は，Zoloftを8カ月間服用させた時点で親御さんと話し合い，あと4カ月間投与を続けてから離薬を検討することにしました。長期間投与を続けることの理論上のリスクよりも，うつ病と，うつ病に関連した様々な問題に伴う現実のリスクの方がはるかに大きかったのです。特に，うつ病がある青年の約半数が成人期に入っても気分の障害に悩まされていることや，うつ病に対する長期的な薬物療法によって治療結果が改善し続けていることを示した研究結果をみると，こうした対応は適切であると考えられます。

双極性障害（躁うつ病）

疾　　患

　気分がとても沈んでいるけれど，それと同時に非常にいらいらとして，自分自身を抑えられない感覚を想像してみてください。一言でいうと，これは「みじめ」な気持ちであり，双極性障害，すなわち躁うつ病がある大多数の子どもたちとその親御さんたちが訴える感情でもあります。これは，さまざまな症状が交じり合った結果であり，児童期の躁うつ病が成人期のものと異なる点でもあります。成人の場合，気分が大きく変動することが多いのですが，子どもの場合，躁症状とうつ症状を同時に経験するのが典型的であり，症状も長期間にわたります。

　子どもの場合，躁症状は極めて易刺激的，つまり激しやすい気分として現れるのが一般的で，ときとして精神病症状が出現することもありま

す。対人関係や対人行動に問題が生じ，このことが子どもや家族にしばしば破壊的な影響を及ぼします。激しい気分変動のために周囲の人々に大変な思いをさせることに加え，躁病の子どもは，エネルギーが過剰なためになかなか眠れなかったり，強迫的に目標志向性の活動をしたり，いくつもの考えが頭の中でしつこく競い合うようになったり，大声で喋り続けることがあります。こうした子どもたちの多くは，判断力を著しく欠いているために，スリルを求めるような，あるいは無分別な行動や，性的逸脱行為にはしります。双極性障害の子どものうち，同じ疾患をもった親戚がいるという子どもは半数にも昇ります。子どもの ADHD，行為障害，うつ病，そして現実の知覚における障害（精神病）は，躁病と区別する必要がありますが，これらの障害が若年期の双極性障害と併存することは多くあります。実際には，年齢が低いほど，他の精神疾患を合併する可能性は高くなります。

　改訂版である本書が米国で出版された時点では，若年期の双極性障害についての議論が白熱しています。この疾患は本当に子どもに発症するのだろうか？　過剰診断していることはないか？（児童における発生率は，5 年前まで不明でしたが，今日では 1 ～ 5% だろうと報告されています）双極性障害は，それ自身が多くの症状をもちあわせた疾患なのか，それとも本当はさまざまな障害（全般性不安障害やパニック障害，ADHD など）を合併した結果なのか？　うつ病の子どものうち，実際に双極性障害を発症する子どもはどれぐらいいるのか？（最近の論文で報告された半数という数字はかなり大きいが，はたして正確なのか？）といった点についての議論です。さらなる研究を行う必要はありますが，縦断的研究は 1 件実施されており，この研究では，寛解の後に再発する確率が高く，完全な「治癒率」は低いことが示されています。

治　療

　子どもの双極性障害に対しては，気分安定薬か非定型抗精神病薬を投与することが必須です。気分安定薬には，リーマス（lithium）ならびに従来の抗てんかん薬であるテグレトール（carbamazepine）や Depakote （divalproex sodium）があります。さほど大規模な試験を経たわけではありませんが，抗てんかん薬の Neurontin（gabapentin），Lamictal（lamotrigine），Topamax（topiramate），Gabitril（tiagabine），そして Trileptal（oxcarbazepine）も双極性障害の子どもに対して最近使用されています。

　しばしば高用量が必要となるので，血中濃度をチェックするとともに，副作用が生じていないか注意深く観察することが大切になります。不安定な気分とこれに伴う様々な問題に薬剤が十分な効果を発揮しているとわかるまで，3カ月以上かかる場合があります。3カ月が経過した時点で反応がみられなかったとき，あるいは忍容できないほどの副作用が出現した場合には，医師は他の薬剤を検討する必要があります。lithium または抗てんかん薬をそれぞれ単独で投与しても反応がみられない場合など，一部のケースでは，気分安定薬が2種類必要になります。私はよく，Depakote または Trileptal をリーマス（lithium）と組み合わせます。12歳のジェイもこの組み合わせを用いた1人で，彼は現在，Trileptal 600mg とリーマス 300mg を1日2回服用し，元気にしています。私は治療の際，1種類目の気分安定薬を最高用量にして，2種類目を低用量にすることがよくあります。

　重度の破壊的行動障害，自傷行為，そして双極性障害のある児童や青年に対する第一選択薬として，臨床医は数年前から非定型抗精神病薬を使用する傾向にあります。非定型抗精神病薬は，双極性障害の躁症状（激しやすさ，誇大性など）だけでなく，うつ症状を改善するうえでも多大な効果をもたらしてきました。児童期や青年期における多くの障害（チック障害を含む）に非定型抗精神病薬を使用する根拠は，双極性障害の子どもの躁症状とうつ症状，チック障害，爆発性障害そして破壊的行動障害に対する有効性がいくつもの研究によって示されていることにあります。さらに，非定型抗精神病薬の場合は効果が非常に速やかに現れるようで，一部の試験では，行動の大幅な変化が2週間を過ぎた時点ですでにみられています。

　このほか，新しい抗精神病薬（Geodon〔ziprasidone〕とエビリファ

イ〔aripiprazole〕）もあります。リスパダール（risperidone），ジプレキサ（olanzapine），およびセロクエル（quetiapine）に関しても，米国で本書がはじめて出版されて以来，はるかに多くのデータが収集されました。また，新たな抗てんかん薬・気分安定薬の選択肢として，現在ではTopamax（topiramate）に加えてTrileptal（oxcarbazepine）もあります。

　顕著な混合型の症状，急性躁病，気分安定薬に対する反応の欠如や幻覚症状がみられた場合には，ただちに抗精神病薬の使用を検討すべきです。ウィンタミン／コントミン（chlorpromazine）をはじめとする従来型抗精神病薬には厄介な副作用があるので，現在ではより最近の「非定型」抗精神病薬が使用されています。低用量のジプレキサ（olanzapine），リスパダール（risperidone），セロクエル（quetiapine），Geodon（ziprasidone），またはエビリファイ（aripiprazole）では，夜に投与して睡眠の促進と気分変動の抑制をはかり，朝に投与して日中の気分変動を抑える方法が頻繁にとられますが，非常に良い結果が得られています。気分安定薬と違って，非定型抗精神病薬は比較的速やか（2～6週間以内）に効果を発揮します。

　子どもの双極性障害に著しいうつ症状を伴う場合，気分安定薬と抗うつ薬の両方が処方されることがあります。この際，作用時間の短い抗うつ薬を選び，躁症状が激しく活性化したり，悪化したりするリスクを低減する必要があります。SSRI（Prozac，Zoloft，パキシル，ルボックス／デプロメール，Celexa，Lexapro）は，双極性障害の患者さんの躁症状を活性化することで有名ですが，Wellbutrin（bupropion）であれば，この活性化作用のことをそれほど心配せずに，徐々に投与して行くことが可能です。Effexor（venlafaxine）やSerzone（nefazodone）などの薬剤は多くの場合，双極性障害の子どもたちにおいて比較的良好な忍容性を示します。Lamictal（lamotrigine）は最近，双極性障害への使用についてFDAに承認されましたが，この薬剤は，うつ症状に対して特に有効です。双極性障害の子どもにおいても，うつ症状の抑制と予防にLamictalを使用することはめずらしくありません。

(注) 活性化：情緒，認知，または行動の過程を促進すること

　データが示すところによると，気分の症状（躁症状またはうつ症状）を治療しない限り，薬剤を服用しても併存するADHDの症状は改善しません。双極性障害の症状を最初に治療する必要があるのです。お子さんが双極性障害にADHDを合併している場合（これらは頻繁に併存します），双極性障害に対して非定型抗精神病薬または気分安定薬（もしくはその両方）を，ADHDに対して刺激薬，カタプレス（**clonidine**），エスタリック（**guanfacine**），Wellbutrin（bupropion），Strattera（atomoxetine），または三環系抗うつ薬を試すことになると考えられます。

　双極性障害がある子どもの多くは，他の疾患も多数併存しているので，気分安定薬または抗精神病薬を1種類のみ投与しただけでは反応を示しません。こうした子どもたちの場合，異なるグループの薬剤を4種類服用する必要があることもめずらしくありません。私が治療にあたっているある10歳の女の子の場合，双極性障害にADHDと不安障害を合併していて，何度も入院を繰り返し，何種類もの薬剤を試験的に投与した結果，Trileptal（**oxcarbazepine**），ジプレキサ（**olanzapine**），Topamax（**topiramate**），そしてセルシン（**diazepam**）の組み合わせでようやく症状の安定が得られました。あなたは親として，それぞれの薬剤がどの症状をターゲットとしているのか，また，それらの間でどういった相互作用が考えられるのかを必ず把握しておかなければいけません。ジプレキサとTrileptalは気分の症状に，セルシンは不安の症状に，そしてTopamaxはジプレキサが引き起こす体重増加に効果を示します。

　通常，気分安定薬や抗精神病薬は，一定期間にわたって気分変動の徴候がほとんどみられなくなるまで，半永久的に服用し続ける必要があります。子どもさんや親御さんはしばしば，これら薬剤の長期的な効果を「治癒」と勘違いします。子どもが何カ月にもわたって落ち着いていれば，薬物療法を継続する必要があるのか疑問に感じるのも無理はないでしょ

う。けれども，この問題に関してはお子さんの担当医とじっくり話し合うことを強くお勧めします。服薬を必要以上に早期にやめてしまうと，大きな再発，そしておそらくは精神科へ入院することになるというリスクが生じます（197 ページを参照）。ですから，試しに薬物療法をやめてみたいという考えに傾いている場合には，医師と相談して一度に 1 剤ずつ，ごくゆっくりと用量を減らして行くようにしてください。そうすれば，安全に離薬できているかどうか，お子さんの行動を観察することができます。成人におけるデータが示唆するところによれば，急激に服薬を中止した場合（1 週間以内），ゆっくり中止した場合（1 カ月）と比べて双極性障害が再発する可能性が高くなり，以後の治療が困難になることがあるようです。気分安定薬または非定型抗精神病薬の服用を徐々に中止して行くとき，お子さんの学校と十分に話し合い，担当医と頻繁に連絡を取り合うことがこの上なく重要になります。

表 7. 米国における若年期の気分障害に対する薬物療法

疾　患	薬　剤
うつ病 　大うつ病 　気分変調症	選択的セロトニン再取り込み阻害薬：Prozac（fluoxetine），Zoloft（sertraline，日本では申請中），パキシル（**paroxetine**），ルボックス/デプロメール（**fluvoxamine**），Celexa（citalopram），Lexapro（escitalopram，日本では治験中） 非定型抗うつ薬：Wellbutrin（bupropion），Effexor（venlafaxine，日本では治験中），Serzone（nefazodone），Remeron（mirtazapine，日本では治験中），Cymbalta（duloxetine，日本では治験中）―うつ病に有効な場合があるが，米国における本書の執筆時点でFDAの承認は下りていない 三環系抗うつ薬：トフラニール（imipramine），ノリトレン（**nortriptyline**），desipramine，トリプタノール（**amitriptyline**），アナフラニール（clomipramine） 抗うつ薬＋抗精神病薬（例：セロクエル〔quetiapine〕）―幻覚症状や現実の知覚における障害がある場合 抗うつ薬＋ベンゾジアゼピン系薬剤（例：ワイパックス〔**lorazepam**〕）―不安症状がある場合 反応が得られない場合には薬剤の併用療法を行う：抗うつ薬＋リーマス（lithium），甲状腺ホルモン薬，または刺激薬 電気けいれん療法（ECT）

表7. (つづき)

疾　　患	薬　剤
双極性障害(躁うつ病)	気分安定薬：リーマス（lithium） テグレトール（carbamazepine）または Trileptal（oxcarbazepine） Depakote（divalproex sodium） デパケン（valproic acid） その他の抗てんかん薬（Lamictal〔lamotrigine, 日本では申請中〕, Neurontin〔gabapentin, 日本では申請中〕, Topamax〔topiramate, 日本では申請中〕, Gabitril〔tiagabine〕） 抗精神病薬—精神病症状，急性躁病，躁うつの周期がはっきりと混在している場合 非定型抗精神病薬：リスパダール（risperidone），ジプレキサ（olanzapine），セロクエル（quetiapine），Geodon（ziprasidone），エビリファイ（aripiprazole） 反応が得られない場合にはリチウム（lithium）と抗てんかん薬，または抗てんかん薬2種類を併用する 興奮や不安がある場合，ベンゾジアゼピン系薬剤（例：リボトリール／ランドセン〔clonazepam〕）を追加 ADHDがある場合，Wellbutrin（bupropion, 日本では治験中），刺激薬，カタプレス（clonidine）を使用

第 8 章

不安障害

児童期の不安障害

　不安障害は，発症や症状の現れ方は様々ですが，1つの共通点があります。それは，絶え間ない過剰な不安，心配，または神経質な状態です。不安障害がある子どもたちは単に「心配症」なのではありません。こういった子どもたちの不安は過剰で，年齢や発達段階に不相応で，広汎性であり，現実の状況とは不釣合いなほど深刻です。このため，日常生活は苦痛に満ちたものとなり得ます。子どもは，精神的および身体的な苦痛を味わうだけでなく，何が起きているのかを理解しないまま，不安にかられるような状況を避けることを中心に生活を組み立てるようになる場合があるのです。いうまでもなく，こうした試みによって社会生活にはさまざまな問題が生じます。たとえば，こうした子どもの多くは不登校になったり，他の子どもたちと遊ぶのを嫌がったり，ごく少数の子どもたちの前でも話せなくなったりします。

　児童期の不安障害は比較的多く，11歳の子どもの4％に分離不安障害が，2％に単一恐怖が認められると推定されています。14歳から16歳の子どもでは，5％に恐怖症があります。恐怖症とは，その引き金となるような状況を回避するようになる特定の恐怖感のことをいいます。たとえば，ヘビが怖いからといって外に一歩も出ないような場合です。単一

恐怖とは，クモ，高所，または動物などに対する特定の恐怖心（および一般的にはその対象物の回避）のことを指します。

　文献などをみると，子どもは非常に幼いうちから内気なことがあり，これが青年期に入っても続き，不安障害を発症するに至る場合があるとの示唆が増えつつあります。多くの場合，不安障害は成人期に入ってもどうやら持続するようです。興味深いことに，不安障害の治療を受けている大人の多くは，不安障害が青年期に発症したと報告しています。

　不安症状は，まさにその性質ゆえに，しばしば内に秘められます。子どもたちの多くが自分たちの「弱さ」や「恐怖心」のことを恥ずかしく思っていることを考えれば，症状のことを両親に話さない場合が多いのも納得が行きます。こうした理由から，あなたがお子さんの様子を用心深く観察する必要があるのです。その結果，お子さんに不安障害があるのではないかと疑った場合には，何か悩みごとがあるのか，緊張することがあるか，ときに理由もなく罪悪感にかられることがあるか，お子さんに直接訊いてみてください。注意すべき徴候を以下に述べます。児童や青年における不安障害の最も一般的な症状です。

疾　　患

● 分離不安障害

　分離不安障害は，児童期における一般的な精神疾患の1つで，保護者や慣れ親しんだ環境を離れることに対する過剰な不安を特徴とします。幼い子どもの場合，ある程度の分離不安は正常ですが，こうした問題が学齢期頃に入っても続く場合，不安障害である可能性が考えられます。たとえば，幼児であれば，ベビーシッターと留守番させるときに両親がわざわざ遠回りして「こっそり逃げ出さなくてはならない」ことはありがちですが，8歳の子どもに対して同じような対応が必要な場合には問題です。

　年長の子どもがこうした問題によって消耗してしまうのは明らかです。子どもは，不登校になったり，学校で腹痛や頭痛を起こすために帰宅を余儀なくされます。こうした子どもたちはよく，家にいない間に何か

「悪い」ことが両親やきょうだいの身に起こるのではないかと不安だと訴えます。

● **全般性不安障害**

7歳のマイケルは，学校で良い成績をとることについて絶えず心配していて，特にテストの前に強い不安を感じます。いくつもの腹部症状について小児科医の診察を受けていましたが，詳しい検査を行った結果，どこも問題がないとわかりました。私の診察室を訪れたとき，マイケルは不安そうな様子で，「お腹に変な感じがある」と言いました。彼の話では，「いつも心配」なものの，パニック発作は一度も起きていないとのことでした。マイケルは，全般性不安障害をもつ子どもの典型です。

些細なことや学校での成績について過剰な不安を示したり，他人の評価を過度に気にしたりする完璧主義の子どもは，全般性不安障害の疑いがあります。こうした子どもたちは，いつも緊張している，または気持ちが落ち着かないなどと訴えます。しばしば，次のテストや計画のことをいつまでも心配します。腹痛，下痢，頭痛，筋肉の凝りなど，多くの身体症状を訴えるのが普通です。また，こうした軽度の身体愁訴のために何度も小児科医や養護教諭に診てもらっています。

● **パニック障害**

パニック障害の子どもは，特別な理由もなく過剰な恐怖の発作にみまわれます。発作のときには心臓の鼓動が早鐘を打ち，息づかいが荒くなるので，子どもは，小児科医や小児神経科医のところに連れてこられることが多くあります。このほか，何らかの行事に参加を求められたり，逃げ場を失ったように感じたりした場合には，かんしゃくをおこすことがあります。この場合，身近な人，あるいは自分を危険な状況においた人に襲い掛かることもあります。多くの場合，その犠牲になるのは親御さんです。

空間恐怖もパニック障害に頻繁に伴う症状です。空間恐怖とは，逃げることが困難な場所（車のなかや学校など）に行くことへの恐怖ですが，

これにより子どもは，家を離れることを拒否するようになったり，移動範囲を大きく制限されたりします。思い切って出かけるのは，誰か付き添いがいるときだけです。学校から家まで車で送ってもらうことができないために，友達と遊ぶことができず，社会生活に明らかに支障が生じます。バスや電車などの移動手段を恐れるため，子どもが出かけるときには，付き添いでなだめてくれる人を探す必要があるかもしれません。一方，一部のケースでは，現れる行動が不可解なため，空間恐怖であると認識するのが困難なことがあります。7歳のゾーイは，普段は口調がやわらかく，非常に優しいのですが，買い物に出かけようとすると，直前になって泣きそうな声で不満を言い，突然かんしゃくをおこして母親に当たり散らしていました。両親は，程度は軽いものの，スクール・バスに乗っているときも娘が同じような行動をしているのに気づいて初めて，何か問題があるのだと考え始めました。

● 社会恐怖（社会不安障害）

児童期，青年期，および成人期の最も一般的な不安障害の1つが社会恐怖です。社会恐怖とは，対人場面で恥をかくことに対する恐怖症です。社会恐怖がある子どもは，他の子どもや大人たちを前に話をしたり，口頭発表をしたりすることが著しく困難です。恥ずかしい思いをするようなことを口にしてしまうのではないかと緊張するためです。社会恐怖に関しては，介入が必要なほど深刻で支障が大きいとはこれまで考えられていなかったので，一般的に薬物療法を行いませんでした。けれども，重症の場合には多大な支障をきたし，子どもは，友達や打ち解けた仲間の前ですら口を聞けなくなったりすることがあります。少なくとも，何か口頭で発表しなければならない日やグループ討議がある日には，学校を休むようになると考えられます。

不安障害について評価を行う際には，うつ病などの情緒面の障害やADHDなどの行動上の障害を合併していないか調べることが非常に重要です。興味深いことに，内気な子どもの場合は後の物質使用のリスクが低いのに対し，全般性不安障害などの不安障害がある青年の場合は物

質使用障害のリスクが増加します。こうした青年たちの一部は，苦しい不安症状を自分で治療しようとしているのかもしれません。

治　療

不安障害に対しては精神療法も薬物療法も有効なことが示されています。行動修正療法やリラクゼーション療法は，子どもの不安症状や，不安に起因する回避行動を軽減させることがあります。たとえば7歳のマイケルの全般性不安障害は，イメージ・リラクゼーションに焦点を当てた行動修正療法のおかげで大きく改善しました。

　この分野に関してはあまり多くの研究が行われていませんが，不安障害がある児童や青年は，成人の場合と同じ薬物療法に反応するようです。不安障害に対するSSRIのルボックス／デプロメール（fluvoxamine）の使用については，現在，比較試験からのデータがある程度得られています（この手のものでは検討が行われた最初です）。このため，全般性不安障害，分離不安，およびパニック障害に対しては現在，SSRIが第一選択薬となっています。短期的には，鎮静作用を有する従来の抗ヒスタミン薬（レスタミン〔diphenhydramine〕やアタラックス〔hydroxyzine〕など）に対して良好な反応を示す子どももいますが，残念ながらこれらの薬剤は，鎮静作用が強すぎることが多く，効果も数日間しか続きません。したがって，不安症状に対する薬物療法では抗うつ薬とベンゾジアゼピン系薬剤（セルシン〔diazepam〕と似た特性の薬剤）が頼りになります。多くの場合，これらを行動修正療法と併用します。248ページで紹介した7歳のゾーイの場合，行動修正療法とワイパックス（lorazepam）の短期間の使用によってパニック障害から生じた空間恐怖が大きく改善しました。

　抗うつ薬は，児童期における不安障害，特に慢性的に持続すると思われる不安症状に対してますます使用されるようになっています。比較的新しい抗うつ薬（Prozac，ルボックス／デプロメール，パキシル，Lexapro，Celexa，Effexor，Zoloft，およびSerzone）は，おそらくベンゾジアゼピン系薬剤ほどには有効ではありませんが，うつ病または強

迫性障害を合併している場合には優れた選択肢となることがあります。欠点は，一般的に，抗うつ作用を示す最高用量を投与する必要があることです。服薬の開始初期には不安症状やパニック発作が悪化する恐れがあるので，このリスクを避けるため，私は通常，まずは非常に低用量（たとえば Zoloft を 25mg）から子どもに服用させています。用量は，両親も私も子どもの不安症状が改善したと確認できるまで，徐々に増やして行きます。

　不安障害に ADHD を合併した場合には，おそらく Strattera (atomoxetine) が優れた選択肢となるでしょう。不安障害だけが認められる患者さんで Strattera を使用した場合の効果については，研究が行われていません。ノリトレン (nortriptyline) やトフラニール (imipramine) などといった，「三環系抗うつ薬」と呼ばれる従来の抗うつ薬は，不安障害に対しては第二または第三選択薬とされていますが，不安障害に ADHD を合併した場合には，非常に有望な選択肢になると考えられます。

　プラクティショナーはお子さんに対して，ベンゾジアゼピン系薬剤—例えばセルシン (diazepam), リボトリール／ランドセン (clonazepam), ワイパックス (lorazepam), Serax (oxazepam), コンスタン／ソラナックス (alprazolam), メンドン (clorazepate) など—を1番または2番目に選ぶかもしれません。典型的な不安症状であれば，ほぼすべての抗不安薬が効果を発揮するでしょう。特にパニック障害がある子どもには，ベンゾジアゼピン系薬剤のなかでも比較的作用の強い薬剤，たとえばリボトリール／ランドセン，コンスタン／ソラナックス，またはワイパックスが通常処方されます。

　ベンゾジアゼピン系薬剤は，けいれん発作や筋固縮をはじめとする様々な症状に対して長年使用されてきました。有効で，安全域が広く，他の薬剤との相互作用がきわめて少ないために，抗ヒスタミン薬と同様，興奮や不眠の治療薬としても使用されています。しかしながら，これらの抗不安薬が子どもにおいて脱抑制と呼ばれる正反対の作用を及ぼす場合があることも，親御さんは知っておくべきでしょう（180〜181ペー

ジを参照)。この奇異反応は，子どもに危険を及ぼすものではありませんが，落ち着きのなさや不安，パニック，舞い上がったような行動など，様々な異常行動を引き起こします。こうした行動は多くの場合，服薬後20分以内に現れ始めます。奇異反応が生じた場合には，お子さんの様子をただ注意深く観察し，治まるまでじっと待つようにしてください。異常行動は通常，数時間で鎮まります。これに対する解毒薬はないのです。

　ベンゾジアゼピン系薬剤には乱用の危険があるので，厳重な監視を行う必要があります。お子さんがこれらの薬剤に嗜癖になる心配はそれほどありませんが，他の子どもが薬剤をもらおうとお子さんに近づく可能性があるのです。物質使用障害のある青年においては一般的に，ベンゾジアゼピン系薬剤の使用を避けるべきでしょう。

　非ベンゾジアゼピン系の薬剤のなかでは，Buspar (buspirone) と呼ばれる新規の薬剤も不安障害の子どもに処方されています。Busparに関する詳細な情報については，359ページを参照ください。薬物療法を検討するのが妥当であり，乱用の危険性がほとんどあるいはまったくないという場合には，Busparについて調べ，この薬剤の使用について担当医に相談してみると良いでしょう。

　子どもが不安障害に他の疾患を合併している場合，複数の薬剤を併用することがしばしば必要になります。私は，全般性不安障害に強迫性障害を合併した16歳の女の子の治療にワイパックス (**lorazepam**) 1mgを1日2回とパキシル (**paroxetine**) 60mgを使用していますが，非常に良い結果が得られています。パニック障害，ADHD，およびうつ病を合併した12歳の男の子の場合，多くの薬剤を試験的に投与しては失敗に終わっていたのですが，現在は，ノリトレン (**nortriptyline**) 50mgを夜，コンスタン／ソラナックス (**alprazolam**) 1mgを1日2回，Zoloft (sertraline) 50mgを朝食時に服用して安定しています。最近，Strattera (atomoxetine) がADHDに対して使用されるようになり，ADHDに著しい不安症状を合併した子どもにとってきわめて有益な選択肢となっています。私は最近，ADHDに全般性不安障害を合併した11歳の男の子，カイを治療しましたが，Strattera を1日60mg服用さ

せたところ，良い結果が得られました。カイは，不安がはるかに減り，集中力が増し，生活の質も改善したと報告しています。

不安障害は，改善したり悪化したりすることが知られているので，定期的に用量を減らしてみて，薬物療法を継続する必要があるか評価することが望ましいでしょう。子どもによっては，学年の初め（8月～11月）と終わり（5月～6月）にのみ薬剤（または普段よりも高用量）が必要ということもあります。

心的外傷後ストレス障害

疾　患

心的外傷後ストレス障害（PTSD）とは，その名が示す通り，心的外傷を受けたことによるストレスが引き起こす一連の持続的な症状のことを指します。心的外傷とは，人が通常経験する範囲から外れるような重度のストレス刺激であるとされています。これには，心理的，身体的，または性的な虐待，あるいは悲惨な出来事の目撃などが含まれます。そうした出来事を一度だけ経験することもあれば，あるストレス刺激に反復的に曝されるという場合もあります。ただし，心的外傷を受ける子どもは大勢いますが，PTSDを発症する子どもはごくわずかであるということも心にとめておいてください。PTSDでは，うつ病や不安障害をはじめとする他の精神疾患をしばしば合併します。PTSDの症状は，1カ月未満で消失する場合もあれば（急性），長期間続くこともあります（慢性）。最も一般的な症状には，身体の覚醒度の亢進した状態（過覚醒），感情の麻痺すなわち無感覚，解離（自分の体の外にいるような感覚），原因となった出来事を思い出させるような状況の回避，緊張および些細なことに対する驚愕反応，そしてその出来事の侵入的想起があります。

専門家の間では，発達の過程で脳が柔軟に変化することを考えると，児童期に重大または反復的な心的外傷を経験した場合，脳に微妙ではあるものの永続的な構造的・生化学的変化が生じる可能性があるという共

通の見解が優勢になりつつあります。しかしながら、そうした変化の範囲や具体的な内容については、いまだ完全にはわかっていません。

治　療

　心的外傷が何らかの虐待であり、それが依然として続いている場合には、子どもに安全な環境を保証することが治療の最初のステップになります。心的外傷がどういったものであれ、長期的にみると、安定した環境に身をおき、親や保護者とコミュニケーションをとることが、PTSDの症状による支障を軽減する上でしばしば非常に有益となります。精神療法は、何が起こったのか、そしてなぜそうしたことが起こったのかを子どもに理解させ、心的外傷に関連した問題の多くに対処する上で、この上なく有益です。一定期間継続して治療を受けさせた場合には特に有効でしょう。

　PTSDに対する効果が認められた、これといった薬物療法はないので、医師は最も支障の大きい持続的な症状をターゲットとした薬剤を処方する可能性が高いでしょう。たとえば、性的虐待を受けた7歳の女の子の場合、何カ月にもわたってカウンセリングを行ったにも関わらず不眠が続いていたので、カタプレス（clonidine）0.1mgを服用させたところ、睡眠障害だけでなく夜間不安を軽減する上でも非常に効果的でした。身体的に過覚醒状態にあり、些細なことにも驚愕反応を示しがちな子どもには、インデラル（propranolol）をはじめとするβ遮断薬などの高血圧治療薬が有効なことがあります。抗うつ薬やセルシン（diazepam）に似た特性の薬剤（ベンゾジアゼピン系薬剤）は、重度の回避症状や緊張によって機能不全をきたした子どもに有益です。

　現実との分離や「体の外にいるような」感覚が繰り返し起こること（解離性エピソード）に悩まされる子どもの場合、グラウンディングなどの方法を使うと子どもが現在の環境とのつながりを取り戻すのに役立つことがあります。グラウンディングでは、たとえば、現在の居場所や周囲で起こっていることを子どもに想い出させるといったことを行います。解離性エピソードが顕著な場合、生活に支障を及ぼす場合、あるいは子

どもに恐怖心を与える場合には，ジプレキサ（olanzapine）やリスパダール（risperidone）などの抗精神病薬を低用量で服用させてみることがあります。

　心的外傷後のストレスに悩まされる子どもたちはよく，うつ病や不安障害も合併します。評価の結果このような診断に至った場合，プラクティショナーは抗うつ薬を試すと考えられます。抗うつ薬には，たとえばいずれかのSSRI（Prozac〔fluoxetine〕，Zoloft〔sertraline〕，ルボックス／デプロメール〔fluvoxamine〕，パキシル〔paroxetine〕，Celexa〔citalopram〕，Lexapro〔escitalopram〕），三環系抗うつ薬（ノリトレン〔nortriptyline〕やトフラニール〔imipramine〕など），Serzone（nefazodone），デジレル／レスリン（trazodone），またはRemeron（mirtazapine）などがあります。ただ，感情の麻痺に対しては薬物療法を行ってもあまり効果がありません。お子さんが心的外傷後ストレスに関連した問題をいくつも合併している場合には，薬剤の併用療法が必要になるかもしれません。私は，非常に低用量のProzac（fluoxetine）（懸濁剤を1日5mg）とカタプレス（clonidine）（半錠を1日2回）を併用したことがありますが，焦燥，過覚醒，易刺激性，抑うつ，睡眠障害を示す子どもたちにおいて極めて良好な反応が得られました。ただし，多数のPTSD症状を示す子どもの多くが時の経過，環境の変化，そして精神療法によってPTSDを乗り越えるということを覚えておくことは重要です。お子さんがそうした子どもの一人なら，処方された薬剤を一時的な処置と考えてください。そして，服用を継続する必要があるかどうか評価するため，担当医には必ず息子さんあるいは娘さんの様子を密接に観察してもらうようにしてください。

強迫性障害

疾　　患

　強迫性障害は，人口の1〜2％に発生すると推定されており，児童期か

青年期に始まることが極めて多いと考えられています。若年の不安障害のなかでは，最も研究が進んだ疾患となっています。

　強迫性障害の子どもは，持続的な思考や衝動（強迫観念）を体験し，このために反復的で意図的な行為（強迫行為）を行うようになり，これらを行わないと気が済まないようになります。強迫観念は，不合理ですが侵入的で，その内容は，自分が暴力を振るうこと，性的倒錯，何かが左右対称である必要性，何かに感染する危険性，あるいは深刻な自己不信などです。重症の強迫性障害の子どもでは，ときとして，統合失調症と間違われる場合があります。

　強迫性障害に関連した比較的まれな症状の1つに毛を抜く行為（抜毛症）があります。抜毛症のある子どもは，自分の髪の毛や眉毛，ペットの毛，ぬいぐるみの毛などを抜いてしまいます。髪の毛が完全に無くなるまで抜いてしまい，帽子で隠さなければならないこともあります。強迫性障害と同様，毛を抜くこの行為は，子どもが何の活動にも参加していないときに起こりやすいようです。

　ほとんどの子どもが自分の強迫観念や強迫行動を自覚していて，それらが好きではないと報告します。しかしながら，強迫的な不安を抑制する目的で行われている儀式，たとえば手を洗う，数を数える，何かを確認する，何かに触る行為などを途中で中断されると，子どもは強い不安にかられてしまいます。

　最近の研究が示すところによると，強迫性障害は，特に脳の前頭葉（前額にあたる部分）における神経伝達物質であるセロトニンの異常に関連しているようです。

治　療

　認知行動療法（特に「曝露反応妨害法」と呼ばれる様式のもの）は，強迫性障害に対して唯一有効な精神療法であり，薬物療法と併用されることが多くあります。薬剤のなかでは，シナプス間隙のセロトニン濃度を上げる働きをもつ抗うつ薬が，強迫性障害に伴う，日常生活に支障をもたらすような多くの症状を軽減する上で最も効果が高いと考えられま

表8. 米国における不安障害に対する薬物療法

疾　　患	薬　　剤
全般性不安障害	抗うつ薬 　選択的セロトニン再取り込み阻害薬：パキシル（**paroxetine**），Zoloft（sertraline，日本では申請中），ルボックス／デプロメール（**fluvoxamine**），Celexa（citalopram），Prozac（fluoxetine） 　非定型抗うつ薬：Serzone（nefazodone），Remeron（mirtazapine，日本では治験中） 抗不安薬（ベンゾジアゼピン系薬剤）：セルシン（**diazepam**），メンドン（**clorazepate**），ワイパックス（**lorazepam**），リボトリール／ランドセン（**clonazepam**）など Buspar（buspirone） Strattera（atomoxetine，日本では治験中）
パニック障害，分離不安障害	高力価の抗不安薬：コンスタン／ソラナックス（**alprazolam**） 抗うつ薬 　選択的セロトニン再取り込み阻害薬：パキシル，Zoloft，ルボックス／デプロメール，Celexa，Prozac 　非定型抗うつ薬：Serzone，Remeron 反応が得られない場合，または併存症のある子どもには薬剤の併用療法を行う 　（例：メンドン+Prozac，トフラニール（imipramine）+リボトリール／ランドセン

表 8. (つづき)

疾　患	薬　剤
心的外傷後ストレス障害	ターゲットとした症状の治療（例：不安症状，精神病症状） 抗うつ薬：選択的セロトニン再取り込み阻害薬（例：Lexapro〔escitalopram，日本では治験中〕），非定型抗うつ薬，三環系抗うつ薬 抗不安薬：メンドン，リボトリール／ランドセン，ワイパックスなど 離人症状や精神病症状がある場合には，抗精神病薬の使用を検討する
強迫性障害	選択的セロトニン再取り込み阻害薬：Zoloft, Prozac，パキシル，ルボックス／デプロメール，Celexa より高用量が必要な場合がある アナフラニール（clomipramine） 選択的セロトニン再取り込み阻害薬またはアナフラニール＋ベンゾジアゼピン系薬剤（例：リボトリール／ランドセンやワイパックス）またはBuspar 薬剤の併用療法は，反応が得られない場合（例：Zoloft＋アナフラニールまたは選択的セロトニン再取り込み阻害薬＋非定型抗精神病薬）や併存症のある子どもに行う

す。このグループの薬剤については研究が進んでいるのですが，児童における強迫性障害の治療薬として 米国でFDAに承認されているのは，アナフラニール（clomipramine），Zoloft（sertraline）そしてルボックス／デプロメール（fluvoxamine）だけです。Prozac（fluoxetine），パキシル（paroxetine），Celexa（citalopram）など，他の抗うつ薬についても数多くの文献が発表されています。若年期の強迫性障害に対して十分な治療を行うには，比較的に高用量の薬剤が必要となり得ることも研究により示されています。たとえば，12歳のピーターにはルボックスが300mg必要でした。非常に重症で，治療反応性も不良な場合には，アナフラニールとCelexaなどのSSRI，SSRIとベンゾジアゼピン系薬剤（リボトリール／ランドセン〔clonazepam〕，など），あるいはSSRIと低用量の非定型抗精神病薬を組み合わせる必要があるかもしれません（日本では成人の強迫性障害の治療薬として，ルボックス／デプロメール，パキシルが承認を受けています。なお，SSRIは肝臓の代謝酵素の働きを阻害し，他の薬剤の血中濃度を上昇させるので，併用薬剤間の相互作用に注意が必要です。たとえば，ルボックス／デプロメールは，アナフラニールなどの三環系抗うつ薬，非定型抗精神病薬のジプレキサ〔olanzapine〕，セルシン〔diazepam〕などのベンゾジアゼピン系薬剤の血中濃度を上昇させます。また，パキシルは，ノリトレン〔nortriptyline〕などの三環系抗うつ薬，非定型抗精神病薬のリスパダール〔risperidone〕，ピーゼットシー／トリラホン〔perphenazine〕などのフェノチアジン系と呼ばれる定型抗精神病薬の血中濃度を上昇させます）。

　お子さんに抜毛症がある場合でも，プラクティショナーはおそらく同じような薬物療法を勧めるでしょう。あまり期待しすぎないようにしてください。個々の症例に関する情報では，薬物療法を行っても抜毛症がある程度しか改善しないことが示唆されています。このことは，抜毛症が思春期までに始まった場合に特にいえることです。

第 9 章

統合失調症とその他の
精神病性障害

疾　　患

　精神病とは一般的に，現実の認識における重大な障害をはじめとする思考領域の異常のことを指します。実際，子どもに妄想や幻覚がない限り，その子が精神病と診断されることはありません。妄想とは，誤った不合理な信念のことをいいます。幻覚とは，いずれかの感覚による誤った知覚のことです。これには，幻視（視覚），幻聴（聴覚），幻触（触覚），または幻嗅（嗅覚）などがあります。精神病がある子どもの多くが，妄想と幻覚の両方を示します。たとえば，8歳のカリンは，「頭の外」で声が聞こえると言い（幻覚），誰かが彼女の食べ物に毒を混入しているとも強く信じていました（妄想）。

　成人の場合と同様，児童における精神病性障害にも機能性のものと器質性のものとがあります。機能性の精神病とは内因性の精神疾患に属し，これには統合失調症，統合失調感情障害，現実との乖離をきたす重症の気分障害などがあります。器質性の精神病とは，身体疾患，外傷，あるいは薬物の使用に伴う脳の損傷による精神病のことを指します。

　いずれの病型の精神病の子どもでも，精神病のない子どもと比べ，脳の一部の領域が若干小さいことが画像検査で確認される場合があります。神経心理検査では，情報を確認し，知覚し，操作し，蓄積し，想起する能力に深刻な異常がしばしば発見されます。多くの場合，脳の処理能力

の異常は，現実との乖離が起こるはるか以前に生じます。統合失調症の原因ははっきりとわかっていませんが，脳の先天的な（生まれつきの）形成異常と遺伝が，最も可能性が高い寄与因子として挙げられています。

　両親にとって困難なのは，子どもにきちんとした精神医学的評価を必要とする深刻な問題があるということに気づくことです。子どもが，幻覚や妄想について親に話さないことはよく知られています。私も診察の際，子どもが2年も前から幻聴を聞いていたのに，そのことについて誰にも話していなかったとわかることがしょっちゅうあります。多くの場合，子どもは自分に語りかけてくる声が異常だとわからないか，そのことについて人に話すことを怖がっています。けれども，精神病が発症または悪化したとき，子どもはかんしゃく，奇妙な態度，引きこもりなどといった行動上の大きな問題が出現することが多くあるので，こうした問題によって親は間違いなく精神医学的評価の必要性に気づきます。事実，子どもが私のところへ連れてこられるのも，通常はこうした行動がきっかけとなっています。

　児童における精神病性障害は，しばしば潜行性に発症し，既に存在していたその他の症状に引き続いて顕在化することがあります。つまり，精神病性障害を発症する子どもは，別の精神疾患や神経疾患の初期症状を示すことがあるのです。はじめにADHD（205ページを参照）に似た症状を呈する子どももいて，症状の重症度と思考の解体の程度が徐々に増して行きます。このほか，感情の平板化を示す子どももいますが，その後に引き続いて，幻覚が出現するのが普通です。また，腕や足の脱力感に続いて奇異な行動が始まる子どももいます。ほとんどの子どもは，共通の特徴がないこうした行動とともに，しばしば幻覚（通常は幻聴）を発現します。残念ながら，精神病性障害は児童期の全体にわたって持続するのが典型で，多くの場合は子どもの年齢とともに悪化します。

治　療

　抗精神病薬は，メジャートランキライザー，または神経遮断薬とも呼ばれ，児童における精神病性障害の標準治療に使用されています。医師は，セレネース（haloperidol），ウィンタミン／コントミン（chlorpromazine），ピーゼットシー／トリラホン（perphenazine），Stelazine（trifluoperazine）など，多数ある薬剤のいずれかを処方するでしょう。けれども，これらの薬剤では精神病に伴う問題のすべてを解決できないということを認識しておきましょう。治療のターゲットとなる問題ないし症状で，抗精神病薬に反応することが非常に多いのは，いわゆる陽性症状，すなわち幻覚，妄想，思考形式の障害（滅裂思考）や緊張病症状（昏迷，拒絶症，カタレプシー，常同姿勢），奇妙な感覚などといった明らかな問題です。一方，陰性症状，すなわち情緒を構成する重要な要素の障害に関しては，従来型の抗精神病薬によって改善する可能性がそれほど高くないのです。感情の平板化，会話や思考の乏しさ，活動への不参加（無気力），楽しむ能力のなさ（快感消失），社会機能の低下が未解決のまま残るために，精神病がある子どもたちの多くにとって，日々の生活を送ることの困難は続きます。

　より新しい抗精神病薬であるリスパダール（risperidone），ジプレキサ（olanzapine），セロクエル（quetiapine），Geodon（ziprasidone），およびエビリファイ（aripiprazole）の場合，陰性症状により効果的であり，非常に活発な陽性症状にもさらに有効であるほか，副作用も比較的少ないようです。ですから，医学的評価の結果，長期的な精神病症状（統合失調症に特徴的な症状など）を示唆する所見がみつかった場合，多くのプラクティショナーは現在，リスパダール，ジプレキサ，またはセロクエルなどを最初に投与するようにしています。Clozaril（clozapine）は，従来型または新規の抗精神病薬を何種類か試験的に投与してみて，それでも反応を示さない子どもに用います。

　抗精神病薬を他の薬剤と併用することは多いので，これらの薬剤が一般的に他の薬剤の血中濃度を増加させることを知っておくことは大切で

しょう。たとえば，ノリトレン（**nortriptyline**）であれば血中濃度が30％増加します。このほか，一部の抗うつ薬（Prozac〔fluoxetine〕など）は抗精神病薬の血中濃度を上昇させます。

　私たち専門家の理解が深まり，新世代の治療薬が開発されたことにより，統合失調症などの精神病性障害がある子どもの治療水準は大幅に改善しています。この点に関してはどうぞご安心下さい。お子さんの障害はおそらく成人期まで続くものと思われますが，新しい薬剤とストレスの少ない構造化された環境をお子さんに提供してあげれば，息子さんまたは娘さんは，正常に近い児童期を送り，将来に希望をもつことができるようになるはずです。

表 9. 米国における統合失調症および精神病性障害に対する薬物療法

非定型抗精神病薬:リスパダール(**risperidone**), ジプレキサ(**olanzapine**), エビリファイ (**aripiprazole**), セロクエル (**quetiapine**), Geodon (**ziprasidone**) を第一選択薬として試すことが多い
　Clozaril (**clozapine**) は治療に反応を示さない児童に使用する

定型抗精神病薬:ピーゼットシー／トリラホン (**perphenazine**), セレネース (**haloperidol**), ウィンタミン／コントミン(**chlorpromazine**), Stelazine (**trifluoperazine**)
　遅発性ジスキネジアのリスクに注意

興奮がみられる場合には高力価ベンゾジアゼピン系薬剤を追加 (例:ワイパックス〔**lorazepam**〕, リボトリール／ランドセン〔**clonazepam**〕, コンスタン／ソラナックス〔**alprazolam**〕)

反応が得られない場合
　非定型抗精神病薬を使用する
　別のグループの抗精神病薬に切り替える (例:ウィンタミン／コントミンからトリラホンへ, Navane〔**thiothixene**〕からジプレキサへ)
　複数の薬剤を併用する

気分変動がみられる場合:抗精神病薬＋リーマス (**lithium**) や気分安定作用をもつ抗てんかん薬を投与する
　激しいかんしゃくがみられた場合:抗精神病薬＋インデラル (**propranolol**)
　顕著な不安症状がみられた場合:抗精神病薬＋ベンゾジアゼピン系薬剤 (例:リボトリール／ランドセン, ワイパックス)

第 10 章

身体的・神経学的な原因が明らかにされている疾患

チックとトゥレット障害

　児童期の行動上の問題のなかには，身体的ないしは神経学的な疾患であることが明らかにされているにもかかわらず，メンタルヘルス専門家によって診断，治療されるものがいくつかあります。その理由の一部は，主な症状が精神医学的なもの（怒りなど）であることです。また，特定の精神症状や精神疾患が併存しやすいこと（たとえば，強迫性障害とADHDはトゥレット障害に合併することがよくあります）も，その理由の1つとなっています。本章で紹介する疾患の主要症状に対しても，併存する精神疾患に対しても，一般的に使用されるのは向精神薬なので，メンタルヘルス専門家に診察を求めるのが理にかなっているといえます。

疾　　患

　チックは比較的多くの子どもにみられます。様々な調査によると，約15%の子どもがいずれかの時点でチックがみられると報告されています。チックには，運動性チックとして知られる1つまたは複数の筋群の収縮と，発声を伴う音声チックとがあります。このほか，筋のぴくつきなどのような単純性チックか，それとも身体を屈曲する，顔をしかめる，肩をすくめるなどの複雑性チックか，という分け方もあります。

子どものチックが1年以上続く場合，慢性チック障害であると判断します。なぜ，長引くチックとそうでないチックがあるのかは，わかっていません。ただ，児童期にみられるチックの50％以上が18歳までに消失することが明らかとなっています。

　お子さんに運動性チックのほかにも音声（発声）チックおよびその他の行動面や心理面の症状がみられるのであれば，トゥレット障害と診断されるでしょう。子どもの音声チック，すなわち発声チックは，通常は咳や咳払いとして現れますが，卑猥なことばを叫ぶというかたちで現れることもあることが知られています（汚言症）。音声チックのために，トゥレット障害について多くの誤解が生じることがありました。音声チックはときに周囲から意図的ではないかと思われることがあります。なぜなら，誰もが実際に音声チックのまねをすることもできるからです。

　トゥレット障害は児童期に始まり，時に一生続くこともあります。症状は，時の経過とともにしばしば変動していきます。ストレス刺激，たとえば学年の始まりや，単純にチックを話題にすることで，子どもの不安は増大し，多くの場合チックは悪化します。やめなさいと言われたら，一時的にはチックをある程度我慢できることもありますが，長時間にわたり抑制することは通常ほとんどできません。

　また，併存症にある程度起因する，厄介な行動様式がみられることもめずらしくないので，状況は一層複雑になります。実際，あなたと担当医は，悩みや困難の主な原因となるのが，一次性のチックやトゥレット障害ではなく，しばしばこうした併存症の方であるということを理解した上で治療法を決定しなければなりません。チックやトゥレット障害に伴いやすい併存症（不安障害，強迫性障害，およびADHD）との関連性を解明しようという研究が，ますますさかんに行われています。これらの疾患には何らかの関連性があるのだろうか？　因果関係はあるのだろうか？　チックやトゥレット障害の原因遺伝子はどれなのだろうか？　また，こうしたチックが自然に発症し，消失していくのはなぜなのだろうか？　といった研究です。

　こうした研究の多くは，チックおよびトゥレット障害と強迫性障害と

の併存について調べようというものです。エール大学での研究により，2つの興味深い相互関係が明らかとなりました。すなわち：

1. トゥレット障害がある子どもの3分の1が，明らかな強迫症状を合併しているということ
2. 重症のチックないしトゥレット障害がある子どもの相当数に，強迫性障害の親戚がいるということ（このことから研究者たちは，これらの疾患に遺伝的な関連性があると考えるようになりました）

同様に，別の研究ではADHDとの興味深い関連性が確認されました。すなわち：

1. トゥレット障害がある子どもの約半数にADHDが合併しているということ
2. チックよりもADHDの方が早い時期に出現するということ
3. こうした子どもたちにおける行動上の問題や支障の多くがADHDに関係しているということ
4. 刺激薬の使用により，チックが悪化することもあるが，チックが悪化しない場合もあること

治　療

出現してくる突発的な運動の多くを軽減し，複雑性チック（繰り返し体をよじる，立ち上がって振り返る，特定のやり方で体の一部を触るなど）を抑える上で，行動修正療法が非常に役立つことがあります。認知行動療法は子どもにとって，こうしたチックが起きている瞬間やチックを起こさせるきっかけを認識し，リラックスする方法や，こうした反復的な運動をある程度コントロールする方法を学ぶのに有益なことがあります。チックおよびトゥレット障害に対する薬物療法は，ここ20年の間に大きく進歩しました。残念なことに，使用する薬剤や使用する順序がこの間にあまりにも劇的に変わったために，多くのプラクティショ

ナーが現行の治療法を把握していません。

　高血圧治療薬であるカタプレス（clonidine）と，使用頻度はより低いものの，エスタリック（guanfacine）が，チックとトゥレット障害に対する第一選択薬となっています。これらはかなり効果的（子どもの3分の2が良好な反応を示します）ですが，その有効性を正確に判断できるまで2～4週間かかる場合もあります。必要な用量には大きなばらつきがあるので，医師はおそらく，低用量から投与を開始して，反応や副作用をみながら徐々に用量を増やして行くでしょう。

　三環系抗うつ薬（desipramine, ノリトレン〔nortriptyline〕, トフラニール〔imipramine〕, トリプタノール〔amitriptyline〕）も，チックとトゥレット障害の抑制に有効なことがわかっています。高血圧治療薬と同様，低用量から服用を開始して，副作用と反応をみながら通常は最高用量まで用量を増やします。いずれのグループの薬剤も，トゥレット障害にADHDを合併した多くの子どもに特に効果を発揮します。

　上述の治療で効果がない場合，抗精神病薬，特にセレネース（haloperidol）とオーラップ（pimozide）が有望な選択肢となります。ただ，治療成績は良いのですが，これらにはいくつかの大きな欠点があります。すなわち，しばしば併存する強迫性障害などの疾患には限られた効果しか示さないこと，そして短期的および長期的な副作用を発生させるリスクがかなり大きいことです。最も恐れられている副作用の1つは，遅発性ジスキネジア（377ページを参照）です。こうした理由から，抗精神病薬を試す前に必ず他の薬剤を試してみることをお勧めします。最近，臨床医は新規抗精神病薬（リスパダール〔risperidone〕, Geodon〔ziprasidone〕, エビリファイ〔aripiprazole〕, ジプレキサ〔olanzapine〕）を使うようになっています。セレネースやオーラップなどといった従来の抗精神病薬と比べて短期的および長期的な副作用が少ないと思われることがその理由です。強迫性障害も併存している子どもの場合，さらにセロトニン再取り込み阻害作用のある薬剤を追加する必要があると考えられます。これらの薬剤には，アナフラニール（clomipramine）のほか，ルボックス／デプロメール（fluvoxamine）やProzac（fluoxetine）など

のSSRIがあります（これらを単独で投与してもチックにはほとんど効果がありません）。ADHDとチックを併存した子どもには，カタプレス（clonidine）などのチックに対する薬剤と，刺激薬などのADHDに対する治療薬が必要になります（ただし315ページを参照）。このほかStrattera(atomoxetine)も，ADHDとチックを併存した子どもにおいてチックを改善させることが示されています。

(注) **セロトニン**：セロトニンは，神経系における化学的な情報伝達物質であり，気分，不安，攻撃，そして睡眠に関連している

表10. 米国におけるチックおよびトゥレット障害に対する薬物療法

カタプレス（clonidine）

エスタリック（guanfacine）

三環系抗うつ薬：desipramine，トフラニール（imipramine），ノリトレン（nortriptyline）

リボトリール／ランドセン（clonazepam）

高力価抗精神病薬：リスパダール（risperidone），セレネース（haloperidol），オーラップ（pimozide），フルメジン（fluphenazine），Geodon（ziprasidone），エビリファイ（aripiprazole）

Strattera（atomoxetine，日本では治験中）

反応が得られない場合または他に併存症がある場合には薬剤の併用療法を行う：カタプレス（clonidine）+Zoloft（sertraline），desipramine+Concerta（刺激薬によってチックが悪化していないか観察すること），カタプレス（clonidine）+Ritalin LA

側頭葉てんかん，複雑部分発作

疾　患

　15歳のジュアンは，怒りっぽく，心気的であるほか「奇妙な感覚」がみられたために精神科の病院に入院しました。精神医学的な評価を行うと，いくつもの幻覚症状がみられること（知覚変容，奇妙な臭いや味），非現実的な知覚があること（ある場所に以前にもいたことがあるという感覚〔既視感〕や自分の体の外にいるような感覚〔離人感〕）がわかりました。18歳のドミニクは4回も入院しました。理由はいつも，怒りの爆発でした。この2人には，複雑部分発作，または側頭葉てんかんと呼ばれるてんかんがあります。側頭葉てんかんは，てんかんと聞くと連想する大発作とは異なり，これによって子どもがけいれんを起こして意識を消失することはありません。そのかわり，情緒面および行動上の障害を伴い，著しい気分変動や怒りなどの気分の高まりが周期的に現れ，子どもは明白な理由もなくかんしゃくを起こします。この疾患は子どもの年齢を問わず出現します。原因は，てんかん性活動，すなわち脳の異常な電気活動です。発作焦点は，ほぼ耳の高さに位置する脳実質の深部にあたる，側頭葉と呼ばれる領域です。脳のこの領域は情緒，知覚，そして記憶に関連しており，この部分でてんかん性活動が生じると脳内の重要な神経路に影響が生じます。このため，側頭葉てんかんをもつ子どもたちは様々な精神症状を訴えることがあります。その多くは，感覚の歪みを伴います。視覚に関しては，物が実際よりも大きくあるいは小さく見えたり，視野の周辺や側方に影が見えたりします。こうした歪みは，嗅覚や味覚にも生じることがあり，子どもたちは，タイヤが燃えるときのような異常臭や，金属味を訴えたりします。既視感は，記憶の異常に関連しています。こうした奇妙な体験は，規則的に起こることもあれば，激しい時期があったり，そうでない時期があったりすることもあります。

(注) **精神症状**：感覚や情緒のさまざまな状態に関連した症状をいう。たとえば，高まった感情や怒りなど

　側頭葉てんかんはありふれた疾患ではなく，診断は容易ではありません。病歴を徹底して聴取し，今述べたような種類の症状を発見しない限り，評価者が正しい診断に至る可能性は低いでしょう。側頭葉てんかんが疑われたら，脳波検査（EEG）を実施して脳の異常な電気活動の有無を調べる必要があります。発作活動を誘発するために，脳波検査は，子どもの覚醒時にも睡眠時にも実施する必要があります。この種の脳波検査は睡眠‐覚醒脳波と呼ばれ，実施の際には一般的に，子どもに徹夜をさせるか，夜中の12時に眠ったら少なくとも午前3時には子どもを起こさなければなりません。お子さんが睡眠‐覚醒脳波を受けなければならなくなったら，眠くてしかたがない我が子に起きていることを強いるという，まったく楽しいとはいえない任務を遂行しなければならないことを覚悟しましょう。

　ジュアンの場合，睡眠‐覚醒脳波により側頭葉に異常な発作活動が発見され，薬物療法を行うことになりました。ドミニクの場合，脳波は正常だったのですが，24時間脳波記録（脳波モニターを1日中子どもに装着してもらい，いつも通りの日課をこなしてもらう）を実施したところ，左側の側頭葉に周期的な発作活動が生じていることがわかりました。こうしたてんかん発作は，ドミニクが日記に記していた激しい怒りの爆発と発生時間が一致していました。

　脳波検査で異常がみられた場合，一部の子どもさんには脳の断層撮影を受けていただくことがあります。脳波検査では脳の異常な電気活動を特定できるのに対し，断層撮影―CTやMRI―では脳実質自体の異常（腫瘍，先天性の形成異常，動脈の異常など）を発見することができます。

治　療

　側頭葉てんかんをもつ子どもの治療薬には，従来の抗てんかん薬であ

るテグレトール（carbamazepine）や Depakote（divalproex sodium）のほか，より最近の薬剤である Trileptal（oxcarbazepine），Neurontin（gabapentin，日本では申請中），および Lamictal（lamotrigine）があります。こうしたてんかん発作に対しては比較的高用量の抗てんかん薬が必要なことが多いので，一部の薬剤に関しては，血中濃度を厳重に監視する必要があります。ジュアンの症状はテグレトールによって著しく改善しました。ドミニクの場合も，テグレトールによって怒りの爆発が一切消失しました。

単一の薬剤で効果が得られない場合，2種類の抗てんかん薬を併用する必要があると考えられます。幻覚がある場合には，医師は抗てんかん薬のほかに抗精神病薬を追加するでしょう。リボトリール／ランドセン（clonazepam）をはじめとする抗不安薬（ベンゾジアゼピン系薬剤）は，不安症状が激しい場合に有効と考えられます。興味深いことに，米国では clonazepam はてんかん発作に対して1日6〜12mg という高用量で使用されており，小児の抗てんかん薬として実際に FDA に承認されています。

他のてんかんの場合と同様，医師は定期的に脳波を再検査する必要があります。その際に症状が消失しており，脳波が正常であれば，投薬を中止すべきでしょう。ただ，側頭葉てんかんの人は成人期まで続くことが極めて多いので，この場合には抗てんかん薬の服用も継続する必要があります。ドミニクの治療は，テグレトールの服用を開始して5年が経過した今も依然として効果を発揮しています。

器質性精神疾患と脳損傷

疾　患

悲しいことに，何らかの脳損傷を受けたことにより情緒面や行動上の障害をきたす子どもは相当数います。こうした問題は，総称して身体疾患による精神疾患といいます。これらの疾患は，先天的，つまり出生時

から明白な理由もなく存在することもあれば，子宮内での外傷（胎児仮死など）に起因することもあります。また，出産時外傷が原因の場合もあります。その後のいかなる時点でも，脳炎（脳の感染症），髄膜炎（脳の髄膜感染症），中毒（薬物または有害物質への曝露），または自転車や自動車による事故などによって精神症状を呈する可能性があります。

脳損傷を受けた子どもは，様々な行動異常を示すことが知られています。こうした行動異常には，脱抑制（制御不能な行動，度を過ぎたふざけた態度，大げさな反応など），怒りの爆発，かんしゃく，攻撃性，パニック発作，対人的孤立または引きこもりなどがあります。

治　療

治療法は，その子どもが抱える具体的な症状や問題に応じて決定します。最も一般的な症状は，外在化，すなわち行動化であり，これに対しては，まず行動修正を試みるべきでしょう。行動修正療法は，特定の症状を軽減するのに非常に有効な場合があります。攻撃性と行動化に対して有効性がみられた薬剤には，気分安定薬（リーマス〔lithium〕，テグレトール〔carbamazepine〕，Depakote〔divalproex sodium〕），セルシン（diazepam）に似た特性の薬剤（リボトリール／ランドセン〔clonazepam〕などのベンゾジアゼピン系薬剤），高血圧治療薬（インデラル〔propranolol〕，エスタリック〔guanfacine〕，カタプレス〔clonidine〕），抗精神病薬(ウィンタミン／コントミン〔chlorpromazine〕，ジプレキサ〔olanzapine〕など），Trexane / ReVia（naltrexone）があります。不注意・注意転導性，衝動性や多動などの症状が顕著な場合は，ADHDの治療薬を試してみることがあります。重症なケース，特に自分自身を傷つけたり他人に危害を加える恐れがある子どもさんなどには，複数の薬剤を処方する必要があるかもしれません。薬剤を試験的に服用している期間は，かんしゃくなど治療の標的とした行動について日記をつけるようにしましょう。

第 11 章

児童期および青年期における
その他の精神疾患

摂食障害：神経性無食欲症と神経性大食症

疾　　患

　神経性無食欲症（一般的に拒食症と呼ばれています）と神経性大食症（一般的に過食症と呼ばれています）はともに，複雑な摂食障害です。主に女児と若い女性にみられますが，男児や年齢の高い男性と女性にもときとしてみられることがあります。

　拒食症の定義は，著しい体重減少，または「期待される体重」（その子どもの身長と年齢からみて適当と思われる体重）の 85% 以上（日本の診断基準では 80％以上）の体重を維持できないことです。拒食症の人は，他人からみるときゃしゃで非常にやせていることが多いのですが，自分では太っていると感じる，あるいは自分は太ってみえる，などと訴えます。女児の場合は，初経が発来しなかったり，拒食症の期間中，月経が止まってしまったりします（無月経）。拒食症がある児童期や青年期の子どもたちには，食べ物に関連した事柄について強迫観念が認められるほか，過剰な運動をしていることがあります。

　過食症の特徴は，過食（むちゃ喰い）を繰り返すことであり，しばしば自己誘発性嘔吐（浄化），下剤の乱用，または過剰な運動が同時にみら

れます。過食症の子ども（通常は女児）も拒食症の子どもと同じように体重を気にしていますが，拒食症の場合と違って，自分が過体重だという感覚や認識が必ずしも認められません。実際には，過食症がある子どもの大多数が正常体重からやや過体重です。ストレス，絶望感や抑うつによって，過食はしばしば悪化します。

　拒食症でも過食症でも，併存症がみられることは非常によくあります。うつ病，不安障害，PTSD，および人格障害を頻繁に合併するほか，拒食症と過食症の症状が同時にみられることもあります。神経生物学的な関連性について，現在のところ明確な答えは出ていませんが，摂食障害をもつ子どもの場合，脳の神経化学物質であるセロトニンとドーパミン，およびオピオイド系（鎮痛系）に障害があると考えられます。

　青年期に発症することが極めて多いとはいえ，7歳程度の児童や成人に拒食症がみられることもめずらしくありません。拒食症と過食症の予後はさまざまです。拒食症の治療成績は向上したのですが，食べ物に対する強迫観念や体型に対する歪んだイメージは成人期に入ってもある程度続くことがしばしばあります。拒食症の女の子の治療には時間がかかり，体重の増加に成功した場合でも，子どもはきまって不快感と苦痛を訴え，励ましやカウンセリングを必要とします。過食症の場合，時の経過とともに拒食症より良好な結果に至るようです。成人期へと成長するにつれ，過食症の患者さんの多くは，ストレスを感じたときにむちゃ喰いや浄化の衝動が生じても行動に移さなくなるのです。

治　　療

　拒食症に対する薬物療法以外の治療法としては，多面的なアプローチがあります。すなわち，家族療法，個人精神療法，ならびに食事指導です。これらの治療は，家族や個人の絶えず変化する問題を認識し，長期に及ぶことの多いこの疾患について家族に学んでもらうのにしばしば非常に有効です。本人やきょうだい，あなたとあなたの配偶者を含む家族のさまざまなメンバーに精神療法が必要となる可能性があります。

　SSRIに属する抗うつ薬（Prozac〔fluoxetine〕，Zoloft〔sertraline〕，

Celexa〔citalopram〕, ルボックス／デプロメール〔fluvoxamine〕およびパキシル〔paroxetine〕）は, ある程度の効果があることが示されているので, 試してみる価値があるでしょう。これらの薬剤は, 拒食症における衝動や欲求, 強迫観念を抑えることで主に効果を発揮すると考えられます。ただし, 逆に体重をさらに減少させるという望ましくない副作用を引き起こすこともあります。お子さんに抗うつ薬が処方されたら, さらに体重が減っていないか, 注意深く監視するようにしてください。

不安障害やうつ病などといった併存症を特定・治療すれば, 拒食症の子どもの病状および生活の質を改善できる可能性があります。重度の不安症状がある場合には, ベンゾジアゼピン系薬剤（セルシン〔diazepam〕と似た特性の薬剤）が有効であると考えられます。まれにではありますが, 拒食症の子どもにおいて, 思考の歪みが強い場合には, 抗精神病薬が必要となることもあります。

過食症に対する薬物療法以外の治療法は, 拒食症に対するものとほとんど同じです。拒食症の場合と同様, 精神療法と薬物療法を組み合わせることが多くありますが, 過食症のティーンエイジャーでは, 拒食症の患者さんよりも薬物療法の反応が良好なことがあります。三環系抗うつ薬（desipramine, トフラニール〔imipramine〕, トリプタノール〔amitriptyline〕）とSSRI（Zoloft〔sertraline, 日本では申請中〕, Prozac〔fluoxetine〕, ルボックス／デプロメール〔fluvoxamine〕, Celexa〔citalopram〕およびパキシル〔paroxetine〕）は, むちゃ喰いの後に浄化するという繰り返しを減らすのにしばしば効果があります。気分変動が激しい子どもには, リーマス（lithium）, Depakote（divalproex sodium）, Trileptal（oxcarbazepine）, Neurontin（gabapentin）, またはその他の気分安定薬が処方される場合があります。

最近, Meridia（sibutramine, 日本では治験中）とTopamax（topiramate, 日本では申請中）が, それぞれ過食症の患者さんにおけるむちゃ喰い（Meridia）と浄化（Topamax）に有効であるとわかりました。これら薬剤の使用は一考の価値があります。サリーは17歳の高校生で, 話を聞くと, 1年前からむちゃ喰いと浄化を毎日繰り返してい

るとのことでした。うつ病の既往がありましたが，現在症状は出現していないようでした。精神療法を受けさせ，このほかに Topamax を1日 100mg 服用させたところ，過食症を克服するのに非常に効果的でした。

アルコールおよび物質の乱用

疾　患

　米国では多くの青年と，比較的少数の児童が，いずれかの時点でアルコールや薬物を試した経験をもっています。米国における種々の調査によると，高校生の半数以上に飲酒経験およびマリファナの使用経験があり，約25%に喫煙経験があります。これよりは少数ですが，約10〜15%の高校生には，コカイン，アンフェタミン系薬剤，および吸入薬の使用経験があります。子どもが喫煙，薬物の摂取，または飲酒を始めるきっかけは，完全にはわかっていません。それらが入手可能であること，社会や個人の価値観，自己肯定感のレベル，友人関係におけるストレス，親の物質使用など，数多くの要因が関連していると考えられます。さらに，様々な研究により，アルコール依存症や薬物乱用の家族歴がある場合，子どもの物質乱用のリスクがかなり高くなることが示されています。スウェーデンを拠点としたある有名な研究では，父親がアルコール依存症である場合，息子がアルコール依存症になるリスクは9倍に膨らむことが示されています。若年期に始まる物質乱用が家族性であり，高率に遺伝し，しばしば行為障害（非行）と気分障害を伴うことを示した研究もあります。実際，物質を乱用する青年の約4分の3が精神疾患を合併していること（併存症），そして精神疾患を未治療のまま放置すると，喫煙と物質乱用のリスクが増大することが，現時点で明らかとなっています。

　適正使用，誤用，そして乱用（または依存）の違いを明確にするのは難しいかもしれません。適正使用とは一般的に，社会において他人が一般的に使用している物質をまれに，あるいは時折使用することであり，

当の青年に直接的な害はほとんど及ばない場合をいいます。誤用は，その物質を使用したことによりある程度の影響が生じる，ある使用様式のことを指します。乱用と依存は，より深刻な障害であり，この場合，当の子どもはその物質に対する制御能力を失いはじめます（例えばハイになる必要のために薬物使用に到る場合などです）。アルコールや薬物の乱用の診断は，法律，対人関係，および健康の面で不都合な結果を招くことになるにも関わらず，本人がある確立した，しばしば持続的な物質使用の様式を示す場合に下します。乱用していることの直接的な証拠は，一時的な記憶喪失（ブラックアウト），学校が始まる前または学校にいる間の物質の使用，1人あるいは面識のない人間との物質の使用，中毒状態での車の運転，そして危険な状況での使用といったことです。子どもが物質を乱用しているかもしれないという間接的な証拠は，学校や職場での能率の低下，喧嘩，易刺激性，そして活動への興味や意欲の欠如です。

　メンタルヘルス専門家は通常，学校での落第や司法的問題など，より重大な結果が予想されるにも関わらず，子どもが日常的に物質を過剰使用している場合に依存があると判断します。依存症の青年が物質やアルコールの使用をなかなか断ち切れない原因は，身体依存を起こしたために離脱症状が苦しいこと，または精神依存を起こしたことです。喫煙は，青年全般，そして特に精神疾患を抱える青年における，最も一般的な物質使用問題の1つとなっています。喫煙する若年者では，メンタルヘルスに関連した問題の発生率が高くなる傾向があり，逆に，精神疾患をもつ若年者では，喫煙率が高くなる傾向があります。お子さんが（噛みタバコを含めて）ニコチンを使用している場合には，担当医に告げることが重要です。嗜癖を治療するためだけではありません。薬物との相互作用も考えられるからです。ニコチンは，処方された薬剤の体内での濃度を増加あるいは低下させることがあるのです。

　物質を乱用する子どもに最も頻繁にみられる精神疾患は，行為障害，ADHD，反抗挑戦性障害，うつ病，双極性障害です。それほど頻繁にではありませんが，不安障害やパニック障害がみられることもあります。多くの場合，精神疾患は物質乱用に先行して出現します。このため，子

どもたちの多くは物質を使うことで自らの症状を「自己治療」しているのではないかと推測されています。さらに，精神疾患がある子どもには，アルコールや薬物に手を出さないために必要とされる，将来への配慮や自己抑制力がない場合があります。このことは，ADHDについていえると考えられます。ADHDに対して刺激薬を使用することが将来の物質乱用につながるという誤った認識は今日でも残っていますが，アルコールや違法薬物を使用する状況に子どもを至らしめるのは，しばしばADHDに伴う衝動性であることがますます明らかになっています。2003年1月，私は1報の論文を発表しました（Pediatrics誌）。内容は，刺激薬と物質乱用について書かれた世界中の文献を再分析したというものだったのですが，そのなかで私は，ADHDを治療することで物質乱用のリスクが半減することを報告しています。

治　　療

アルコールや薬物に関連した問題に対しては，統一された治療法がありません。まず第1に，どういった物質が誤用されていて，それによってどういったリスクが生じ得るのかを，親御さんと子どもさんの双方に理解してもらう必要があります。その後は，親御さんにいくつかの対応をとってもらうことが重要になります。

- お子さんの様子を観察し，さらなる使用を防止する。米国の場合であれば，担当プラクティショナーや学校側に抜き打ちで薬物尿検査を実施してもらい，お子さんの体内に違法物質がないか調べてもらうというのもいいでしょう。10代の子どもが，薬物検査を要求するということは自分が信頼されていない証拠だと不満を言ったら，「依存という病気」を信頼していないのであって，子どもを疑っているわけではないと説明してあげることが役に立つと，私は考えています。子どもが検査のための尿サンプルを提供したがらない，あるいは提供できない場合には，毛髪検査や唾液検査も今日では実施可能になっています

- さらなる規律を設けるという方法もあります。これは，あなた自身が行ってもいいですし，学校や放課後の課外教室などに相談して協力してもらってもいいでしょう
- Alateen，アルコホーリクス・アノニマス（無名のアルコール依存症者たち，日本でも AA が存在），ナルコティクス・アノニマス（無名の薬物依存症者たち，日本にも NA が存在するほかダルクなどがあります），Rational Recovery など，ティーンエイジャーや家族を対象とした支援団体を探す（家族を対象とした支援団体として，日本でもアラノンやナラノン，依存症問題を取り扱う市民団体としてアスクなどがあります）
- 適切な精神療法を探す方法もあります。ある研究が示すところによれば，家族療法，行動修正療法，および coping skills training（人生におけるストレス刺激への対処法）が，青年期の物質乱用に最も有効な精神療法となっています
- 喫煙に対しては，成人の場合と同様の禁煙法を用いるほか，子どもの手の届きにくい場所にタバコを保管する。ニコチンパッチやニコチンガムを Zyban（bupropion）と併用すると，喫煙や嗅ぎタバコの使用を青年にやめさせる上できわめて効果的なことがあります

米国の医師は，子どもの欲求を抑え，根底にある精神疾患を軽減する目的で薬物療法を提案します。欲求を抑える薬剤とは，危険なストリートドラッグ（これにより非常に危険な行為にはしることがあります）に代わるものとして使用される薬剤などです。たとえば methadone は，作用が長時間持続する合成麻薬剤ですが，これを代用すると，ヘロインを入手して数時間おきに使用する必要がなくなります。最近，SSRI と Wellbutrin（bupropion）を成人に使用してみたところ，薬物への欲求を抑える上である程度の効果が得られました。また，アルコール依存症の成人において，アルコールの摂取量を減らすのに naltrexone が効果的なことも示されています。ただし，ティーンエイジャーにおける効果の検討は依然として行われていません。このほか，Wellbutrin とニコチン

パッチやニコチンガムが成人の禁煙に有効なことが示されていますが，児童や青年におけるデータはごくわずかしか得られていません。

　青年期の物質使用障害に対するほとんどの薬物療法は，根本にある精神疾患または併存症をターゲットとしています。たとえば，問題となるような薬物使用習慣や飲酒習慣があるティーンエイジャーの約4分の1にみられるADHD，約半数にみられるうつ病などです。ただ，こうした疾患が一次的なのか，それとも二次的に発生したものなのかがはっきりしないこともあります。たとえばうつ病は，物質乱用の結果発症することが多く，一定期間「しらふの状態」，つまり禁断状態を維持させれば消失します。

　このため医師は，大抵の疾患において，子どもに1～4カ月間しらふの状態でいてもらった後に診断を下したり，薬物療法を開始したりすることが多くあります。ただし，双極性障害や統合失調症など一部の疾患に対しては，物質の乱用をやめさせる以前に薬物療法を開始する必要があるでしょう。種々の研究により，物質乱用に双極性障害を合併した青年にリーマス（lithium）を処方すると，物質乱用も抑制されることが示されています。薬物療法を受けている最中に物質の乱用が始まった場合，大抵の医師は，子どもが1カ月間物質の使用を断つまで処方を再開しません。必ず，処方された薬剤を服用している間は，物質を一切乱用しないことという指示を本人が医師から直接受けるようにしてください。

　物質の乱用を絶たせた後，薬物療法を開始するタイミングはそのケースによって異なります。薬物療法の決定は，家族，仲間，そして学校における子どもの日常生活状態の徹底的な評価に基づいて行います。エレナは，LSDとマリファナを日常的に使用していました。私は，彼女が併発していたうつ病が，物質乱用の原因であって，結果ではないと考えていました。それは，彼女について他に次のような情報が得られたからです。すなわち，彼女は最近，「悪い仲間と付き合う」ようになっていたこと，そして学校で成績不良であるとはいえ，昔はそうではなかったということです。薬物の使用を4カ月間きちんと断たせた後も，やはり気力の低下や悲しみなどといったエレナの抑うつ症状は続いたので，新しい

抗うつ薬である Effexor（venlafaxine）を非常に低用量（1日25mg）服用させました。その結果，彼女の気分は改善し，昔の友人たちとの付き合いも復活しました。最終学年の成績は良好で，物質を使用することは一切ありませんでした。

　物質乱用の根本にある精神疾患の治療に関しては，特に決まった方針がないのですが，物質乱用に他の疾患を合併した青年に関しては，より確立された治療アルゴリズムが存在します。たとえば，物質乱用と双極性障害を併存した青年に対しては，双極性障害の治療を行うべきです。うつ病の場合もおそらく同様です（うつ病は現在では，乱用物質が脳に及ぼす影響から二次的に発症したものとは限らないと考えられています）。ADHD に関してはさまざまな意見がありますが，最近では，嗜癖を安定させた後，比較的迅速に ADHD を治療するという方針で合意が得られています。不安障害や強迫性障害のときと同様，医師は通常，行動療法を推奨し，次いで SSRI を勧めるでしょう。

　お子さんの担当プラクティショナーは，以下のいずれかのアプローチをとると考えられます。

- ADHD がある子どもには，従来の薬物療法，すなわち Wellbutrin（bupropion），三環系抗うつ薬，高血圧治療薬，および持続放出性の刺激薬が有効でしょう。薬物やアルコールの問題を最近起こした子どもに刺激薬を投与していいのだろうか，という不安がよく寄せられますが，刺激薬は，最も盛んに研究されている，最も有効な ADHD 治療薬なので，厳重な監視を行えば，ハイリスクの子どもたちであっても問題なく使用できます。お子さんの担当医はまず，乱用の危険が少ないペタナミン（pemoline）^{注4)} などの刺激薬から使用し，次に Concerta，Metadate CD，または Ritalin LA，その次に持続放出性のアンフェタミン系薬剤（Adderall XR）や Dexedrine のスパンスル型カプセルの使用を検討すると考えられます
- 若年期のうつ病性障害が併存している場合は，抗うつ薬が最も効果的です。つまり，SSRI（Prozac〔fluoxetine〕，Zoloft〔sertraline〕，パ

キシル〔paroxetine〕, Celexa〔citalopram〕, Lexapro〔escitalopram〕, およびルボックス／デプロメール〔fluvoxamine〕), Wellbutrin (bupropion), Remeron (mirtazapine), Serzone (nefazodone), デジレル／レスリン(trazodone), Effexor(venlafaxine)などです。使用頻度は下がりますが, 三環系抗うつ薬（ノリトレン〔nortriptyline〕, トフラニール〔imipramine〕など）も有効です。

- 双極性障害の子どもには, 非定型抗精神病薬または気分安定薬, あるいはその両方が必要になります。診断が確定したらただちに服用を開始すべきでしょう。先に述べたように, たとえその青年が依然として薬物やアルコールの乱用を続けている場合でも服用は開始すべきです

- 物質の乱用歴がある青年で, 不安障害がある場合には, 依存性のない抗不安薬を試してみることができます。たとえば, Buspar (buspirone), SSRIまたは三環系抗うつ薬, Serzone (nefazodone), Remeron (mirtazapine), およびEffexor (venlafaxine)です。まれにではありますが, セルシン（diazepam）と似た特性を示すベンゾジアゼピン系薬剤を試すこともあります

お子さんの安全を守るには, 担当プラクティショナーと頻繁に話し合うことがこの上なく重要になります。10代の子どもが物質に手を出さないようにし, 薬剤の有効性を評価し, 服薬遵守状況を確認し, そして薬物相互作用が生じていないか調べるには, 親や医師, ならびに他の保護者たちによる十分な監視が必要です。大抵の薬剤は, 定期的にアルコールを摂取したり他の薬物を服用したりしても安全ですが, ストリートドラッグとの併用後, 子どもがせん妄, 重度の記憶喪失（ブラックアウト）, 焦燥, 身体的な合併症を発現したというケースが文献などで数件報告されています。たとえば, 私の所属する研究班は最近, ノリトレン（nortriptyline)またはdesipramineの服用中にマリファナを使用したことにより, 何人もの患者さんでせん妄が出現したことを報告しました。体系的な研究は実施されていませんが, 刺激薬（メチルフェニデートお

よびアンフェタミン系薬剤），Wellbutrin（bupropion），Strattera（atomoxetine），気分安定薬，非定型抗精神病薬は，主要な乱用物質，すなわちアルコールおよびマリファナと併用しても，比較的安全と考えられます。

　もしもお子さんが，処方された向精神薬を服用しながら，特定の薬物も使用しているようなら，担当医のほかに米国中毒管理センターにも連絡し，薬物相互作用に関する情報ならびにアドバイスや指示を求めることをお勧めします。

睡眠障害

疾　患

　睡眠障害は子どもによくある問題で，特定の発達段階において一時的に生じたとしても，それはまったく正常なことです。ただ，睡眠障害について報告してくるのは，多くの場合，精神疾患をもつ子どもの親御さんです。睡眠障害は，行動面や認知面の症状を引き起こすこともあり，こうした症状は，精神医学的なものとみなされることがあります。

　睡眠そのものに影響を及ぼす一部の問題は，精神疾患に起因すると考えられます。たとえば，双極性障害の子どもがうつ症状や躁症状によって睡眠を妨げられる場合などです。このほかこうした睡眠障害が多く認められるのは，ADHDの子どもたちです。実験室での睡眠研究などで明白に立証されたわけではありませんが，親御さんたちからの報告によると，ADHDの子どもはなかなか眠りにつけず，眠りが浅く，またなかなか起きられないようです。睡眠時無呼吸や著しいいびきがある子どもでは，行動上の問題を起こすリスクが高くなることがあります。一方，うつ病がある一部の子どもは，夜間も日中も寝ていることがあります。

　その他の睡眠障害に，睡眠中の異常な行動や出来事（悪夢，夜驚，夢遊，寝言など）があります。こうした症状は，さまざまな睡眠期に生じ，根本にある精神疾患が原因のこともあれば，その治療が原因のこともあ

ります。たとえば，気分障害がある子どもは，恐ろしい暴力的な夢を見ると報告してくることがあります。そして，三環系抗うつ薬やカタプレス（clonidine）など一部の薬剤を使用すると，悪夢を見ることがあります。ただ，夢遊と関連性をもつ薬剤はほとんどありません。

治　療

　根本にある精神疾患を治療することが，睡眠障害を軽減する上で有益な場合があります。16歳のサムを例にみてみましょう。双極性障害があるサムによると，躁症状が出るときの最初のサインは，睡眠の周期に変化が生じることなのだそうです。サムは，普段は8時間の睡眠をとるのですが，躁症状が出ているときには3～4時間の睡眠で十分な休息が得られたと感じるのです。このようなときにはリーマス（lithium）の用量を増やし，多くの場合は抗精神病薬（メレリル）の就寝前の服用を再開します。

　治療の最初のステップは，どういった睡眠障害なのかを評価することです。睡眠障害がある子どもには，まず薬物療法以外の治療から試してみるべきでしょう。規則正しい一定した生活が大いに役立ちます。カフェイン飲料（コーラ飲料，一部のお茶やココア）を禁止し，就寝前にあまり活発な活動をさせないようにし，静かな音楽やリラクゼーション用のカセットテープなどを聴かせてお子さんが眠りに落ちやすい状態になるようにしてあげてください。就寝前の激しい活動は必ず避けさせるようにしましょう。コンピュータを扱うとリラックスするという子どももいますが，刺激されてしまうので，就寝前の使用を避けさせる必要のある子どももいます。子どもを朝早く起こし，昼寝はさせないようにしてください。私の患者さんの一人で，ADHDがある8歳の子どもがいるのですが，この子は，普段から夜の9時にベッドに入るのが習慣であるにも関わらず，12時まで眠りにつけない状態でした。このため，毎日学校が終わった後，最高で2時間も昼寝をしていました。そこで，約2週間にわたり昼寝を禁止したところ（これは容易なことではありませんでした！），両親はようやく，彼の睡眠周期が正常に戻るのを確認できました。

薬剤は，慎重に考慮し，何が睡眠障害を引き起こしているのか，または悪化させているのか，という仮説を立てた上でない限りは，使用すべきではありません。抗ヒスタミン薬（ドリエル〔diphenhydramine〕など，）の大衆薬は，一時的な睡眠障害に対して，必要時に使用すると有益なことがあります。米国では Benadryl という商品名で市販されていますが，用量は，児童の場合小さじに半分（12.5mg）から 1 杯（25mg），青年の場合小さじに 2 杯（50mg）が一般的に有効です（日本で市販されているドリエルは 1 錠中に diphenhydramine を 50mg 含有していますが，15 歳以上は 1 回 2 錠を就寝前に服用，15 歳未満は服用しないことと添付文書に記されています）。通常はかなり安全な薬剤ですが，朝まで過剰な鎮静が続いたり，口腔内乾燥が生じたりすることもあります。このほか，誘眠作用に対して子どもに耐性が生じることが多くあります。
　カタプレス（clonidine）は睡眠障害に対して一般的に処方されています。睡眠障害が ADHD をはじめとする精神疾患に関連している場合などは特に，この薬剤が処方されます。米国では 0.05mg から服用を開始させ，必要に応じて用量を増やすのが通常です。この間，医師に経過を監視してもらいましょう。私どものクリニックでは最近，子どもたちにカタプレスを最高 3 年間投与するという研究を行い，その結果を報告しました。この研究において，安全性に関する問題は生じず，大多数の親御さんが極めて良好な反応が継続的に得られたと報告しています。
　その他の薬剤としては，マイスリー（zolpidem），リボトリール／ランドセン（clonazepam），またはワイパックス（lorazepam）など，セルシン（diazepam）に似た特性の薬剤があります。これらの薬剤は，著しい日中の鎮静，脱抑制，悪夢などを引き起こすことがあるので，一般的に長期間は使用しません。このほか，依存性があるので，物質乱用がある場合は使用を避けるべきでしょう。ただし，若年者において常用の問題が生じたというデータはほとんどありません。
　melatonin に関しては，成人を対象とした比較臨床試験や私のクリニックに通う多くの子どもの親御さんたちから有効性が報告されています。安全性，有効性，そして適切な用量に関しての試験は基本的に行わ

れていませんが，米国では比較的低用量を用いると（0.5mg を就寝前に服用），ほとんどの子どもが良好な反応を示すようです。他の睡眠薬（睡眠導入薬）と同様，melatonin も朝の鎮静を引き起こすことがあります。鎮静作用をもつ抗うつ薬，たとえばトリプタノール（amitriptyline）やトフラニール〔imipramine〕（25 〜 75mg）または Remeron〔mirtazapine〕（7.5 〜 15mg）は，睡眠を促進するだけでなく，夜尿症や ADHD，不安症状の治療においても効果を発揮することがあります。

　薬剤に対する単なる反応の 1 つとして睡眠障害を発症する子どももいます。最も多いのが刺激薬で，これらは不眠（入眠困難）を引き起こすことで有名です。この場合，早い時間に服用させたり，用量を減らしたりすることで，不眠を軽減できることがあります。刺激薬を日中に服用させると効果的であり，服用を継続する必要があるという場合には，別の薬剤を就寝前に服用させることが有益と考えられます。カタプレス（clonidine），melatonin，Remeron（mirtazapine），およびトリプタノール（amitriptyline）を就寝時に投与すると，刺激薬によって引き起こされた ADHD における睡眠障害に効果的なことが報告されています。

　重度かつ頑固な睡眠障害や，精神病性の疾患（双極性障害または統合失調症性疾患）による睡眠障害がある子どもには，抗精神病薬が必要なことがあります。ウィンタミン／コントミン（chlorpromazine），メレリル（thioridazine）[注1]，ジプレキサ（olanzapine），またはリスパダール（risperidone）を使用するのが最も一般的ですが，これらの薬剤によって錯乱，倦怠感，過度の鎮静，および筋の異常運動が生じることがあります。長期の使用では，特に従来の抗精神病薬（ウィンタミン／コントミン，メレリル）の場合，筋の不随意運動が生じ，もとに戻らないことがあります（遅発性ジスキネジア）。このため，他の治療薬で効果が得られなかった場合と，精神病がある場合を除き，このグループの薬剤の使用は避けるべきでしょう。

遺尿症

　子どものおねしょ（夜尿症：夜間の遺尿症）はめずらしい問題ではなく，11歳になってもこの問題があるという男子は15%にものぼります。多くの場合，おねしょの家族歴があります（一般的には父親）。おねしょの原因は，重大な精神疾患ではなく，神経系が未発達なことであると考えられています。感染症などといった既知の身体的原因がないおねしょは，通常，行動修正をはじめとする薬物療法以外の治療法で改善します。夜間のおねしょを改善するための行動療法的アプローチを採用した製品がいくつか市販されています。

　薬物療法では，大きく異なる2種類の薬剤を主に使用します。すなわち，合成ホルモン薬と三環系抗うつ薬です。両薬剤とも，通常は即座に改善をもたらしますが，服用を中止するとおねしょが再発します。抗利尿ホルモンである **desmopressin**（ddAVP）は，スプレー式点鼻薬として使用されていて，現在米国では錠剤も入手可能となっています。おねしょの治療に有効なことが示されていますが，高価です。スプレー式点鼻薬を使った場合，鼻腔の内層（粘膜）に時折刺激が生じることを除けば，副作用は比較的ありません。トフラニール（**imipramine**）をはじめとする三環系抗うつ薬を25〜50mg就寝前に服用すると効果的なことも立証されています。

　夜尿症は自然と改善することがあるので，定期的に服用を中止してみる必要があります。薬剤を間欠的に使用し，友達の家に泊りに行ったり，泊りがけのキャンプに出かけたりするときなど，おねしょをしたら非常に恥ずかしい思いをするというときのみに用いることもできます。

第3部

向精神薬

　第3部では，第1部と第2部で紹介した薬剤の詳細な情報，つまり，薬剤の作用のしくみや対象となる疾患，通常の用量範囲，服薬に関するその他の情報，そして注意すべき副作用について述べたいと思います。重要な事柄を表にまとめ，各薬剤の商標名（商品名）と一般名（成分名）の見やすい相互参照表も載せました。また，児童期の精神医学的問題に対して最も一般的に処方されている薬剤から，最も処方頻度の少ない薬剤までをカバーしました。

　私の診察室を訪れた親御さんたちが幾度となくしてくる質問に耳を傾けると，向精神薬を分類・命名するために用いられたことばが，多くの混乱を招いていることがわかります。「刺激薬と呼ばれるお薬が多動の息子に有効であることなんて考えられるのでしょうか？」，「娘がうつ病でないことは先生も私もわかっているのに，なぜ抗うつ薬を処方するのですか？」，「選択的セロトニン再取り込み阻害薬とはどういった薬のか，私たちにもわかることばで説明していただけますか？」，「どうして一部

の抗精神病薬を非定型と呼ぶのですか？」。これらはすべて，当然の質問です。というのも，子どもやティーンエイジャーの情緒面や行動上の問題の治療に使用される，精神活性作用のある薬剤は，総称して向精神薬と呼ばれていますが，向精神薬の個々の詳しい名称は，かなり混乱を招くものとなっているからです。

　これからご紹介する化合物のほとんどは，成人の精神疾患の治療における有効性に基づいて大別されています。つまり，うつ病に対する抗うつ薬，高血圧に対する高血圧治療薬，精神病に対する抗精神病薬，気分障害に対する気分安定薬，不安に対する抗不安薬，といった具合です。名称が，行動に対するその作用に由来する薬剤もあります。たとえば，気分安定薬などです。また，刺激薬のように，他の化合物との類似性をもとに命名されている薬剤もあります。薬剤のより細かい名称は，その化学構造（たとえば三環系抗うつ薬）や脳内での作用様式（たとえば選択的セロトニン再取り込み阻害薬）に由来しています。

　さらに複雑なことに，多くの薬剤は，単一の種類の化合物とされているにも関わらず，異なる病気に用いられています。たとえば，カタプレス（clonidine）とエスタリック（guanfacine）は高血圧治療薬，つまり血圧を下げる薬剤ですが，児童精神科ではチックとADHDの治療に用いられています。また，三環系抗うつ薬は，ADHD，遺尿症（夜尿症と昼間遺尿症），および不安障害に対して一般的に用いられており，児童のうつ病に対して使用されることは最近では減少してきています。

　これほど誤解を招きやすいというのに，なぜこうした名称を続く各章において使用するのかというと，第1に，現実的に考えて，これらがあらゆるメンタルヘルス専門家と話し合って行くなかで使われるであろう名称だからです。そして，さらに重要なことは，こうした分類について理解しておくことが，お子さんのケアにあたって知識ある協力者となる上で役立つからです。今日の医療の状況を考えると，数年にわたる治療のなかで，担当医が変わる可能性が大いに考えられます。ですから，お子さんの服用歴についてきちんと理解しているほど，お子さんのケアが適切に引き継がれる可能性も高くなるのです。「いいえ，ワイパックス

(lorazepam）を飲んだとき，ジョンは絶えず舞い上がったような行動をとるようになったので，リボトリール／ランドセン（clonazepam）を試すのは不安です」，あるいは，「はい，Prozac（fluoxetine）を試すことには賛成です。ただし，Zoloft（sertraline）は効かなかったということを念頭に置いていてください」といった具合にです。各薬剤の種類を服用記録（166ページを参照）に記載しておけば，お子さんの治療経過を明確に把握する上で役に立つでしょう。

　薬剤の化学構造，作用のメカニズムや名称に気後れしないでください。お子さんが服用することになる薬剤の名称（商標名あるいは一般名）を忘れずにメモしておきましょう。お子さんに処方された薬剤について少しでも疑問がある場合には，処方医や薬剤師，あるいはお子さんのケアに従事しているその他の専門家に質問しましょう。

第 12 章

ADHD に対する刺激薬
および非刺激薬

　刺激薬については既に，児童期の精神疾患に対する他のいかなる治療薬よりもよくご存じかもしれません。刺激薬は，今日児童や青年に対して最も一般的に用いられる，最も研究の進んだ向精神薬となっているほか，一般のマスコミにも大きく取り上げられています。

　刺激薬が使用されるようになったのは，米国で有効性が報告された1937年以降のことです。今日では，米国だけでも100万人を超える子どもたちが刺激薬による治療を受けています。この数字は，ここ10年の間に大幅な増加があったことを示すものです。その原因として考えられるのは，ことに不注意優勢型のADHDや，女子，成人，および別の精神疾患がある人たちにおけるADHDの発現率と治療件数が増加したことです。青年期を過ぎて成人期に入っても，ADHDがしばしば持続することを家族やメンタルヘルス専門家が認識した今，治療を求める人々の数はさらに増加しました。

　おそらく世間に広く知られるようになったことが原因と思われますが，刺激薬は依然としてマスコミの詮索—ときとして激しい批判—の的となっています。発育の阻害から攻撃性の促進にいたるまで，さまざまなことが報道されたことから，多くの親御さんが，ADHDがある我が子への刺激薬の処方を承諾することに躊躇されます。あなたは，親としてお子さんの健康のために重大な決断を下す立場にいらっしゃいます。そこで知っていただきたいのは，攻撃性についての大袈裟な報告の多くが単

発的なケースに関するものであって，若年層のADHDの子どもさんを幅広く調査したものではないということです。そして，こうしたケースの多くでは，当のティーンエイジャーは報告された事件の1年前から刺激薬の服用をやめています。つまり，因果関係はないのです。

　お子さんに刺激薬を試験的に服用させることになったとき，専門家が最も多く選択する薬剤は **methylphenidate**（リタリン，Ritalin LA，Metadate，Concerta）＊，dextroamphetamine（Dexedrine，Adderall），および **pemoline**（日本ではベタナミン，米国ではCylert）です。米国ではCylert以外の刺激薬は米国麻薬取締局の厳しい管理下にあり，スケジュールIIの薬物に指定されています。このことが意味するのは，1カ月か2カ月に1度処方箋を書き直してもらう必要があること，そして薬局では写真付きの身分証明書を提示しなければならないということです。Cylertに関しても厳重な監視は行いますが，医師は処方指示を薬局に連絡するだけでよいほか，処方箋を更新すれば新しいものを書かなくてもいいことになっています（現在，米国ではCylertの発売が中止されています。注4参照）。注目すべき点として，米国では処方薬の通信販売サービスが多数存在しており，刺激薬を3カ月分手に入れることができるようになっています。加入先の保険会社にこうしたサービスがあるか問い合わせてみてください[注7]。

＊2006年2月9日にFDAの諮問委員会は，リタリンなどの刺激薬により，心血管系障害の危険を高める可能性があるとの警告を表示するようにFDAに勧告しました。

米国麻薬取締局による薬剤のスケジュール分類

　米国麻薬取締局は，薬剤を「スケジュール」別に分類しています。分類の基準は主に，服薬する本人または薬剤を盗む可能性のある人物が適正使用を逸脱して薬を乱用する危険性の強さ（liability）です。処方される薬剤のうち，非常に厳重な監視下にあり，特殊な処方様式を要するのは，「スケジュールⅡ」に指定された薬剤です。最も頻繁に処方される向精神薬でスケジュールⅡに分類されているのは，リタリン，Concerta，Metadate，Dexedrine，およびAdderallです。スケジュールⅡの化合物の管理・規制法は，連邦政府，州，および地方の法律によってさまざまですが，一般的には，処方箋を1カ月または2カ月に1度発行してもらうことになっており，患者さんは3〜5日以内に処方薬を調剤してもらわなければなりません。

　スケジュールⅣの化合物の場合，比較的乱用の可能性が低いとされていますが，厳重な監視下にあることに変わりはありませんが，リフィル処方が可能なほか，処方箋を調剤してもらうまでの期限がそれほど厳しくはありません。Cylert（pemoline），ベンゾジアゼピン系薬剤（Valium〔diazepam〕，Klonopin〔clonazepam〕，Ativan〔lorazepam〕，Tranxene〔clorazepate〕など），麻酔系鎮痛薬（Percocet〔acetaminophenとoxycodone HClの合剤〕など）がこれにあたります。

　スケジュールⅡとスケジュールⅣに関する法律は，各行政レベルで作成されています。このため，薬局による処方箋の取り扱いは，場所によってさまざまです。たとえば，リタリンの2カ月分の処方を受け付けるところもあれば，1カ月分しか出してくれないところもあります。同様に，処方箋の調剤にあたって2種類の身分証明書を要求してくるところもあれば，1

種類で十分というところもあります。こうした規則に関しては忍耐が必要です。また、処方箋の調剤にあたってどういった法律や規制に従わなければならないのか、遠慮なく薬剤師に質問してみてください。ただし、処方薬を入手するにあたって薬局が必要以上に厳しい態度をとったり、過剰な制限を課しているように感じられた場合には、担当医に報告してください。

刺激薬の作用のしくみ

　刺激薬は、血中を通り、お子さんのADHDに関与する脳の領域で生化学的活動を正常な状態にするようです。具体的にいうと、神経伝達物質の濃度を上げてニューロン間の「シグナル」を増強させ、神経間連絡を促進するのです。刺激薬は、送信側の神経細胞による回収機構をブロックすることで作用を発揮します。これにより神経伝達物質は蓄積し、シグナルの伝達に利用されるというわけです。子どもが刺激薬を服用したときに最も効果的に放出される神経伝達物質はドーパミンとノルアドレナリンです。

　刺激薬がすべて神経間連絡を増強するのであれば、医師が刺激薬を選ぶ際、なぜこれほど豊富な選択肢があるのか不思議に思われるかもしれません。実は、各グループ(methylphenidateやアンフェタミン系薬剤)ごとに作用のメカニズムが微妙に異なる場合があるのです。つまり、種々の刺激薬は似通ってはいますが、種類が異なればADHDの症状の改善度も違ってくるというわけです。ですから、リタリンまたはConcertaを試してみて残念な結果に終わったとしても、がっかりしないでください。Dexedrine, Adderall XR, またはベタナミンをかわりに試したら効果が得られる可能性が十分にあるのです。いくつかの薬剤を辛抱強く試験的に試してみるつもりでいましょう。薬剤に対して反応が得られない場合に試してみるべき対策を表11にまとめてあります。

全体的にみて，刺激薬は児童，青年，成人を含むADHDの患者さんの約4分の3に有効です。刺激薬は医学の分野で最も研究の進んだ薬剤の1つとなっており，ADHDにおけるその安全性と有効性は被験者数5,000人を超える250件以上の比較対照試験で検討されています。こうした研究により，刺激薬が不注意，注意転導性，多動，および衝動性を軽減することが明らかとなっています。これらの症状はいずれも，ADHDの子どもや大人の生活を破綻させるものです。このほか，母子関係，友人関係，学業成績，そして教室での行動を改善する上での有効性も立証されています。研究によっても臨床経験によっても，男子と女子，ならびに就学前の子どもから成人に至るまでのあらゆる年齢の患者さんにおいて刺激薬の効果が同等であることが明らかとなっています。

　他の精神疾患や学習障害を合併していないADHDの患者さんを対象とした最近のある1件の研究では，刺激薬が長期的な効果をもたらすということのほかに，刺激薬の服用だけでも治療として十分なことが明らかとなりました。2年間の追跡調査を終えた時点で，リタリンはADHDの中核症状を軽減させるのに依然として非常に有効であったほか，集学的治療（親のための訓練教育および精神療法）を追加で行っても，刺激薬によって既に得られていた著明な効果に実質的な向上はみられなかったのです。お子さんが薬剤に良好な反応を示しているのであれば，この点に関して担当医とともに検討してみることをお勧めします。精神療法を追加で行う必要は必ずしもありません。

表11. ADHDの児童が刺激薬に反応を示さない場合の対策*

症　状	介　入
ADHDの症状（衝動性，多動，不注意，注意転導性）の悪化または改善の欠如	・用量を増やす ・服用のタイミングを変える ・製剤のタイプを変える(持続放出性製剤を短時間作用型製剤に変えるなど) ・刺激薬の種類を変える（リタリン〔methylphenidate〕をDexedrine〔dextroamphetamin〕にしてみるなど） ・別の治療薬の使用を検討する（Strattera〔atomoxetine〕，抗うつ薬，カタプレス〔clonidine〕）
忍容できない副作用	・本当に薬剤による副作用かを調べる ・副作用がいつ起きているか確認する(作用のピーク時か，作用がきれ始めたときか) ・次の点の変更を検討する 　1. 服用のタイミング（早い時間帯か遅い時間帯か） 　2. 剤型（例：短時間作用型製剤を持続放出性製剤に変える） 　3. 刺激薬の種類（例：DexedrineをMetadate CDに変える） 　4. 薬剤のメーカー(ジェネリック医薬品をブランド医薬品に変える) ・補助治療薬を使用する（例：睡眠を促すためのカタプレス，Remeron〔mirtazapine〕）
著しい反跳現象	・剤型を持続放出性製剤に変える ・服用のタイミングを変える ・反跳現象が現れる30分前に少量を追加投与する（例：Focalinを2.5 mg） ・別の治療薬の使用を検討する ・補助治療薬としてStratterra(atomoxetine)，三環系抗うつ薬，またはカタプレスを，午後に服用させることを検討する

表11.（つづき）

症　　状	介　　入
チックの出現，または トゥレット障害の合併	・刺激薬の服用をやめても，チックが続くか調べる ・チックが止まったら，刺激薬を再び服用させてみる ・チックが発現するようであれば，刺激薬の服用を中止する ・別の治療薬を使用する（Strattera〔atomoxetine〕，カタプレス〔clonidine〕，三環系抗うつ薬） ・ADHDの症状が続くようであれば，刺激薬の服用を慎重に再開する ・補助治療薬との併用を検討する（Strattera，カタプレス，desipramine，リスパダール〔risperidone〕，Geodon〔ziprasidone〕，セレネース〔haloperidol〕，オーラップ〔pimozide〕）
顕著な悲しみ，不安，焦燥，易刺激性の出現	・いつ起きているかを確認する（副作用であれば服薬1〜2時間後の作用ピーク時，離脱症状であればリバウンド期，すなわち効果がきれ始める服薬6〜12時間後） ・用量を減らす，あるいは変えてみる ・ADHD症状の増悪について評価する ・別の精神疾患が出現していないか評価する ・剤型または刺激薬の種類を変えてみる（AdderallをConcertaに変えるなど） ・刺激薬の服用を中止する ・別の治療薬の使用を検討する（Strattera，抗うつ薬など）

＊いずれの場合も，刺激薬が効果を発揮しているか確認するようにしてください。一度も反応がみられていないのであれば，用量を再評価し，刺激薬の剤型を変えてみるか，これが実行済みであれば，別の治療薬を試してみることを検討してください。

処　方

　最も一般的に処方され，最も良く知られている刺激薬は，methylphenidate です。ベタナミン（pemoline）を除くブランドの刺激薬―リタリン（methylphenidate），Dexedrine（dextroamphetamine），アンフェタミン系薬剤（Adderall）―にはすべて，どちらかというと短時間作用型の製剤があります。いずれも有効性はほぼ同等です（表12を参照）。注意力や行動に対して効果が現れ始めるのは，おそらく服用の30～60分後でしょう（ただしその前に，142～144ページで述べた段階を経て適切な用量を決定する必要があります）。効果は通常，服用後1～4時間でピークを迎えます。行動に対する効果の半減期がこのように比較的短いので，子どもが起きている間反応を維持するには当然，複数回服用する必要があります。そこで，多くの親御さんが長時間作用型，つまり持続放出性の刺激薬の方を選んでいます。そうすれば，子どもは養護教諭のところへ薬をもらいに行かなくてもすむからです。徐放性製剤の臨床効果がピークとなるのは通常，服用の30分後から6～8時間後の間です。つまり，朝に1回服用すれば，学校にいる間中効果が持続するのです。注意していただきたいのですが，Dexedrine の場合，徐放性製剤 10mg が短時間作用型の錠剤 10mg 分にほぼ相当しますが，リタリンの場合，20mg の徐放性製剤で通常のリタリン 10mg の効果を1日中持続させたのとほぼ同じになります。同様に，リタリン 10mg の1日3回服用は，Concerta 36mg 分に相当します。さらに複雑なことに，アンフェタミン系薬剤（Dexedrine および Adderall）の力価は methylphenidate（リタリン）の約2倍なので，リタリン 20mg はアンフェタミン系薬剤 10mg にほぼ相当します。

刺激薬なのに，息子の過活動を抑えるとはどういうことでしょうか？

親御さんが疑問を抱かれる気持ちもわかります。実際，多くの親御さんが疑問に思われているようです。皆，刺激薬が私たちを覚醒させ，刺激する薬だと思っているのです。けれども実際には，ADHDの治療に刺激薬を低用量から中用量経口服用すると，(ADHDの有無に関わらず) 大抵の人において注意力が増し，転導性や活動性が低下するのです。ADHDの子どもでは，ADHDのない人よりもこうした面ではるかに大幅な改善がみられます。これはおそらく，両者の間では脳内の生化学的活動に違いがあるためと考えられます。

娘が本当にADHDなのかを確認するために，Adderallを試してみるのはよくないでしょうか？

精神疾患の診断が確定できないとき，効果が立証済みの治療を行って答えを出すというのは魅力的な方法でしょう。けれども，医学のどの分野でもそうですが，薬剤に対する反応の有無はADHDを診断する上で信頼のおける根拠とはならないのです。患者さんの4分の1はADHDであっても刺激薬に反応しないということを思い出しましょう。刺激薬に対して反応がない (医師は「治療抵抗性」と表現することがあります) からといって，必ずしもADHDではないということにはなりませんし，逆に反応があったからといって，ADHDであるとは限らないのです。

娘は 7 年前に ADHD と診断され，今でも薬を使っています。診断当時，ものごとは（楽とはいわないまでも）かなり単純で，治療薬といえばリタリンでしたが，今では様々な種類の新しい薬剤が手に入るようになっています。どれが娘に最も適した薬剤なのか，どうしたらわかるでしょうか？

今日市場に出ているあらゆる ADHD 治療薬の類似点と相違点を把握するのは複雑だと思われます。このことは，担当医が新しい情報を几帳面に調べていない場合に特に言えることです。Concerta, Metadate CD, および Ritalin LA は，すべて同じく methylphenidate ですが，Adderall XR はアンフェタミン系薬剤です。作用時間は，Metadate CD と Ritalin LA の場合約 8 時間ですが，Concerta と Adderall XR の場合は最高 12 時間です。表 12 を参照し，これら薬剤を比較してみてください。その後，お子さんの健康管理上のニーズと生活様式にからみて，薬剤のどういった利点が最も望まれるかを医師と相談しながら考えてみてください。

表12. 各刺激薬の剤型と効果の持続時間

一般名	薬 剤 商標名	規格と剤型	作用の持続時間/剤型
methylphenidate	(米)Ritalin	5, 10, 20 mg：錠剤	4時間/錠剤
	(日)リタリン	10 mg：錠剤　1％散剤	
	(米)Ritalin LA	20, 30, 40 mg：カプセル	8時間/カプセル
	(米)Focalin	2.5, 5, 10 mg：錠剤	5時間/錠剤
	(米)Concerta	18, 27, 36, 54 mg：カプセル	12時間/カプセル
	(日本では申請準備中)		
	(米)Metadate CD	10, 20, 30 mg：カプセル	8時間/カプセル
	(米)Methylin	2.5, 5, 10 mg：錠剤	4時間/錠剤
dextroamphetamine	(米)Dexedrine	5, 10 mg：錠剤	4時間/錠剤またはスパンスル型カプセル
		5, 10, 15 mg：スパンスル型カプセル	
pemoline	(米)Cylert（発売中止）	18.75, 37.5, 75 mg：錠剤	10時間/錠剤
	(日)ベタナミン	10, 25, 50 mg：錠剤	
アンフェタミン系薬剤	(米)Adderall	5, 10, 20, 30 mg：錠剤	6時間/錠剤
	(米)Adderall XR	5, 10, 15, 20, 25, 30 mg：カプセル	12時間/カプセル

刺激薬を服用するタイミングに困った場合，異なる剤型（たとえば，リタリンの短時間作用型製剤と徐放性製剤）を併用することが一番の解決策になることがあります。ただし，適切な組み合わせ方を見つけるには，協力とコミュニケーションが必要です。親御さんは，学校でのさまざまな時間帯でお子さんがどうしているかを報告してもらい，得られた情報を処方医に伝える必要があります。たとえば7歳のケンの場合，両親は，息子がスクールバスに乗っているときに重度の行動上の困難を呈していること，また，学校でも問題行動を示し，不注意がみられることを知っていました。バスの運転手や教師たちの報告によると，短時間作用型のリタリン10mgを服用した場合，スクールバスに乗っている間と学校が始まってからしばらくの間は効果が続いているとのことでした。しかしながら，運転手も教師も，正午から午後2時にかけてケンの状態が著しく悪化すること，また，帰りのバスの中でもそうした状態が続くことを指摘しました。ケンの両親と担当のプラクティショナーは相談の上，薬剤をリタリンの徐放性製剤20mgに切り替え，密接な観察を行うことにしました。その後両親は，学校での後半の時間と帰りのバスの中では新しい処方によって大幅な改善がみられたものの，学校が始まってしばらくは薬が効いていないと医師に報告しました。そこで今度は，リタリンの短時間作用型製剤5mgと徐放性製剤20mgを組み合わせて服用させたところ，学校にいる間中ケンの状態に安定した改善がみられました。大多数の子どもたちが現在，持続放出性製剤として新たに開発されたmethylphenidate（Concerta, Ritalin LA, Metadate CD）またはアンフェタミン系薬剤（Adderall XR）を処方されています。これらは，学校にいる間中ADHDの症状を抑えます。

　ADHDの症状を1日中抑えることへの関心が高まっており，持続放出性製剤（Concerta, Ritalin LA, Metadate CD, Adderall XR）が刺激薬のなかでも好まれるようになっています。一方，リタリン，Dexedrine，およびAdderallは，ADHDの症状が非常に大きな問題となるような時期あるいは状況においてのみ服用させる場合があります。親御さんたちは多くの場合，学校にいる間薬剤が効果を発揮するかどうか

が極めて重要と考えているようです。とはいえ，放課後の服用をやめさせる前に，ADHDによって学校外でどういった問題が起こっているのかを検討した方がいいでしょう。ADHDによって引き起こされる友人関係，家族関係，仲間関係における問題は，服薬を中止してしまった場合，自由時間にも子どもを悩ませることになるのです。また，多くの子どもたちは，集中力が低下するとスポーツに参加しているときにも影響が出ると報告しています。放課後も服薬を続けると，運動能力が大いに向上し，楽しみも大きく増すのです。長時間のドライブなどといった，たまにしか行わない活動の際にも，薬剤の助けを借りた方がお子さんにとっては楽でしょう。つまり，刺激薬の服用を夜，週末，および休暇に継続するかどうかはケース・バイ・ケースであり，社会生活および家庭生活における支障がどれほど重大で，どれほど広範囲に及んでいるかに応じて決めるべきでしょう。

学校で刺激薬が効いているかどうかを調べる最適な方法は？

175〜176ページで述べたように，担任教師や学年主任に週に1度の報告を依頼し，お子さんの行動および注意力について伝えてもらうようにすれば，貴重な情報が得られるだけでなく，お子さんのケアに対して学校側の協力が得られるようになります。教師用報告フォームが治療の効果を詳細に調べる上で有用であると考えるプラクティショナーもいますが，私どものクリニックでは，服用の開始初期に親御さんと学校側が頻繁に連絡を取り合う方が好ましいと考えています。

服薬を継続するかどうかの決断はまた，服薬を開始したときに観察される子どもの様子によっても左右されます。子どもに現れた効果と副作

用がどういった性質のものかを正確に把握することは，薬剤を継続的に服用するかどうかばかりでなく，どういった服用スケジュールを立てるかを決める上でも役に立つでしょう。たとえば，刺激薬の食欲抑制作用がお子さんにとって問題なのであれば，食事と一緒に，または食後に服薬させるといいかもしれません。刺激薬を食事と一緒に服用させても，体の適切な吸収能力に大きな変化が生じることはありません。

　専門家は適正な用量に到達するために，低用量から服用を開始させ，親や教師が有効作用を確認できるまで，または副作用が生じてさらなる増量の危険性が示唆されるまで，徐々に用量を増やしていきます。米国における初期用量は，短時間作用型刺激薬（リタリンおよび Dexedrine）の場合一般的に 1 日あたり 2.5 〜 5mg，持続放出性製剤の場合 10 〜 20mg（朝に服用）で，数日ごとにごく少量ずつ増量していきます。昼間に効果が著しく消失する場合，大抵の専門家が持続放出性の刺激薬に切り替えることを提案するでしょう。シェリーは ADHD がある 12 歳の女の子で，現在 Adderall XR を朝に 20mg 服用して順調にしています。彼女の弟は 8 歳で，Concerta 36mg を朝に服用しているほか，時折リタリン 5mg を午後の遅い時間に飲んでいます。このほか，刺激薬に関する数多くの文献で，場合によっては，ADHD により生じた不注意および問題行動をコントロールするには，用量が多いほうが少なすぎるよりもいいとも示唆されています。

（注）血中濃度：血液中の薬剤の量，すなわち濃度。血清中濃度または血漿中濃度と同義

息子は薬を服用することを非常に嫌がっているのですが，それにはいくつかの理由があります。つまり，錠剤を飲み込むのが苦手なこと，昼間の分の薬をもらいに養護教諭のところへ行かなければならないのが嫌なこと，そして自分が「普通と違う」と思いたくないことです。薬を飲んでいるときにどれほど病状が改善するかはわかっているのですが（これは本人もわかっています），どうしたら薬物療法をもう少し楽なものにしてあげられるでしょうか？

専門家は，息子さんが抱えているような悩みを以前から理解しています。そこで，現在では新しいタイプの製剤が入手可能となっているのです。こうした製剤により，薬物療法は今よりも楽になるはずです。今日では，浸透圧性放出カプセル（腸内の水分がゆっくりとカプセル内部に入り，レーザーを使って開けられたカプセルの穴から薬剤が「押し出される」というしくみの製剤）や，ハイテク・ビード技術を利用した製剤（薬剤を飲むことに困難を示す子どものために，薬剤を食べ物にふりかけることのできる製剤—例：Adderall XR および Ritalin LA）などがあります。パッチ（Methypatch）も現在開発中であるほか，飲み込む必要のない溶解性の錠剤もあります。お子さんの薬剤がこうした新しいタイプの製剤として出ていないか，担当医や薬剤師に訊いてみてください（日本では，浸透圧性放出カプセルを利用した Concerta の治験が終了し，申請準備中です）。

表 13. 刺激薬に関連した一般的な副作用の管理方法

副作用	管理方法
食欲減退（食欲不振），体重減少	・体重を注意深く観察する ・刺激薬を食事と一緒に服用させる ・高カロリーのおやつを与える（アイスクリームなど） ・食事を無理に食べさせない ・ベタナミン（pemoline）を服用中に突然生じた場合には，血液検査を行って肝機能を調べる
入眠困難（不眠）	・刺激薬をより早い時間帯に服用させる ・短時間作用型製剤に切り替える ・午後や夕方の服用を中止する ・低用量のカタプレス（clonidine），レスタミン（diphenhydramine），ペリアクチン（cyproheptadine），Remeron（mirtazapine），トリプタノール（amitriptyline），またはmelatoninを就寝前に服用させる
めまい	・血圧を測る ・水分をより多く摂らせる ・持続放出性製剤に切り替える（Adderall XR, Ritalin LA, Concerta, Adderall）
反跳現象	・持続放出性製剤に切り替える ・効果がきれる前（通常は30分前）に次の分量を服用させる ・長時間作用型製剤と短時間作用型製剤を併用する ・他の薬剤を追加する（低用量のカタプレス〔clonidine〕または三環系抗うつ薬）

表 13. （つづき）

副作用	管理方法
易刺激性，悲哀感，気分易変性，焦燥	・いつ発現しているかを特定する 　　作用ピーク時（用量が多すぎる可能性がある） 　　効果がきれ始める頃（上記の「反跳現象」を参照のこと） ・用量を減らす ・剤型を変える ・うつ病などの併存症について評価を行う ・補助治療薬を使用する（抗うつ薬，リーマス〔lithium〕，抗てんかん薬）
発育遅延	・経過を見る ・親の発育歴（身長）と比較する ・週末や休暇に休薬する ・小児科医に相談する ・非刺激薬（Strattera〔atomoxetine〕，ノリトレン〔nortriptyline〕，カタプレス〔clonidine〕，エスタリック〔guanfacine〕，Wellbutrin〔bupropion〕）に切り替える

刺激薬の副作用

　刺激薬の服用中，ある程度の副作用は起こると予想されますが，最も一般的な副作用は，多くの場合管理可能です。予測される副作用とそれに対する対応の仕方を表 13 に列挙してあります。お子さんが刺激薬の試験的な服用を開始するときには，166 ページで説明したように服用記録をつけ始め，観察された副作用を詳細に記録しましょう。そうした問題がいつ起こっているかを記すことも忘れないようにしてください。副

作用が起きているタイミングがわかると，医師は副作用の原因や治療法などをどのように変更したらよいかについて重要な手がかりを得ることができるのです。服薬後1〜2時間で生じる副作用は，薬剤の作用ピークと関連している可能性が高いのに対し，服薬後4〜8時間で生じる副作用（倦怠感など）は刺激薬の効果がきれ始めていることに関連していると考えられます。

　最も多く報告される刺激薬の短期的な副作用は，食欲減退，睡眠障害，頭痛，そして腹痛です。効果がきれ始める頃に悲哀感や易刺激性，ならびにADHDの症状の悪化もみられますが（反跳現象と呼ばれています），これはそれほど頻繁に起こることではありません。

　睡眠障害が著しく，刺激薬の日中の効果を台無しにしてしまうことがあります。お子さんが刺激薬のせいで睡眠障害を起こしている場合には，服用の時間帯を早めるか，用量を減らすか，あるいは薬剤を長時間作用型から短時間作用型に切り替えることが必要と考えられます。一方，お子さんが刺激薬に対してかなり良好な反応を示している場合には，医師は別の薬剤（カタプレス〔clonidine〕，Remeron〔mirtazapine〕，またはトフラニール〔imipramine〕）を低用量追加してみるよう提案するかもしれません。子どもの睡眠を助けるためにmelatoninを服用させているという親御さんたちの報告によると，刺激薬との薬物相互作用はないようです。

　服用後1〜2時間で易刺激性や悲哀感が起こった場合は，用量が多すぎると考えられます。ビルの場合，Dexedrine（dextroamphetamine）錠に対する反応は良好だったのですが，服用の1時間後に毎回気分の変化が認められました。そこで，単純に薬剤をAdderall（amphetamine）に切り替えたところ，非常に良い結果が得られました。服用後4〜12時間後で易刺激性が現れた場合は，離脱症状であると考えられます。一部の子どもでは，服用の合間に反跳現象が起きることがあり，この場合，むらのある，しばしば厄介な症状が発現します。喜ばしいことに，米国では持続放出性の刺激薬の登場により，効果の消失や反跳現象に伴う問題が実質的に解決しました。効果がきれる前に次の分量を服用させたり，

長時間作用型製剤に切り替えることで，離脱症状も反跳現象も抑えられると考えられます．12歳のサリーの場合，リタリン10mgを1日2回服用させたところ学校での成績と行動が著しく改善したのですが，母親の報告によれば，学校から帰った後，家では孤立し，「落ち込んでいらいらしている」様子でいるとのことでした．サリーの帰宅後の症状は，リタリンをConcertaに切り替えたところ消失しました．別の対策として，帰宅時にリタリンまたはFocalinを2.5mgか5mg追加し，リタリンの効果がきれかかったことで生じた症状を緩和してもよかったでしょう．

　児童に刺激薬を服用させた際の，より頻度の少ない副作用としては，頭痛，反復行動（爪や皮膚を引っ張る），めまい，虚ろな凝視，腹痛，および疲労感が挙げられます．刺激薬によって幻覚が生じることは極めてまれで，用量が多すぎたか，根底に別の疾患があることを知らせるサインであることが多くあります．幻覚が生じた場合には，ただちに担当医に連絡してください．

　ベタナミン（pemoline）の服用を始める前には，血液検査を行って肝機能を調べる必要があります（日本の添付文書には，肝障害についての警告が記されています．注4参照）．血液検査は，その後も3～6カ月に1回，あるいはインフルエンザに似た重度の症状が発現した場合に行うべきでしょう．ベタナミンはまれに肝障害(薬剤性肝炎)を引き起こすことがあるのです．薬剤性肝炎は，一般的には軽度ですが，重大となる可能性もあります．他の刺激薬の場合，身長と体重の測定以外には，血液検査も，身体状態の他のいかなるモニタリングも必要ありません．

　刺激薬の薬物相互作用については，表14を参照してください．ADHD治療中における青年期の子どもたちの薬物乱用を奨励するつもりはありませんが，最近実施された数件の比較臨床試験では，マリファナ，アルコール，および他の乱用薬物と刺激薬との間に重大な相互作用はないという，ほっとする結果が得られています．

表14. 刺激薬と一般的に使用される薬剤との間で生じ得る薬物相互作用

薬　　剤	コメント
うっ血除去薬 　pseudoephedrine 　（Actifed，Sudafed） 　（コカイン）	薬剤の作用が相互に増強される可能性がある：うっ血除去薬は少量から使用を開始すること
抗ヒスタミン薬 　（レスタミンなど）	刺激薬の効果が減弱する可能性がある
Strattera 　（atomoxetine）	相互作用は確認されていない
三環系抗うつ薬	薬剤の作用が相互に増強される可能性がある：抗うつ薬の血中濃度を調べる
抗てんかん薬	抗てんかん薬の血中濃度が上昇または低下する可能性がある
Prozac（fluoxetine）をはじめとする抗うつ薬：Wellbutrin（bupropion），デジレル／レスリン（trazodone），Serzone（nefazodone）	相互作用は確認されていない
抗生物質	相互作用は確認されていない
抗精神病薬，抗不安薬	相互作用は確認されていない

併存症がある場合

　刺激薬がチック（不随意な筋収縮）およびてんかん発作を誘発または悪化させるのではないかといういくばくかの不安が残っています。チックもてんかん発作も，ADHDと合併する子どもは相当に多いので，これらの疾患に関しては最新の情報を把握しておくことが賢明でしょう。

　現在，多くの専門家は，刺激薬はもともとあったチックを発現しやすくするだけで，多くの場合直接的な原因にはならない，という見方をしています。この理論の根拠の一部となっているのは，チックとADHDがきわめて頻繁に併存するという事実です。チックまたはトゥレット障害がある子どもの半数がADHDを合併しており，ADHDの子どもの15％が刺激薬にもADHDにも関連のないチックを合併しています。ADHDにチックを合併した子どもには，カタプレス（clonidine），三環系抗うつ薬，またはStrattera（atomoxetine）などの非刺激薬を最初に試してみるのが慎重なアプローチといえます。いずれもADHDに対して効果がない場合には，次に刺激薬を使用してみます。ただし，チックが悪化していないか子どもの様子を注意深く監視することが条件となります。少しでも悪化がみられた場合には，ただちに刺激薬の服用をやめさせ，刺激薬が悪化の直接的な原因だったのか確認してください。最近の研究では，チックがある子どもでも，慎重に監視を行いさえすれば刺激薬が有益な場合があることが示唆されていますが，この見解は，私自身の臨床経験とも一致するものです。Physicians' Desk Reference（PDR）を読むと，刺激薬によって発作頻度が増加する恐れがあるので，けいれん性疾患のある子どもには使用すべきでないと書かれています（日本のリタリンの添付文書でも，運動チック，トゥレット障害の患者またはその既往歴，家族歴のある患者への投与は禁忌となっています）。てんかん発作のある子どもで，ADHDも合併しているという子どもは多いので，この問題はきわめて重要です。けれども，PDRに記載された内容に反して，刺激薬を服用している子どもたちにおける絶対的な発作発生率と脳波を科学的な研究で調べたところ，この説を支持するような結

果は一切得られませんでした。このほか，けいれん性疾患をもつ子どもたちに刺激薬を服用させている小児神経科医は大勢いますが，てんかん発作が悪化したとの報告は寄せられていないということも知っておくべきでしょう。一般的には，いずれの疾患に対しても治療を行う必要があります。つまり，ADHDに対しては刺激薬を，てんかん発作に対しては適切な抗てんかん薬（アレビアチン／ヒダントール〔phenytoin〕，Lamictal〔lamotrigine〕，Depakote〔divalproex sodium〕，テグレトール〔carbamazepine〕など）を服用させる必要があります。

刺激薬の長期使用による影響

　長期間にわたって刺激薬を服用している子どもは身長や体重など成長に支障をきたすのだろうか，という問題は，過去20年にわたって議論を巻き起こしてきました。残念ながら，この問題に関しては依然としてさまざまな説が飛び交うばかりで，困ったことに，データはほとんど得られていません。適切な管理の行われていない報告が時期尚早になされたために，きちんとした説明もないまま親御さんたちに警戒心を抱かせる結果となってしまいました。けれども，ごく最近の情報が示唆するところによれば，子どもたちの大多数は成人に達するまでに，最終的に正常な身長と体重に達するようです。ADHDという障害の性質ゆえに，子どもたちは発達の後期（通常は青年期後期）に成長・成熟する傾向があります。言い換えると，こうした子どもたちは児童期には低身長であることが多いのですが，青年期や成人期に達する頃に遅れを取り戻すのです。

　さらに，いくつかの大規模な多施設共同研究で得られたごく最近のデータによると，刺激薬は体重と身長に非常にわずかながら影響を及ぼすことがあるようです。刺激薬の服用を開始した最初の6〜9カ月間，子どもたちの体重は増えないことが多いのです（Strattera〔atomoxetine〕についても偶然同じ結果が得られました）。2年が経過した時点でのデータからは，米国疾病対策センターの「標準成長曲線」と比べ，子どもの体重が3〜5ポンド（約1.36〜2.27kg）少なく，身長が0.1〜0.5インチ（約0.25〜1.27cm）低い場合のあることが示され

ています。重要な点として，すでに低身長でやせている子どもの場合，刺激薬の影響は基本的にみられませんが，体格が大きく体重も重い子どもの場合，はっきりとした影響が確認されます。このほか，メチルフェニデートの持続放出性製剤を服用させた方が，短時間作用型製剤やアンフェタミン製剤を多数回服用させるよりも成長への影響は少ない可能性が考えられます。この問題については明らかに，さらなる研究が必要でしょう。

ADHDの子どものなかには，刺激薬のために，体重や身長の伸びが明らかに阻害されてしまう子も少数ながらいます。けれども，こうしたことが起こるのは，子どもが食事を摂らないために体重が減り，結果として単に成長が止まってしまったときです。親御さんは，お子さんが何らかの薬剤を服用している間，成長の記録をとっておくといいでしょう。お子さんが刺激薬を服用している場合には，食欲の大幅な減退や体重の減少が起きていないか注意し，次の対策をとってください。

1. 担当医には必ず，服用を開始する前に評価をしてもらい，身長と体重を年に3，4回測定してもらってください。お子さんの身長と体重を成長チャートに記録するといいでしょう。成長曲線は，米国小児科学会のウェブサイト（www.aap.org）にオンラインでアクセスするか，購入するか，担当プラクティショナーのもとで入手することができます（日本では，厚生労働省乳幼児身体発育調査報告書および文部科学省学校保健統計調査報告書に基づく標準成長曲線が作成されています）
2. 服用の開始初期に体重減少がみられたら，カロリー補助食品や高カロリー食品を与えてください（親御さんが恐ろしくて口にできないようなあらゆる食べ物です！）。これにより，日中の食欲抑制作用の影響を抑えられる場合があります。Adderall XRとConcertaについて最近実施された研究からのデータによると，服用を開始した最初の6～9カ月にわたって体重に一時的な影響がみられる（つまり体重が増加しない）のはよくあることで，その後体重は再び正常

に増加し始めるようです
3. 刺激薬による成長の遅延や阻害がみられた場合には，休薬について医師に相談しましょう．種々の研究により，服薬をやめるこうした期間をおくことで，成長に対する刺激薬の影響を緩和できる場合のあることが示されています．休薬の期間は，服薬をやめること（つまり，ADHDを治療せずに放置すること）にときとして伴うマイナスの影響を考慮して調整する必要があります
4. しかしながら，身長や体重など成長に重大な問題がみられる場合には，別の治療薬に切り替える必要があると考えられます．たとえば，ADHDに対してノリトレン（**nortriptyline**）を服用させると，多くの場合，子どもの体重が増えることがわかっています

刺激薬は長年にわたり使用されてきました．けれども，ADHDの治療薬はどのようにして将来の問題を予防したり，長期的な支障を及ぼしたりするのか，という問題を解明する体系的な情報は依然として得られていません．専門家の考えは，いかなる疾患であれ，治療を行わないよりは暫定的な治療を行った方が，年月とともに生じる支障は軽くなるだろうというところで今でも一致しています．刺激薬による治療を受けたADHDの若年者では物質乱用率が著しく低いという結果を示した前述の試験は，この考えを裏付ける一例といえるでしょう．

Strattera (atomoxetine)

Strattera（atomoxetine）は，ADHDに対する初の非刺激薬で，児童，青年，および成人におけるADHDの治療薬として米国で比較的最近承認されました（日本では治験中の薬剤です）．Strattera は，ADHDの治療薬としてだけでなく，ADHDに他の精神疾患を合併した場合の治療薬としても広範に研究されてきました．米国で本書が出版された時点では，ADHDのみが認められる児童，青年，および成人を対象に10件を超える比較対照試験が実施されており，Strattera がADHDの治療に非常に

有効なことが示されています。このほか，ADHDがある種々の集団を対象に数多くの試験が進行中です。

　Stratteraは，作用のメカニズムという点ではどちらかというと従来の三環系抗うつ薬に似ていて，シナプス前膜（送信側のニューロン）へのノルアドレナリン再取り込みをきわめて特異的に阻害します。これにより，ノルアドレナリン（およびドーパミン）の濃度を上げて神経間連絡を促進するというわけです。刺激薬と異なり，Stratteraは乱用される危険性がまったくないので，米国におけるスケジュール薬剤に指定されていません。お子さんの担当医は，更新可能な処方箋を出したり，処方指示を薬局に連絡したりすることができます。

　Stratteraは，ADHDに対する第一選択薬の1つとなっていますが，市場に出たのが比較的最近のことなので，最初の治療薬として用いることをためらう医師もいるようです。Stratteraはこの場合，刺激薬では副作用を発現したり，著しい反応を示さなかったりする子どもに対して使用されます。これまでに終了した試験でも，刺激薬では反応しなかったり，忍容できない副作用をきたしたりする子どもにStratteraが有用なことが示されています。Stratteraはこのほか，あらゆる病型のADHDに有効なことが証明されています。

　Stratteraの最も魅力的な適応は，ADHDに不安障害，チック，またはうつ病を合併したケースです（これらの併存症は一般的にみられます）。様々な研究では，Stratteraがこうしたケースにおいて，ADHDに有効なばかりでなく，不安障害，チック，またはうつ病にも改善をもたらすことが示されています。また，Stratteraは，ADHDをもつ子どもに頻繁にみられる激しい反抗を軽減する上でも有用です。Stratteraには乱用傾向がないので（このため，他の子どもたちの手にわたることもないと考えられます），乱用物質を使用している青年に対しては，理想の治療薬候補となります。アルコールやマリファナとの併用による重大な副作用は現在のところ生じていません。

　Stratteraは消化管で速やかに吸収され，血清中濃度は服用後間もなくピークに達します。米国における用量設定試験の結果，子どもの体重

に基づく至適用量は1日あたり1.2mg/kgであり、1日あたり1.8mg/kgまで増量可能なことがわかりました。ただし、あまり急いで最高用量まで増量してはいけません。というのも、そうすることで鎮静が起こる可能性があることがわかっているからです。徐々に増量していった場合、こうした問題は生じません。児童および青年（体重70kg未満）におけるStratteraの1日の総用量は、治療開始時には0.5mg/kg（25mg前後）とし、2週間後に増量して1.2mg/kgとすると良いでしょう。より年長の子どもや成人の場合、服用開始時には40mgとし、2週間後に80mgに増やし、それでも最大の効果が得られなかったら、最終的に最高100mgまで増量すると良いでしょう。Stratteraの場合、1日1回の服用でも、1日2回の服用でも、有効性や忍容性に変化が生じることはありません。私は通常、まずは夜に服用してもらい、2週間後からは朝服用してもらうようにしています。朝に1回の服用でも、Stratteraの効果は夜まで続くと報告されています。Stratteraの服用にあたっては、血中濃度のモニタリングも他の血液検査も必要ありません。

　Stratteraは肝臓（肝臓系）で分解（代謝）されます。Stratteraによる薬物療法は一般的に容易なのですが、薬物相互作用の可能性があるので、他の薬剤の使用を始める場合は事前に担当医に相談する必要があります。同様に、お子さんがStratteraを服用中に別の医師にかかった場合には、相互作用の危険性について医師に伝えるようにしてください。

　Stratteraの忍容性は一般的に良好です。短期的な副作用としては、過度の倦怠感（特に服用開始初期にみられますが、徐々に軽快します）、不眠、腹痛、頭痛、悪心、嘔吐、および体重減少・食欲減退が報告されています。血圧と脈拍を若干上げる働きがありますが、子どもの場合、日常的に測定を行う必要はありません。一方、成人の場合は、服用前と服用中に血圧と脈拍の監視を行うべきでしょう。長期的なデータでは、Stratteraの有効性と良好な忍容性が持続することが示唆されています。ただし、身長と体重に関する懸念は免れ得ません。刺激薬と同様、Stratteraの研究への参加者にも最初の6カ月間、体重増加の一時的な停止がみられたのです。2年が経過した時点で、体重についてはやはりわ

ずかな減少がみられましたが，身長について大きな影響は基本的に確認されませんでした。刺激薬の場合と同じで，背が低くやせていた参加者は影響を受けなかったのに対し，体格が大きく背が高かった参加者はよりはっきりと影響を受けていました。Strattera の使用により，重大な問題は一切生じていません。

Provigil (modafinil)

Provigil（modafinil）は刺激薬ではなく，覚醒促進薬であり，ナルコレプシーの治療薬として FDA に承認されています（日本では製造承認を申請中の薬剤です）。ADHD に対して Provigil を使用した数件の大規模な試験では，良否こもごもの結果が得られました。児童を対象とした 1 件の大規模な多施設共同試験では，約 200mg を朝に，100mg を午後に服用させたところ，ADHD の症状が中程度に軽減され，副作用はきわめて少数でした（最も多かったのは，頭痛，腹痛，神経の高ぶり，不眠でした）。私の経験によれば，Provigil は，より標準的な治療薬に反応を示さない ADHD の子どもに有用な場合があります。

コリンエステラーゼ阻害薬

私たち専門家は現在，アルツハイマー病がある成人に対して使用され，FDA の承認を得ている，コリンエステラーゼ阻害薬というグループの薬剤を実験的に使用しています。コリンエステラーゼ阻害薬には，アリセプト（**donepezil**），Reminyl（galantamine，日本では治験中），および Exelon（rivastigmine）があります。これら薬剤は主に，アセチルコリンという脳内の重要な神経化学物質の分解に関与する酵素を阻害し，アセチルコリンの濃度を上げることで効果を発揮します。アセチルコリンは記憶と実行機能に関与しています。これらの薬剤は，あらゆる精神疾患がある子どもに生じ得る実行機能障害（計画，組織化，時間の管理，優先順位の決定など）をわずかに改善するようです。私たち医師は現在，

これらの薬剤をADHDなどの治療薬に追加するかたちで(つまり補助治療薬として) 使用しています。児童における安全性の体系的な検討は行われていないので，長期的な影響については何も明らかとなっていません。したがって，これらの薬剤は慎重に使用する必要があるといえます。短期的な副作用には，悪心，下痢，およびめまいがあります。

第 13 章

抗うつ薬

　抗うつ薬には，さまざまな薬剤が幅広く含まれます。抗うつ薬と呼ばれる理由は，それらがいずれも，成人のうつ病の治療に使用されるためです。児童の場合，抗うつ薬は別の効果も発揮します。児童や青年におけるADHDや強迫性障害，チック障害，およびおねしょ（夜尿症：夜間の遺尿症）にも有効なことが科学的に証明されているのです。皮肉なことに，児童期のうつ病に対する一部の抗うつ薬の有効性は，それほどはっきりと証明されていません。

　抗うつ薬の主な薬剤グループには，SSRI，非定型抗うつ薬（Wellbutrin〔bupropion〕，Effexor〔venlafaxine〕，Remeron〔mirtazapine〕，およびデジレル／レスリン〔**trazodone**〕），三環系抗うつ薬，およびモノアミン酸化酵素阻害薬（MAOI）があります。MAOIが児童に使用されることはめったにありません。これらの薬剤を下記の表に列挙します。本章では，各グループについて個別に説明したいと思います。

セロトニン再取り込み阻害薬

　児童に最も一般的に使用される抗うつ薬は，「選択的セロトニン再取り込み阻害薬」，すなわちSSRIと呼ばれる一群の薬剤です。このグループには，Prozac（fluoxetine），パキシル（**paroxetine**），Celexa（citalopram），Zoloft（sertraline），Lexapro（escitalopram），ルボックス／デプロメール（**fluvoxamine**）などがあります。これらの薬剤についてはマスコミ

表15. 抗うつ薬の規格と剤型

薬剤		規格と剤型
一般名	商標名	
選択的セロトニン再取り込み阻害薬（SSRI）		
fluoxetine	（米）Prozac	10, 20, 60 mg：カプセル
		20 mg/小さじ1杯：懸濁剤
sertraline	（米）Zoloft	50, 100 mg：錠剤
		20 mg/cc：懸濁剤
	（日）申請中	
fluvoxamine	（米）Luvox	50, 100 mg：錠剤
	（日）ルボックス／デプロメール	25, 50 mg：錠剤
paroxetine	（米）Paxil	10, 20, 30, 40 mg：錠剤
		20 mg/5cc：懸濁剤
	（日）パキシル	10, 20 mg：錠剤
citalopram	（米）Celexa	20, 40 mg：錠剤
escitalopram	（米）Lexapro	10, 20 mg：錠剤
	（日）治験中	
三環系抗うつ薬		
desipramine	（米）Norpramin	10, 25, 50, 75, 100,
	（米）Pertofrane	150 mg：錠剤
nortriptyline	（米）Pamelor	10, 25, 50 mg：カプセル
		10 mg/小さじ1杯：経口懸濁剤
	（日）ノリトレン	10, 25 mg：錠剤
imipramine	（米）Tofranil	10, 25, 50, 75, 100,
		150 mg：錠剤およびカプセル
	（日）トフラニール	10, 25 mg：錠剤
amitriptyline	（米）Elavil	10, 25, 50, 75, 100,
		150 mg：錠剤
	（日）トリプタノール	10, 25 mg：錠剤
protriptyline	（米）Vivactyl	5, 10 mg：錠剤
maprotiline	（米）Ludiomil	25, 50, 75 mg：錠剤
	（日）ルジオミール	10, 25, 50 mg：錠剤

表15. (つづき)

薬剤		規格と剤型
一般名	商標名	
clomipramine	(米)Anafranil	25, 50, 100 mg：錠剤
	(日)アナフラニール	10, 25 mg：錠剤
		25 mg/2 ml：注射液
非定型抗うつ薬		
venlafaxine	(米)Effexor	25, 37.5, 50, 75 mg：錠剤
		37.5, 75, 150 mg：持続放出性錠剤
	(日)治験中	
milnaciplan	(仏)iXel	25, 50 mg：カプセル
	(日)トレドミン	15, 25 mg：錠剤
duloxetine	(米)Cymbalta	20, 30, 60 mg：カプセル
	(日)治験中	
sibutramine	(米)Meridia	5, 10, 15 mg：カプセル
	(日)治験中	
trazodone	(米)Desyrel	50, 100, 150, 300 mg：錠剤
	(日)デジレル／レスリン	25, 50 mg：錠剤
nefazodone	(米)Serzone	50, 100, 150, 200, 250 mg：錠剤
bupropion	(米)Wellbutrin	75, 100 mg：錠剤
		100, 150, 200 mg：徐放性錠剤
		150, 300 mg：持続放出性錠剤
	(日)治験中	
mirtazapine	(米)Remeron	15, 30 mg：錠剤
	(日)治験中	
doxepin	(米)Sinequan	10, 25, 50, 75, 100, 150 mg：カプセル
		10 mg/cc：液剤
モノアミン酸化酵素阻害薬 (MAOI)		
phenelzine	(米)Nardil	15 mg：錠剤

表 15. （つづき）

薬剤		規格と剤型
一般名	商標名	
tranylcypromine	（米）Parnate	10 mg：錠剤
moclobemide	（米）Aurorix／Manerix	150，300 mg：錠剤
	（日）治験中	

に広く取り上げられていることから，多くの親御さんが子どもさんへの使用を躊躇されます。このことは，Prozacについて特にいえることです。その理由は，SSRIが暴力行為を引き起こすとの説があることです。SSRIを試験的に服用してみようかと検討中なら，こうした説を裏付ける科学的なデータが一切得られていないことを知っておきましょう。私どものクリニックでは，多数の子どもにSSRIを使用していますが，極めて高い効果が得られています。興奮がもたらされるといった懸念はほとんどなく，激しい暴力行為が突発的に現れたというケースは1件もありません。さらに，SSRIに関しては広範な研究が実施されており，非常に優れた成績が得られています。

2003年8月3日付けのニューヨークタイムズ紙に掲載された，「うつ病の特効薬―安全性に関する議論が再燃」という見出しの記事を読んだら，わが子に対するパキシル（paroxetine）の処方を承諾することにも迷いが生じることでしょう。そして，SSRIに属するすべての薬剤の安全性が再び疑しく思えてくることでしょう。というのも，この記事には，未発表の研究によってパキシルが実際には子どもやティーンエイジャーに自殺念慮を抱かせ得ることがわかったと書かれていたのです。たしかに，米国以外の国で実施された比較臨床試験では，パキシルをうつ病に対して使用したところ，自殺について考えるリスクが砂糖の錠剤を服用した子ども（1.5%）よりも高くなる（3%），という結果が得られていま

す。ただし，パキシルの服用による自傷や自殺は一切起こりませんでした。しかしながら，2003年10月，FDAは医師たちに対し，児童や青年に対するSSRIの処方は慎重に行い，服用中の子どもには厳重な監視を行うようにとの勧告を出しました。同年の12月，タイムズ紙は，英国の規制当局がさらに強力な警告を発したと報じました。米国では，こうした懸念について調査すべく，2004年2月に公聴会が開かれる予定です。種々の専門家は，さまざまな理由から，SSRIと若年者における自殺念慮・自殺企図との関連性を立証するのは極めて難しいという意見で一致しています（各国の規制当局の最新の動向については注8を参照）。

　成人においても，抗うつ薬によって自殺念慮が一時的に増す場合があるという懸念が残っています。うつ病に対してパキシルを使用した場合がそうです。一方，パキシルが児童期のうつ病に有効であるというデータは得られていません。このことから大抵の医師は，児童のうつ病に対してパキシルを処方していません。Zoloft（sertraline）やProzac（fluoxetine）などといった他のSSRIに関しては，服用を開始した後に自殺念慮が生じるという，理論上考えられるリスクは臨床において特に確認されておらず，逆に，うつ病に対する有効性は報告されています。同じく重要なこととして注目すべきなのは，一般的な青年の約4分の1が自殺念慮を抱くということ，そして自殺行為（自殺企図と自殺既遂）が劇的に減った原因の一部が，SSRIの適切な使用であると考えられていることです。ただし，私たち研究班は最近，SSRIにより，抑うつの悪化などといった副作用が20％のケースで生じると報告しました。ですから，新しく薬剤を服用し始めるときには，有害な副作用（心理的な副作用も含む）が少しでも生じていないか，お子さんの様子を注意深く観察する必要があります。

　SSRIを子どもに投与した，数件の大規模な多施設共同研究の結果から，SSRIはうつ病，強迫性障害，選択性緘黙（特定の状況で言葉を発しない），および一部の不安障害に対する第一選択薬であると考えられるようになりました。SSRIは身体に対しても作用しますが，他の抗うつ薬と比べ，鎮静作用をそれほど示さないほか，心血管系の副作用（血

圧や心電図の変化）や体重増加をあまり引き起こしません。SSRIは皆，脳の各種領域でセロトニンの濃度を上げるという点で似たような作用を示しますが，化学構造や体内での分解速度，副作用においてそれぞれ異なります。ですから，1種類のSSRIで子どもに効果がなくても，別の種類のSSRIが非常に効果を発揮することは多々あります。

児童におけるSSRIの1日用量は，これまで，成人の場合とほぼ同等にすべきであるとされてきました。しかしながら，この方針は変わりつつあります。私たちの研究班がProzac（fluoxetine）のメーカーと共同で実施した最近の研究のなかで，1日10mgという用量が成人の用量である1日20mgと比べて十分に効果的であることがわかったのです。つまり，6〜12歳の子どもがうつ病，不安障害，または強迫性障害のためにProzacを必要とした場合，最初は1日10mgだけ服用させ，必要に応じて徐々に増量していけばいいということです。他のSSRIについてはデータが得られていませんが，こうしたデータをみると，年少の子どもの場合は成人の初期用量の半分から服用を開始した方が賢明ではないかと思われます。

Prozacは長時間体内に留まります（約7〜9日間）。一方，Zoloft（sertraline）とルボックス／デプロメール（fluvoxamine）は約24時間しか体内に留まりません。Prozacが，血中で定常濃度に達するまでに1カ月かかり，服用の中止後，血中から完全に消失するまでに最高2カ月かかるのはこのためです。したがって，抗うつ作用のために焦燥が出現したり，躁症状を発現したりする可能性のある子どもには，短時間作用型のSSRIを使用した方が好ましいといえます。うつ病が双極性障害に転じやすいのは，双極性障害の家族をもつ子ども，突然うつ病を発症した子ども，精神病症状（幻覚）がある子ども，そして既に焦燥が著しい子どもですが，服用を中止しなければならないというとき，短時間作用型の薬剤の方が迅速に血中から消失するので，問題となるような作用も早く治まるというわけです。

用量の範囲は，処方される薬剤によって異なります。とはいえ，SSRIの用量は概してうつ病および不安障害に対して少なく，強迫性障害に対

して比較的多くなります。年少の子ども（12歳未満）に対しては，青年期の子どもよりも低用量から服用を開始する必要があります。たとえばProzac（fluoxetine）の場合，前思春期の子どもに対しては10mgから服用させますが，青年期の子どもに対しては成人と同じように1日20mgから服用させます。効果はほぼ同じですが，Zoloft（sertraline）とルボックス／デプロメール（fluvoxamine）ではCelexa（citalopram）とProzacよりも高用量を服用させる必要があります。前者では後者よりも力価（143ページを参照）が低いためです。以下に米国における一部の薬剤の処方指針を紹介します。

- Prozacの場合，米国では通常1日5〜40mgを処方します。カプセル（10mgと20mg）と液剤（5ccあたり20mg。5ccは小さじ1杯に相当）があります
- 米国におけるZoloftの用量は1日50〜200mgです。50mg錠と100mg錠があります。錠剤に割線があるので，容易に半分に割ることができます。懸濁剤もあり，1ccあたり20mgを含有しています
- Luvoxの場合，1日50〜300mgを処方します。同じく50mgと100mgの溝つきの錠剤があります（日本では，ルボックス／デプロメールが上市されており，成人に対する用量は1日50〜150mg，18歳未満の患者に投与する際は，リスクとベネフィットを考慮することと添付文書に記載されています。25mgと50mgの錠剤があり，割線ははいっていません）
- Celexaの場合，米国では一般的に1日10〜40mgを処方します。20mg錠と40mg錠があります
- Lexapro（escitalopram）の場合，米国では一般的に5〜10mgを処方します。分割可能な10mgの錠剤があります

SSRIはすべて1日1回の服用で十分ですが，短時間作用型の薬剤の場合，Zoloftやルボックスを1日2回に分けて服用した方が子どもの反応が良く，忍容性も改善されると報告する親御さんもいます（日本のル

ボックス／デプロメールの添付文書では通常1日2回に分けて投与することになっています）。SSRIは朝に服用するのが一般的です。ただし，ルボックスは鎮静作用を示すことがあるので，この場合は夜に服用した方が，忍容性が良好になるでしょう。ルボックスは，うつ病，強迫性障害，あるいは不安障害がある子どもで著しい睡眠障害がある場合に優れた選択肢となります。こうした子どもたちには，同薬剤の鎮静作用が効果を発揮するのです。鎮静作用は通常，服用後1〜8時間にわたってみられます（日本では児童に対する有効性と安全性を検証するための治験が計画されているところですが，ルボックス／デプロメールは，成人のうつ病およびうつ状態，強迫性障害に適応を取得しており，加えて2005年10月に社会不安障害に対する適応が追加されています）。

　SSRIの最も一般的な副作用には，焦燥，腹痛と下痢（消化器症状），易刺激性，興奮，頭痛，および睡眠障害があります。私たち研究班は最近，SSRIを服用した子どもの20%に情緒面および行動面での副作用（たとえば，興奮，パニック反応，抑うつの悪化など）が生じたと報告しました。これら副作用は，服用の開始後平均3カ月で発現し，服用をやめることで通常は軽減しました。私たちはこのほか，特定のSSRI（たとえばProzac）によって副作用をきたした子どもの半数近くが，別のSSRI（たとえばZoloft）によっても副作用を発現することを発見しました。

　SSRIのなかには，他の薬剤に対する肝臓の分解能に変化を生じさせるものがあります。ですから，大衆薬を含む他の薬剤を併用することの安全性については，必ず担当医に確認するようにしてください。たとえばProzacは，三環系抗うつ薬やてんかん発作を抑える一部の薬剤などの血中濃度を上げることがよく知られています。FDAは，一般的な抗ヒスタミン薬（タベジール〔clemastine fumarate〕など）および一部の抗生物質（erythromycinなど）を一部のSSRIと併用することについても警告しています。理論上，相互作用が生じると考えられるからです。季節性アレルギー（枯草熱）をもつ子どもに対しては，現在までのところ，クラリチン（loratadine），アレグラ（fexofenadine hydrochloride），またはジルテック（cetirizine hydrochloride）を服用すると最も相互作

用が起きにくいようです。

　SSRIの服用前または服用中に，心臓のモニタリングや血液検査を必ずしも行う必要はありません。心血管系の副作用はまず起こりませんし，精神科臨床においてSSRIの血中濃度やバイタルサインを調べたり，血液検査値の監視を行ったりする習慣はないからです。

三環系抗うつ薬

　三環系抗うつ薬には，トリプタノール（amitriptyline），トフラニール（imipramine），Norpramin／Pertofrane（desipramine），ノリトレン（nortriptyline），Sinequan(doxepin)，アナフラニール（clomipramine），Vivactyl(protriptyline)などがあります。これらの薬剤は，主にADHDとチック障害に対して使用されているほか，使用頻度は下がるものの，不安障害とうつ病にも使用されます。いずれも児童（および成人）において同じような作用を示します。三環系抗うつ薬と呼ばれる理由は，その化学構造(三つの環)にあります。三環系抗うつ薬は，神経伝達物質の濃度を上げて神経間連絡を促進し，効果を発揮すると考えられます。とはいえ，大抵の薬剤グループの場合と同様，それぞれの薬剤に独特の特徴があります。たとえば，脳内の特定の神経伝達物質—ことにセロトニン，ノルアドレナリン，およびドーパミン—に対する抗うつ薬の作用は様々です。このため，各薬剤による種々の精神症状の改善度も違ってきます。このほか，薬剤が異なれば副作用も異なります。たとえばdesipramineは，ヒスタミンと呼ばれる体内および脳内の化学物質にはそれほど強力には拮抗しないので（抗ヒスタミン作用），トフラニール（imipramine）などといった他の三環系抗うつ薬ほどの鎮静作用をもたらしたり，口腔内乾燥を引き起こしたりしません。

　他の多くの薬剤と同様，服用された三環系抗うつ薬がどのように分解（代謝）されるかは，子どもによって様々です。ですから，すべての子どもに当てはまる，標準的な用量というものはありません。お子さんに対する用量が，あなたもしくは知り合いの大人が服用している量と最終的

に同じになったとしても，驚かないで下さい。141〜142ページで説明したように，児童や青年の場合，成人よりも効率的に代謝が行われるので，大人よりも体重あたりの必要用量が多くなるのです。子どもの血中にある薬剤の濃度が高すぎることにより発生する可能性のある毒性を予防するために，担当医は血中濃度を測定するかもしれません。

医師はおそらく，始めに10〜25mgを処方し，4〜5日おきに10〜25mgずつゆっくりと用量を増して行くでしょう。現行の治療方針は，医師によってさまざまですが，有効用量に達したら血中濃度を測定し，心電図をとることを推奨しています。米国での三環系抗うつ薬の典型的な用量は，1日25〜150mgです。

なぜ三環系抗うつ薬は児童のうつ病に効かないのですか？

なぜ旧世代の三環系抗うつ薬が児童や青年のうつ病に効かないのか，確かなことはまったくわかっていません。三環系抗うつ薬について実施された数々の試験では，薬理活性のないプラセボを投与された多くの子どもたちが反応を示したために，薬理活性のある三環系抗うつ薬が全般的に（しかしながらわずかに）示した有効作用が相殺されてしまったのではないかと示唆する注目すべき報告がいくつか寄せられています。一部の研究者は，児童のうつ病が神経伝達物質のレベルでは成人のうつ病と大きく異なるのではないかと示唆しています。薬剤は，神経伝達物質のレベルで変化を生じて効果を発揮すると考えられているので，三環系抗うつ薬など一部の薬剤は，子どもよりも大人に有効なのかもしれません。SSRI（Prozacに似た特性の薬剤）などの薬剤は，成人と同等の有効性を示します。この他，児童に対してより効果的な薬剤もあることでしょう。残念ながら，こうした薬剤グループは今のところ発見されていません。

ADHDに対して刺激薬を服用していて，不眠やチックに悩まされている子どもにとって，三環系抗うつ薬は1つの選択肢となります。11歳のゲイルの場合，ノリトレン（nortriptyline）25mgの1日2回の服用が非常に効果的で，ADHDの症状を抑えつつ，Metadate CDやDexedrineを服用していたときに比べてより深く眠ることができました。ただし，三環系抗うつ薬にも独自の副作用があります。一般的にみられる短期的な副作用には，口腔内乾燥，便秘，鎮静，頭痛，鮮明な夢，腹痛，発疹，およびかすみ目（霧視）があります。ゲイルは，口腔内が乾燥し，時折悪夢を見ると報告しました。三環系抗うつ薬は唾液の分泌を低下させ，口腔内乾燥を引き起こすので，虫歯（う歯）もできやすくなります。

三環系抗うつ薬を服用中，痒みを伴う赤い発疹が現れることがあります。発生部位は通常，子どもの胸部です。命に関わるものではないので，多くの場合，忍容性をみながら服用を続けることが可能です。この間，発疹の具合を慎重に観察します。レスタミン（diphenhydramine）あるいはアタラックス（hydroxyzine）を12.5～25mg服用させると，赤みと痒みを和らげるのにしばしば効果的です。発疹が持続または悪化するようであれば，三環系抗うつ薬の服用は中止すべきでしょう。

> **娘が，口の中が乾燥して非常に辛そうなのですが，どういった対処法がありますか？**
>
> ボトルに水を入れてお子さんのベッドのそばに置いておき，1日中水を口にできるようにしてあげることをお勧めします。虫歯になりやすくなるので，砂糖入りのお菓子などはなるべく避けさせてください。

三環系抗うつ薬を長期間使用することで生じる有害な作用は今のところ知られていません。ただ，服薬を急にやめると，頭痛，胃けいれん，

下痢,および嘔吐が生じることがあるので(離脱症状),用量を漸減していくことをお勧めします。

　児童に三環系抗うつ薬を使用することに伴う心血管系のリスクについては,依然不安が残ります。この問題は, desipramine を服用していた子どもに突然死が生じたという数件の症例報告を受けて浮上したものです。このことに関する1件の調査では, desipramine を服用している子どもでは突然死のリスクがわずかに増大すると考えられるものの,服用していない子どもと比べてはるかに増すわけではないという結論が得られています。しかしながら,この調査に用いられたデータが正確性に欠けていたこと,また,症例報告の内容にも不確かな点が多かったことを親御さんは知っておくべきでしょう。悲しいことに,原因不明の死を遂げる子どもは毎年大勢いるというのも事実です。ですから,これらの症例と,当時多くの子どもたちが desipramine を処方されていたという事実とが重なり,単なる偶然として関連性が指摘される結果となった可能性も考えられるのです。三環系抗うつ薬が心臓に何ら影響を及ぼさないという意味ではありません。実際,わずかな影響は心電図でしばしば確認されます。最も一般的なのは,心拍の増大(頻脈)と心臓を伝わる電気刺激の遅れ(伝導遅延)です。さまざまな治療方針がありますが,多くの医師は,三環系抗うつ薬の処方前に心電図をとり,投与期間中も折に触れて心電図を指示します。お子さんが,一般的にみられる心雑音以外の心臓疾患をすでにある場合には,三環系抗うつ薬を使用する前に児童の心臓疾患の専門医に診てもらうことはできないか,かかりつけの小児科医に相談してみるといいでしょう。

　三環系抗うつ薬がもたらすリスクのなかでもはるかに重大なのは,過量服用です。三環系抗うつ薬は,過量服用すると致死的となり得るので,ご家庭の子どもたち全員の手の届かない場所に慎重に保管する必要があります。多くの親御さんは,保管場所に鍵をかけ,鍵を隠してしまうと非常に安心するようです。親御さんご自身が抗うつ薬を服用しているのなら,親御さんの服用する薬剤についても同じことがいえます。子どもは,誤って,または自分自身を傷つけようと意図的に,親御さんの抗う

つ薬を服用する場合のあることが知られています。ですから，ご家族を守るためにあらゆる対策を講じるようにして下さい。

その他の抗うつ薬

このほかにも，成人に有効な数種類の抗うつ薬が児童や青年に頻繁に使用されています。他の抗うつ薬とは化学構造も作用機序も異なることから，これらの抗うつ薬は「非定型」であるといえます。

Wellbutrin（bupropion）

Wellbutrin（bupropion）は独特な抗うつ薬です（日本では治験中の薬剤です）。分子の見た目が刺激薬のアンフェタミンに似ています。脳内のドーパミン神経伝達に対するその作用も，やはりアンフェタミンに似ています。Wellbutrinは，ADHDとうつ病に有効で，激しい気分変動があるうつ病の子どもや，薬剤によって躁症状を発現したり，興奮がもたらされたりする恐れのある子どもには特に有用です。Wellbutrinは，物質使用の問題をがある青年のADHDまたは気分障害を治療する上でも非常に有用と考えられます。このほか，成人の禁煙補助薬（商標名Zyban）としてもFDAに承認されています。

Wellbutrinは急速に効果を発揮します。血中濃度は2時間でピークに達し，8～14時間にわたって維持されます。米国の児童における通常の用量は1日37.5～300mgで，これを2～3回に分けて服用します。徐放性製剤（100，150，および200mg）であれば，1日1～2回の服用で十分でしょう。新しく上市された持続放出性製剤（150mg，300mg）であれば，朝に1回服用すれば十分です。

Wellbutrinは，処方箋薬や大衆薬との相互作用が比較的ありません。たとえば，刺激薬と併用されることはよくあります。児童における主な副作用には，易刺激性，食欲減退，不眠，およびチックの悪化があります。易刺激性が生じたら，多くの場合は用量を減らす必要があるというサインです。このほか，短時間作用型のWellbutrinでは，他の抗うつ薬

と比べて薬剤誘発性けいれん発作の出現率がいくらか増加します(1,000人中4人に発生)。このことは，高用量を服用した場合と，未治療のけいれん発作が既にあったり，むちゃ喰いと浄化を繰り返したりしている（過食症の）患者さんについて特に言えることです。Wellbutrinの服用中，心電図も臨床検査値の観察も特に必要ありません。

Effexor（venlafaxine）

Effexor（venlafaxine）は，再取り込みを阻害し，脳の特定の領域でセロトニン濃度を上げるという点で，SSRIと似た作用を示すといえますが，ノルアドレナリン作動性の作用ももっています。このためEffexorは，SNRI（セロトニン・ノルアドレナリン再取り込み阻害薬）として知られています（日本では治験中の薬剤です。なお，日本では，Effexorと同様のSNRIとしてトレドミン〔milnacipran〕が上市されています）。臨床的に使用した限りでは子どものうつ病に効果的なようですが，パキシル（paroxetine）と同様，プラセボを上回る有効性は臨床試験において体系的に証明されていません。さらに，比較的まれにみられる一時的な自殺傾向が，Effexor投与群ではプラセボ投与群と比べ多く生じました。ですから，他のあらゆる薬剤の場合と同様，服用の開始時と開始初期には，副作用が生じていないか子どもの様子を注意深く観察することがこの上なく重要となります。

米国ではEffexorを，1日12.5mgから合計225mgまでを2回に分けて服用します。持続放出性（XR）錠剤もあり，この場合1日1回のみの服用にすることが可能です。起こり得る副作用は，服用初期の悪心，焦燥，腹痛，頭痛です。高用量では，血圧が上昇することがあります。血液検査値の観察は特に必要ありませんが，お子さんにEffexorを服用し始める前に，薬物相互作用の可能性について担当医と話し合った方がいいでしょう。

(注) ノルアドレナリン作動性：体内のノルアドレナリン神経に関係していること。
ノルアドレナリンは，体内の「自律的」な活動の多くに関与している（心拍数の制御など）。このほか，不安，気分，および抑制の制御にも関与している。ノルエピネフリンと同義

分割服用：1回分の用量を1日2〜3回に分けて服用すること

Serzone（nefazodone）およびデジレル／レスリン（trazodone）

　この2種類の薬剤は互いに類似した化合物で，近年，若年者におけるうつ病，不安障害，睡眠障害，および非特異的反抗の治療に用いられてきました。Serzoneもデジレル／レスリンも，作用が約12時間と比較的短時間しか持続しません。米国では児童と青年の場合，デジレル／レスリンの用量は25〜200mgで，眠前に服用するのが一般的です。Serzoneの用法はそれほど明確に確立されていませんが，通常は25〜400mgを分けて服用するよう処方します。Serzoneは，うつ病に双極性障害または双極性障害に類似した症状を伴う子どもに有用なことがあります。デジレル／レスリンには鎮静作用があるので，睡眠薬として25〜50mgを眠前に服用させることで非常に優れた結果をもたらしています。これら薬剤の一般的な副作用には，鎮静，焦燥，口腔内乾燥，便秘などがあります。高用量では，錯乱を招くことがあります。Serzoneは，まれに薬剤性肝炎（肝臓の炎症）を引き起こすことがあります。デジレル／レスリンは，男性においては第一選択薬ではなく第二ないしは第三選択薬とされています。場合によっては重大な問題となり得る，有痛性の持続勃起（持続勃起症）を引き起こすとの報告がまれに寄せられているためです。いずれの薬剤の場合も，心電図や血液検査値の監視は特に必要ありません。

Remeron（mirtazapine）

Remeronはセロトニン作動性の作用をもつ独特な抗うつ薬です（日本では治験中の薬剤です）。成人のうつ病に対して使用されています。睡眠促進作用があるので，うつ病または入眠困難，あるいはその両方がある子どもにしばしば処方されています。米国では7.5〜15mgを眠前に服用するのが一般的です。副作用としては，過鎮静，抑うつ，胃の不調などが挙げられます。

モノアミン酸化酵素阻害薬

使用頻度は下がりますが，MAOI（モノアミン酸化酵素阻害薬）と呼ばれるもう1つのグループの抗うつ薬があります。MAOIは，送信側の神経細胞（シナプス前ニューロン）におけるノルアドレナリンとドーパミンの分解を阻害し，これら化合物の濃度を上げ，神経伝達を促進することで効果を発揮します。MAOIは最も古い，最も有効な抗うつ薬の一つに数えられますが，厳格な食事制限が必要となるために，その有用性は非常に限られています。Parnate（tranylcypromine）とNardil（phenelzine）は，若年期のうつ病，不安障害，パニック障害，およびADHDの治療に有効なことがあります。1日用量は，治療への反応性と副作用を考慮して，10〜50mgの範囲で慎重に増量して行く必要があります。ただ，これらの薬剤を使用することで，食事制限以外にも，薬物相互作用による大きな制限を課せられることになります。MAOIを服用中の児童や青年は，アミノ酸であるチラミンを含有する食物（熟成食品および大半のチーズ），一部の乱用薬物（コカインとエクスタシー），およびほとんどの感冒薬（風邪薬）を避けなければなりません。これらはすべて，血圧の上昇を招く恐れがあり，危険だからです。MAOIの服用を始める前に，必ず，これらの副作用についてお子さんの担当医から詳しい説明を受けるようにしてください。服薬中は，他の薬剤の使用をほとんどすべて避ける必要があります。児童における短期的な副作用には，体位変換に伴う血圧の変動（起立性低血圧），体重増加，眠気，およびめ

まいがあります。心電図および血液検査値の監視は不要です。

現在開発中の抗うつ薬

2004年初頭の時点で，数種類の新しい抗うつ薬の開発が進んでいます。改訂版である本書が出版される頃に市販されている可能性があるのは duloxetine です（Eli Lilly & Company 社より開発された薬剤で，2005 年 8 月に FDA に承認され，Cymbalta という商品名で上市されています。また，日本でも治験が実施されています）。duloxetine には，Effexor（venlafaxine）と似たところがいくつかあります。というのも，両者とも，セロトニンとノルアドレナリンの再取り込みを阻害するのです。FDA の承認を得るために実施された，成人を対象とした試験（児童を対象とした試験は行われていません）をみる限りでは，忍容性の良い，有効な抗うつ薬であると思われます。児童におけるデータはやはり得られていませんが，おそらくは，うつ病，不安障害や ADHD がある子どもたちに試みることになるでしょう。最新情報については，インターネットや，信頼性の高い学術論文に関する他の情報源を定期的に調べてください。

第 14 章

気分安定薬

　この一群の薬剤の名称は，子どもたちに対する作用を示す名称で呼ばれています。その作用とはつまり，気分障害の子どもにみられる，情緒面および行動面での著しい変動を抑えることです。この一群の薬剤は，当然のことながら双極性障害，すなわち躁うつ病の子どもたちに対する第一選択薬です。気分安定薬は，著しい気分変動，過活動，および攻撃性を示す子どもにもしばしば使用されます。最も一般的な気分安定薬はlithiumです。lithiumに次いで一般的なのは種々の抗てんかん薬です。

lithium carbonate

　リーマス（lithium carbonate）は，若年期の双極性障害に対する主要な治療薬の1つとなっています。lithiumは塩であり，人間の体内にももともと存在するナトリウム，カリウム，カルシウム，およびマグネシウムと化学的にいくつかの点で類似しています。実際，高用量では毒性を示すことが明らかになるまで，lithiumは高血圧がある成人のための食塩の代用品として使用されていました（ステーキにlithiumで味付けをした人の夕食後のリラックス効果を想像してみてください！）。lithiumが作用するしくみは正確にはわかっていませんが（このことは，ほとんどの向精神薬についていえることです），細胞レベルで効果を発揮し，ホルモンやニューロンに変化を及ぼすと考えられています。

表 16. 気分安定薬の規格と剤型

薬剤		規格と剤型
一般名	商標名	
lithium carbonate	（米）Lithobid, Lithonate, Lithotabs, Eskalith, Cibalith	150, 300, 450 mg：錠剤 8 mEq/小さじ1杯：懸濁剤 （＝300 mg 錠）
	（日）リーマス	100, 200 mg：錠剤
carbamazepine	（米）Tegretol, Carbachol	100, 200 mg：錠剤 100 mg/小さじ1杯：懸濁剤
	（日）テグレトール	100, 200 mg：錠剤 50％散剤
oxcarbazepine	（米）Trileptal	150, 300, 600 mg：錠剤
sodium valproate / divalproex sodium	（米）Valproate, Depakote, Depakote ER, Depakene Sprinkles	125, 250, 500mg：錠剤 およびカプセル 250 mg/小さじ1杯：懸濁剤
	（日）デパケン／ デパケン R	100, 200 mg：錠剤 20％, 40％散剤 5％/ml：シロップ剤
gabapentin	（米）Neurontin	100, 300, 400 mg：カプセル 400, 600, 800 mg：錠剤
	（日）申請中	
lamotrigine	（米）Lamictal （日）申請中	25, 100, 150, 200 mg：錠剤
topiramate	（米）Topamax （日）申請中	25, 100, 200 mg：錠剤
tiagabine	（米）Gabitril	4, 12, 16, 20 mg：錠剤

児童や青年の場合，lithium が血中に留まる時間は 18 時間程度です。しかしながら，日常的に服用することで，lithium は血中にある程度蓄積します。大半の向精神薬と異なり，lithium はもっぱら腎臓で分解（代謝）・除去（排泄）されます。子どもも大人も，薬剤の分解の仕方は同様ですが，子どもの方が急速かつ効率的に lithium を排泄します。

　有効な用量を服用し，副作用や毒性を避けるためには，子どもの血中にある lithium の量を監視することが重要となります。他の薬剤と同様，lithium が「定常血中濃度」に達するまで，5 日間ほど同じ 1 日用量を服用する必要があります。この定常血中濃度によって，血中にある lithium の正確な量を測定することができるのです。血中の lithium 濃度を調べるための採血は，lithium を最後に服用してから約 12 時間後に行うべきでしょう。一般的には，lithium 濃度を調べるための採血は朝に行い，血液サンプルを採取するまで lithium を服用させません。（採血の直前に lithium を服用してしまうと，血中濃度は実際よりも高値を示してしまうおそれがあります。）通常，血液は静脈から採取します（静脈穿刺）が，この方法が難しい子どものために指尖測定を行ったり，唾液から lithium 濃度を測定したりしている医療施設もあります。

　lithium は通常，150 〜 300mg を 1 日 2 回という用量から服用を開始します。不安定な気分をコントロールするのに，低用量で十分な子どももいますが，1 日 1,800mg 以上を必要とする子どももいます。児童精神科医療における lithium 血中濃度の治療域については，明確な合意が得られていません。米国では，血清中濃度を，現在の病状が著しい子どもの場合は 0.6 〜 1.5mEq/L，維持療法あるいは（子どもを症状から守るための）予防療法の場合は 0.4 〜 0.8mEq/L にすべきであるとしたガイドラインが提案されています。しかしながら，他の多くの治療法と同様，最小有効量を処方するか，最小血清中濃度を目指す（またはその両処置を行う）べきでしょう。たとえば，私はある双極性障害の 7 歳の女の子を治療していますが，彼女は 150mg を 1 日 2 回服用しており，血清中濃度はわずか 0.4mEq/L ですが，良好な結果を得ています。米国では，lithium には，徐放性製剤，すなわち放出を制御した製剤も発売されてい

ます (Lithobid, Lithotabs)。

　lithium にはいくつかの副作用があります。比較的よくみられる短期的な副作用には，悪心，嘔吐，胃の不調などの消化器症状，振戦，眠気，(まれに) 記憶障害などの中枢神経症状，排尿の増加 (多尿) などの腎症状があります。多尿が生じると，水分の摂取量も増えます (多飲)。

　重要なのは，lithium が本質的に腎臓を欺き，軽度の脱水状態を引き起こすという点です。お子さんが lithium を服用した場合，頻繁に水を飲むようになるのはこのためです。お子さんには好きなだけ水分を摂らせ，学校にも同じ対応をしてくれるようお願いしましょう。lithium は，脱水状態にある間急速に血中に蓄積し，ときとして毒性濃度に達する場合があります。毒性濃度に達すると，腎障害を生じるおそれがあるのです。歩行や会話に困難が生じたり，倦怠感があったり，「おかしな色」が (特に光の周辺部に) 見えたりするのはすべて，毒性が現れているというサインです。お子さんが嘔吐したり，長期間下痢をしたりした場合，または水分を十分に摂取してくれない場合には，担当の医師に連絡してください。私は，実際の現場では，lithium の服用量を半分に減らすか，状態が改善し，水分を十分に摂取してくれるようになるまで lithium の服用を控えるよう親御さんに指示しています。

うちの娘はきまって錠剤を頬の内側に隠すのです。どうしたら必要な薬剤を確実に飲ませることができるでしょう？

　残念ながら，それは何らかの理由で服薬を嫌がっている子どもがよく使う手です。米国では，こうした子どもたち，ならびに錠剤を飲み込むことに困難を示す子どもたちのために lithium の液剤が手に入るようになっています。液剤の場合，小さじ１杯 (5cc) の用量が通常の 300mg 錠にほぼ相当します。

lithium を長期間服用すると，子どもの代謝に変化が生じ，その結果体重がかなり増加する可能性があります。お子さんの食生活に気を配り，運動を奨励して体重増加を抑えるようにしてください。他の長期的な副作用としては，甲状腺の機能が低下し，甲状腺機能低下症（甲状腺ホルモンの低値）をきたすほか，腎障害をきたすおそれがあります。ただし，過去10年の間に集められた情報が示唆するところによれば，少なくとも成人の場合，lithium の維持服用によって重大な腎障害が生じることはないようです。子どもに lithium を服用させる前に，血液検査によって甲状腺と腎臓の機能を調べる必要があります。甲状腺機能検査と腎機能検査は，服用中も6カ月に1回は行うべきでしょう。

　お子さんに重大な神経疾患，腎疾患，心疾患がある場合，服用には特に慎重になる必要があります。さらに，お子さんが Advil や Motrin（いずれも ibuprofen）などの非ステロイド性抗炎症薬を繰り返し服用しなければならない場合には，担当プラクティショナーに連絡すべきです。また，別のプラクティショナーのところで他の薬剤を処方されるかもしれないというときにも，お子さんが lithium を服用中であることを必ず告げるようにしてください。lithium は，いくつかの薬物と相互作用すると考えられるからです。薬物相互作用として lithium の血中濃度を増加させ得る薬剤が追加されたら，多くの場合は lithium 濃度の測定を繰り返し行います。

carbamazepine

　抗てんかん薬は，側頭葉てんかんや脳損傷などといった器質性疾患に対しても優れた治療薬となりますが，脳の辺縁系（感情の中枢）で神経インパルスの異常発射を抑えることにより，気分安定薬としても効果を発揮します。抗てんかん薬であるテグレトール（carbamazepine）は，児童における特定のタイプのてんかん発作に対し，20年以上にもわたって使用されてきました。不安定な気分に対しては，多くの場合，lithium の代わりとして，つまり第二選択薬として使用されます。

> **治療費を安くするために，この抗てんかん薬のジェネリック医薬品を使ってはだめでしょうか？**
>
> 　米国で使用されているジェネリック医薬品のcarbamazepineは，ブランド医薬品であるテグレトールほど良質な製剤ではないことがわかっています。吸収が悪く，錠剤が崩れやすいのです。ですから，ブランド医薬品の方をお勧めします。また，本章を通じて商標名（テグレトール）を使わせていただきます。

　米国ではテグレトールを通常，1日2回にわけて服用します。血中には，約16時間留まります。胃への刺激を抑えるために，一般的には，食事とともに服用します。米国における通常の用量は，治療開始時には1日100（チュアブル剤）～200mgで，血中濃度と有効性をみながら1日最高400～800mgまで増量します。重度の副作用を発現することなく良好な作用を得るには，4～12mEq/Lという血中濃度が通常必要になります。残念なことに，多くの子どもの場合，気分の安定を維持するには比較的高用量を服用し，血中濃度をやや高めに保つことが必要になります。服用する薬の量と血中の実際の薬剤量は，人によってさまざまなので，血中濃度を注意深く監視することが必要となります。テグレトールは肝臓で大部分が分解されます。テグレトールの血中濃度は，別の薬剤によって上昇または低下する場合があります。こうした厄介な問題や，重大となり得るいくつかの副作用が考えられることから，血液検査は，テグレトールを服用し始める前と，一般的には服用を始めた6週間後，そしてその後少なくとも1年に2回は行うべきでしょう。この際，肝機能，血球数，ならびにテグレトールの濃度を調べます。

　テグレトールが引き起こし得る副作用は，残念ながら，かなり広範囲にわたります。最も一般的に生じる短期的な副作用には，眠気，悪心，

嘔吐，めまい，かすみ目または複視があります。これらは，用量が多く，血中濃度が高い場合に特にみられます。さらに，白血球数が減少し，これにより感染と戦う力も低下することがあります。お子さんに激しいのどの痛み，あるいはその他の感染症がみられたときにはいつでも，簡単な血液検査を行って白血球数を調べてもらうことをお勧めします。肝毒性や，通常の発疹または口腔内や手のひらにも現れる深刻なタイプの発疹（スティーブンス・ジョンソン症候群）を含む皮膚障害などの副作用が報告されていますが，こうした反応はまれであると考えられます。

sodium valproate / divalproex sodium

sodium valproate および divalproex sodium（商標名は Valproate, Depakene, そして最も一般的なのは Depakote；日本ではデパケン／デパケン R）は，児童および青年期の双極性障害に対する第一選択薬としてしばしば用いられます。この種の薬剤は抗てんかん薬（てんかん発作に有効）のグループに属する薬剤ですが，成人における双極性障害の治療薬として FDA の承認を受けています（日本でも 2002 年 9 月に躁病および躁うつ病の躁状態がデパケン／デパケン R の適応症に追加承認されています）。Depakote は肝臓で分解されます。血中には，8～16 時間ほど留まります。米国で至適とされる血中濃度は，通常 50～100mEq/L ですが，治療に速やかに反応しないてんかん発作，重度の気分不安定，かんしゃくなどがみられる子どもの場合，130mEq/L まで上昇させる医師もいます。一般的には，1 日 125～250mg から服用を始め，「治療域の血中濃度」に達するまで必要に応じて用量を増やして行きます。米国では Depakote の新しい製剤である Depakote ER が手に入るようになっています。Depakote ER は，1 日 1～2 回服用するだけでよく，Depakote と同様，双極性障害に非常に有効です。Depakote と比べると若干低力価なので，医師は，Depakote を処方していたときよりも用量を増やす必要があります。

最終的な用量は，それぞれの代謝能によって子どもごとに大きく異な

ります。さらに，実際にはDepakote自体が自らの分解を促進するので，用量の決定はさらに複雑になります。このため，安全かつ有効な血中濃度に到達するために，多くの医師は服用初期に頻繁に血液検査を指示するでしょう。服用を開始する前と，服用中は約6カ月に1回，必ず血液検査を行って血球数と肝機能を調べる必要があります。子どもによっては，適切な効果を示すだけの血中濃度を維持するのに，1日1,500〜2,000mg以上のDepakoteが必要な場合もあります。

　一般的にみられる短期的な副作用は，鎮静，悪心，めまい，食欲減退，および体重増加です。まれに，血球数の減少や，軽度で一般的に危険のない肝臓の炎症（薬剤性肝炎）が現れることがあります。これらは，定期的に行う血液検査で初めて発見されることが多く，自然と寛解します。Depakoteを他の抗てんかん薬と併用すると，肝臓に重大な問題が起こるリスクが増大するようです。このことは，10歳未満の子どもについて特にいえることです。このほか，まれに膵臓が痛みを伴って腫大することもありますが，特に監視を行う必要はありません。

　sodium valproateとdivalproex sodiumは，多囊胞性卵巣症候群に関連していると報告されています。多囊胞性卵巣症候群とは，痛みを伴う卵巣囊胞，テストステロンの増加，および肥満を特徴とする病気です。実際，青年期の女児に対してはこの種の薬剤の使用を避ける医師もいます。しかしながら，このデータを検証し直してみると，肥満と双極性障害こそがこのまれな病気の最大リスク因子であること，そして，肥満—およびおそらくは多囊胞性卵巣—を引き起こすリスクは，他の薬剤でも同程度であることが示唆されます。私どものクリニックでは，Valproateを長年にわたって使用してきましたが，多囊胞性卵巣症候群を発症した患者さんは1人もいません。私たちは現在でも，Valproateを定期的に使用しています。

気分の安定化に用いられる
その他の抗てんかん薬：lamotrigine, oxcarbazepine, topiramate, gabapentin, tiagabine

　気分安定薬としても作用する新世代の抗てんかん薬が，攻撃性，焦燥，自傷行為，そして最も一般的には，気分の不安定さがある双極性障害の児童と青年に使用されています。若年期の双極性障害に対する有効性と忍容性については現在米国で治験が進行中ですが，成人を対象とした試験および児童を対象とした小規模なオープン試験から得られた比較データは，Lamictal（lamotrigine），Trileptal（oxcarbazepine），Topamax（topiramate），およびNeurontin（gabapentin）が，児童に対して使用される一連の薬剤の1つに数えられるべき重要な薬剤である可能性を示しています。

　Lamictal（lamotrigine）は，成人におけるうつ病と双極性障害の治療薬としてFDAに承認されたもう1つの気分安定薬で，複雑部分発作にも使用されています（日本では申請中の薬剤です）。双極性障害の子どもに対して，躁症状をもたらさずにうつ状態を治療する，極めて優れた薬剤となります。双極性障害に対する他の薬剤，たとえばDepakoteなどにしばしば追加されます。Depakoteおよびテグレトールと同様，Lamictalもいくつかの薬物と相互作用を示すので，血中濃度を監視する必要があります。主な副作用は発疹（重大な場合があります），かすみ目や複視，倦怠感，およびめまいです。成人の場合，Lamictalの通常用量は150～250mgで，1日2回服用します。本書を執筆している現時点では，児童の気分の不安定さに対する用量は確立されていませんが，私たちは通常，1日150～300mgを処方しています。Lamictalの用量は，発疹のリスクを避けるため，1週間おきに25mg以下ずつ非常にゆっくりと増やして行かなくてはなりません。Lamictalによる発疹には，主に2つのタイプがあります。すなわち，（1）子どもの最高10人に1人が発現する，通常は体幹にみられる比較的軽度の発疹，および（2）

体幹だけでなく口や手，足にも発疹が現れ，疱疹が出て皮膚剥離する非常に重大な発疹（これには救急処置が必要）です。

　サリーは，双極性障害がある14歳の女児です。彼女はリスパダール1mgを1日2回とDepakote ER 1,000mgを毎朝服用しており，気分が落ち込むと言いましたが，躁症状は現れていないようでした。リスパダールとDepakoteの用量を増やしてみたのですが，効果がありませんでした。そこで，Lamictalを25mgから開始し，4週間かけて100mgまで増量しました。すると，抑うつが劇的に改善したほか，全般的な易刺激性も緩和しました。

　Trileptal（oxcarbazepine）は，テグレトール（carbamazepine）の親戚で，攻撃性や双極性障害の躁症状を管理する上で非常に有効です。1日150〜300mgから服用を開始し，1日2回の服用を続けながら，通常の1日用量を児童の場合は1,200mgまで，青年の場合は最高2,400mgまで増やして行きます。他の抗てんかん薬と同様，最大の治療効果が現れるまで4〜6週間かかることがあります。

　Trileptalはいくつかの薬剤と相互作用を示します。最も一般的な副作用は，悪心，めまい，倦怠感などです。まれに血中ナトリウム濃度を下げる場合があるので（低ナトリウム血症），血液検査を受けてナトリウム濃度を調べてもらう必要があります。

　Topamax（topiramate）はもう1つの抗てんかん薬です（日本では申請中の薬剤です）。双極性障害に対する治療薬のために薬剤性の体重増加をきたしてしまった子どもに対し，主に体重を安定させる目的で用いられています。多くの場合，抗精神病薬または抗てんかん薬による治療に25〜100mgの用量で追加します。1日2回の服用で体重の増加を効果的に防ぐほか，薬剤のせいで大幅に体重が増えてしまった子どもの減量を補助します。それまで服用していた薬剤にTopamaxを追加したところ，体重が60ポンド（約27.24kg）も下がったという子どももいました。さらに，成人における一部のデータでは，Topamaxが過食症の有望な治療薬となることが示唆されています。

　Topamaxの副作用として，比較的高用量（1日あたり100mg以上）

で思考が緩慢になることがあり，このために同薬剤の使用が制限される場合があります。まれに体温が過剰に上昇することがあります。その原因の一部は，発汗が抑制されることです。Topamax を服用中に，子どもが暑い場所で激しい運動などをしていたら，親御さんは子どもの様子を観察し，水分を十分に摂取していることと，体温の上昇を示す徴候が出ていないことを確認すべきでしょう。その他の副作用は，その性質上，さらに不快なものです。これには，鎮静やめまいなどがあります。まれに，血液検査を行って血液の酸塩基平衡の状態を調べなければならないことがあります。

　行動障害に対する抗てんかん薬 Keppra（levetiracetam，日本では治験中）の使用については，ほとんど何もわかっていません。しかしながら，Neurontin（gabapentin，日本では申請中）は以前，双極性障害に対して有効で，なおかつ大きな副作用を伴わない薬剤として非常に高く評価されていました。残念ながら，児童を対象とした臨床試験は行われておらず，成人を対象とした 5 件の比較対照試験でも，双極性障害に対してプラセボを上回る有効性は認められませんでした。このように残念な結果に終わったものの，主に副作用のプロフィールが非常に優れているという理由から，比較的軽度の双極性障害や気分変動に対し，臨床医は依然として Neurontin の使用を続けています。lithium と同様，Neurontin も腎臓で分解されます。大半の薬剤は肝臓で代謝を受けるので，薬物相互作用が起こる可能性は比較的低いといえます。忍容性は極めて良好と思われるので，血液検査値を徹底して監視する必要はありません。米国では Neurontin の服用は 1 日 2 回，300mg から始めて最高 600〜900mg に増量するのが通常です。最も一般的な副作用はめまいと鎮静です。Keppra については，てんかん発作がある子どもにおいて評価が行われていますが，同薬剤は，その作用のメカニズムを考えると，研究する価値が極めて高いといえます。予備的に使用してみた限りでは，非常に有望な結果が得られています。

　同じく抗てんかん薬のなかでは比較的新しく，双極性障害や著しい気分変動がある子どもたちに試験的に使用され始めたばかりの薬剤に，

Gabitril (tiagabine) があります。Topamax と同様, 青年におけるてんかん発作の治療薬として FDA に承認されていますが, 児童に対しても使用されています。米国における 1 日の最大推奨用量は 32mg です。用量に関する情報は, 青年期のてんかん発作に関して得られたものなので, Gabitril を服用する際には低用量から開始し, 有効作用が確認されるか, 治療用量の上限に達するまで, ゆっくりと増量していくべきでしょう。Gabitril は, めまい, 倦怠感, および歩行障害を引き起こすことがあります。やはり Topamax と同様, Gabitril も他の薬剤と相互作用を示します。ですから, お子さんのプライマリ・ケア医には必ず, これらの薬剤を服用中であることを告げるようにしてください。

第 15 章

抗不安薬

　気分安定薬と同様，不安を緩和する薬剤も，児童に対する作用を示す名称で分類されています。抗不安薬と呼ばれるこれらの薬剤は，過剰な心配，神経質，および不安という主症状を共有するさまざまな不安障害とパニック障害の治療に幅広く使用されています。このほか，チックや睡眠障害に対する補助治療薬としても用いられます。児童期の不安障害は比較的多くみられ，成人期の不安障害といくつかの点で似ています。

（注）抗不安薬：不安を軽減する目的で用いられる一群の薬剤（anxiolytic =「不安 "anxio"」+「溶かす "lyse"」）

　お子さんの不安障害に対して，担当プラクティショナーはおそらくSSRI（ルボックス／デプロメール〔fluvoxamine〕，Zoloft〔sertraline〕，パキシル〔paroxetine〕など）を第一選択薬とするでしょう。ベンゾジアゼピン系薬剤も，安全かつ有効なことから，併存症のない若年期の不安障害に対して使用されています。重度の不安障害や併存症がある一部の子どもに対しては，薬剤の併用療法（たとえば，SSRIに属する抗うつ薬あるいは非定型抗精神病薬とベンゾジアゼピン系薬剤）が必要となる場合があります。

表17. 抗不安薬の規格と剤型

薬剤		規格と剤型
一般名	商標名	
抗ヒスタミン薬		
diphenhydramine	（米）Benadryl	25, 50 mg：錠剤
		25 mg/小さじ1杯：懸濁剤
	（日）レスタミン	10 mg：錠剤
hydroxyzine	（米）Vistaril / Atarax	25, 50 mg：錠剤
		2 mg/小さじ1杯：懸濁剤
	（日）アタラックス	10, 25 mg：錠剤；25, 50 mg：カプセル剤；10％散剤；0.5 mg/ml：シロップ剤
chlorpheniramine maleate	（米）Chlor-Trimeton	2, 4, 8 mg：錠剤
	（日）ポララミン	2, 6 mg：錠剤；1％散剤；0.04％, 0.2％：シロップ剤
ベンゾジアゼピン系薬剤（一部を列挙）		
clonazepam	（米）Klonopin	0.5, 1, 2 mg：錠剤
	（日）リボトリール／ランドセン	0.5, 1, 2 mg：錠剤 0.1％, 0.5％：散剤
alprazolam	（米）Xanax	0.25, 0.5, 1 mg：錠剤
	（日）コンスタン／ソラナックス	0.4, 0.8 mg：錠剤
triazolam	（米）Halcion	0.5, 1, 2 mg：錠剤
	（日）ハルシオン	0.125, 0.25 mg：錠剤
lorazepam	（米）Ativan	0.25, 0.5, 1 mg：
	（日）ワイパックス	0.5, 1 mg：錠剤
oxazepam	（米）Serax	15, 30 mg：錠剤
diazepam	（米）Valium	2, 5, 10 mg：錠剤
	（日）セルシン	2, 5, 10 mg：錠剤；1％散剤；0.1％：シロップ剤；5, 10 mg/管：注射液
clorazepate	（米）Tranxene	3.75, 7.5, 15 mg：カプセル
	（日）メンドン	7.5 mg：カプセル

表 17. (つづき)

薬剤		規格と剤型
一般名	商標名	
chlordiazepoxide	(米)Librium	10, 25 mg：カプセル
	(日)バランス／	5, 10 mg：錠剤
	コントール	1%, 10%：散剤
oloxazolam	(日)セパゾン	1, 2 mg：錠剤；1%散剤
etizolam	(日)デパス	0.5, 1 mg：錠剤；1%細粒剤
ethyl loflazepate	(日)メイラックス	1, 2 mg：錠剤；1%細粒剤
clotiazepam	(日)リーゼ	5, 10 mg：錠剤；10%顆粒剤
bromazepam	(日)レキソタン	1, 2, 5 mg：錠剤；1%細粒剤
非定型抗不安薬		
buspirone	(米)Buspar	5, 10, 15 mg：錠剤
tandospirone	(日)セディール	5, 10 mg：錠剤

ベンゾジアゼピン系薬剤

　不安障害の治療に最も一般的に使用される薬剤群は，ベンゾジアゼピン系薬剤です．この一群に属する薬剤には，セルシン(diazepam)，バランス／コントール(chlordiazepoxide)，リボトリール／ランドセン(clonazepam)，およびコンスタン／ソラナックス(alprazolam)があります．

　ベンゾジアゼピン系薬剤とその一部の代謝産物は，活性化合物です．つまり，これらの化合物は人体に直接影響を及ぼすのです．興味深いことに，肝臓は大半のベンゾジアゼピン系薬剤を同一の化合物，ノルジアゼパムへと分解します（この名称が，セルシンの成分名，diazepamと似ているとわかります）．

向精神作用

　ベンゾジアゼピン系薬剤は，GABA受容体と呼ばれるタイプの受容体に作用し，主に中枢神経系（脳）に影響を及ぼします。バルビツレート（鎮静薬）とアルコールもこの受容体に対して似たような作用を示します。このため，これらは3つとも鎮静物質とみなされており，離脱症状を抑えるのに，相互に代用することができます。たとえば，アルコールの離脱症状を抑えるのにバランス／コントール（chlordiazepoxide）や Serax（oxazepam）を使用することはよくあります。

（注）鎮静薬：眠気をもたらす薬剤

　一般的には，すべてのベンゾジアゼピン系薬剤が不安に対して同様の作用を示します。いずれも，服用後1～3時間で血中濃度がピークに達します。異なる点は，鎮静作用がもたらす副作用，そして有効作用の強さです。パニック発作と一部の不安症状に対しては，抗不安薬が大量に必要になるので，若年者に対しては，作用の強い（力価の高い）ベンゾジアゼピン系薬剤がますます使用されるようになっています。不安，広場恐怖（家の外に出ることの困難）を伴うパニック障害，および空間恐怖を伴わないパニック障害に対する有効かつ安全な治療薬として，近年，作用の強い（高力価）ベンゾジアゼピン系薬剤のコンスタン／ソラナックス（alprazolam）とリボトリール／ランドセン（clonazepam）がますます注目を集めています。リボトリール／ランドセンは長時間作用型のベンゾジアゼピン系薬剤です。米国における通常の1日用量は0.5～3mgで，これを1～3回（普通は1日2回）にわたって服用します。効果が現れるまでに最高2時間ほどかかることがあります。コンスタン／ソラナックスとワイパックス（lorazepam）も同じ高力価ベンゾジアゼ

ピン系薬剤ですが,いずれもより速やかに効果を発揮します(30分以内)。ただし,作用がきれるのも速いので,日中,より多い回数にわたって服用する必要があります。コンスタン／ソラナックスとワイパックスの一般的な用量は,リボトリール／ランドセンと同様,1日あたり0.5〜3mgです。中間作用型の中力価ベンゾジアゼピン系薬剤（セルシン〔diazepam〕,メンドン〔clorazepate〕）は,30分以内に効果を発揮しますが,やはり効果がきれるため,1日3〜4回にわたって服用します。通常の用量は1日あたり2.5〜20mgです。一般的に,ベンゾジアゼピ

薬剤師から,うちの息子に処方された薬が米国におけるスケジュールIVの規制物質に指定されていると聞き,アディクションを来すのではないかと不安になってしまいました。このことについて,心配すべきでしょうか？

　ベンゾジアゼピン系薬剤を含むあらゆる鎮静薬が,生理的（身体的）・精神的な依存を引き起こす可能性をもっています。けれども,嗜癖が危険となるのは一般的に,こうした物質を乱用した場合です。これらの薬剤を適正使用している子どもによる乱用がほとんど起きていないことを考えると,お子さんがいずれかのベンゾジアゼピン系薬剤について嗜癖に至るようになる可能性は非常に低いといえるでしょう。お子さんの担当医が6カ月以上にわたって抗不安薬を処方した場合,嗜癖に関するごくわずかな可能性と,お子さんの不安障害を治療しないことのリスクとをてんびんにかけてみる必要があります。不安障害に対する治療を受けなかった子どもたちの方が,自分自身で薬物療法を行おうとして,アルコールやストリートドラッグに手を出す危険性があります。

ン系薬剤には（適切に使用した場合）重大な毒性がほとんどありません。最も多く遭遇する短期的な副作用は，鎮静，眠気，および精神明晰度（思考の鋭敏さ）の低下です。子どもが奇異反応を示すこともあります。不安の軽減や，（睡眠のために用いた場合には）鎮静がみられるかわりに，焦燥が出現したり，脱抑制をきたしたりするのです。脱抑制にある子どもは，馬鹿なまねをし，興奮し，おしゃべり，過活動になり，よけいに不安になったり，睡眠障害（不眠）が出現したりする場合があります。通常，お子さんに運悪くこうした反応がみられたとしても，これらは数時間で治まります。ベンゾジアゼピン系薬剤はまれに，うつ状態を引き起こすことがあります。依存のリスクがわずかに考えられること以外に，長期的な副作用は知られていません。服用を開始する前の臨床検査は一切不要です。服用中，血液検査値を監視する必要もありません。

（注）脱抑制：通常の抑制，すなわち衝動と欲動の検閲機能がきかなくなること

　しかしながら，ベンゾジアゼピン系薬剤を長期にわたって使用していると，耐性が生じることがあります。子どもの身体が薬剤に慣れてしまうと，不安症状を抑えるのにより高用量が必要になると考えられます。このほか，服用を急激にやめてしまうと，高用量を用いていた場合などは特に，離脱症状が生じる可能性があります。離脱症状とは，焦燥，神経の高ぶり，発汗，不安などです。より重度の症状として，血圧の上昇，錯乱，けいれん発作などが生じる可能性もあります。幸い，急激にやめるのではなく，徐々に服用量を減らして行くことで，離脱症状は簡単に防ぐことができます。

（注）耐性：長期間にわたり使用した薬剤に対して行動面での反応や身体的反応が減弱していくこと

Buspar(buspirone)

　Buspar（buspirone）も抗不安薬の1つです。buspirone は，広汎性発達障害をはじめとする発達障害がある子どもたちにおいて，攻撃的な行動を改善するのに有効なことがあります。ADHD の子どもにも有益と考えられます。不安症状を治療するため，あるいはうつ病に対する抗うつ薬の効果を増強するために，SSRI（Prozac〔fluoxetine〕など）と併用することが多くあります。

　ベンゾジアゼピン系薬剤と異なり，Buspar には抗けいれん作用も，鎮静作用も，筋弛緩作用もありません。Buspar の抗不安作用はむしろ，セロトニン神経伝達の抑制に関係していると考えられています。臨床経験によれば，同薬剤を使用しても定型のベンゾジアゼピン系薬剤ほどの効果は得られないようです。ただし，副作用も，乱用や依存の危険性もベンゾジアゼピン系薬剤と比べて著しく少なくなります。副作用は，鎮静，錯乱，脱抑制などです。用量範囲は5〜15mgで，1日3回服用します。血液検査値の監視は必要ありません（日本では，Buspar と同様のセロトニン作動系抗不安薬として，セロトニン$5\text{-}HT_{1A}$受容体の部分アゴニストのセディール〔tandospirone〕が上市されています）。

第 16 章

高血圧治療薬

　高血圧治療薬としてカタプレス（clonidine），エスタリック（guanfacine），およびインデラル（propranolol）がありますが，高血圧治療薬という名前の由来は，成人における高血圧の治療に用いられるからです。児童と青年に対しては，チック障害，ADHD，自閉症をはじめとする広汎性発達障害，および睡眠障害の治療薬として児童精神科で用いられています。これら薬剤はまた，自分自身や他人を傷つけるおそれがあるような行動，たとえば激しいかんしゃくや攻撃性なども緩和する場合があります。高血圧治療薬は，刺激薬，気分安定薬，抗うつ薬などといった他の薬剤と併用されることが多くあります。

clonidine

　clonidine（カタプレス）は，子どもに対する精神薬理学的治療において，ますます重要視されるようになりました。その理由の１つは，適応症が幅広いこと，そして比較的安全なことです。clonidine は，現在，ADHDや睡眠障害だけでなく，トゥレット障害をはじめとするチック障害に対しても第一選択の治療薬とされています。さらに，数々の報告によると，自閉症をはじめとする広汎性発達障害，その他の解明のあまり進んでいない発達障害がある児童や青年において，攻撃性をコントロールするのにも有効なことが示されています。最近実施された２件の研究

表 18. 高血圧治療薬の規格と剤型

薬　剤		規格と剤型
一般名	商標名	
高血圧治療薬		
clonidine	(米) Catapres	0.1, 0.2, 0.3 mg：錠剤
		1, 2, 3：皮膚パッチ
	(日) カタプレス	0.075, 0.15 mg：錠剤
guanfacine	(米) Tenex	1 mg：錠剤
	(日) エスタリック	0.5 mg：錠剤
propranolol	(米) Inderal	10, 20, 40, 60, 80 mg：錠剤
		20, 60, 120 mg：徐放性錠剤
	(日) インデラル	10, 20 mg：錠剤
		60 mg：徐放性カプセル
nadolol	(米) Corgard	20, 40, 80, 120, 160 mg：錠剤
	(日) ナディック	30, 60 mg：錠剤

では clonidine と methylphenidate（刺激薬）の併用が，ADHD にチック障害やトゥレット障害を合併した子どもの治療にも有効なことが証明されました．clonidine は，脳内の主要な化学伝達物質系の1つであるアドレナリン神経系を抑制し，脳に作用を及ぼします．具体的にいうと，脳の特定の領域でアドレナリンの放出に作用し，神経間連絡に影響をおよぼします．

(注) アドレナリン神経系：アドレナリン系の神経伝達物質を利用する一連の神系のこと．心臓，肺，ホルモン分泌腺など，体内の多数の器官と広範に連絡している

clonidine は，子どもの場合，作用時間が 4 時間程度と比較的短い化合物なので，最高で 1 日に 4 回も服用しなければならない子どももいます。とはいえ，チックと ADHD を効果的に治療するための必要量は，子どもによってかなり異なります。米国では 0.1mg，0.2mg，および 0.3mg の錠剤があります。通常，子どもの体の大きさに応じて最小量，すなわち 0.1mg 錠の半分あるいは 4 分の 1 から服用を開始し，その後，有効作用や副作用をみながら増量して行きます。しばしば鎮静作用が生じるので，はじめは夜または就寝前に服用させた方がいいでしょう。clonidine は実際，睡眠障害がある子どもにとって非常に有益な場合があります。睡眠障害は，ADHD やその治療のための刺激薬によって頻繁に引き起こされるのです。睡眠を目的とした場合，通常は 0.1mg 錠の少なくとも半分を就寝の 30 分程前に服用する必要があります。私たち研究班が実施した研究では，3 年間にわたって経過観察を行った後も，睡眠障害がある子どもたちの 80％以上で clonidine が極めて有効なことが示されました。しかしながら，3 年が経過した時点での平均用量が 0.15mg（0.1mg 錠を 1 錠半）だったことから，子どもたちは clonidine の鎮静作用にある程度の耐性を生じるものと考えられました。

　clonidine を 1 日に数回服用しなければならないことの一つの欠点は，子どもの状態に日内変動を生じることです。米国ではこの問題を解決すべく代わりに開発されたのが，皮膚パッチ（経皮吸収製剤）です。作用の強さは錠剤と同じで 3 段階あり，パッチは 24 時間貼付することができます。残念ながら，パッチの貼付部位に皮膚刺激が起こることがよくあるので，このタイプの薬物送達システムには限界があります。

> 息子は，clonidineの皮膚パッチを貼っていると，1日をはるかにスムーズに過ごすことができるのですが，パッチを貼った場所にひどい発疹ができてしまいます。どうしたらいいでしょうか？
>
> 皮膚パッチが，炎症（皮膚炎）を引き起こすことは非常によくあります。皮膚炎は，パッチを貼った場所ならどこにでも起こります。この厄介な副作用を避ける方法は2つあります。すなわち，パッチを毎日身体の違う部分に貼るか，もしくはパッチを貼る前に皮膚に0.5％ヒドロコルチゾン軟膏を塗布することです。ヒドロコルチゾン軟膏は，処方箋なしで購入することができます（日本では，ヒドロコルチゾン軟膏としてロコイド／アボコート／プランコール軟膏などがあり，医師の処方箋のもとに入手することができます）。

(注) 経皮吸収：皮膚から吸収されること

　clonidineで最も一般的にみられる短期的な副作用は，睡眠障害に対しては非常に有益となる鎮静作用です。著しいの鎮静が起こったら用量を1錠の4分の1に減らす必要があるでしょう。ただし，鎮静作用は通常，服用を続けるうちに減弱するということを覚えておきましょう。clonidineはこのほか，易刺激性や抑うつをもたらすことがあります。1日0.4mg以上では錯乱を生じる場合があります。最近，clonidineを他の薬剤と併用していた子ども3名が原因不明の死を遂げたという報告がなされました。しかしながら，この死亡に関しては考慮すべき要因が他に多く存在していたことがさらなる情報によって明らかとなり，多くの

専門家は，clonidineが主な原因というわけではないとの結論に至りました。clonidineそのものが長期的に重大な副作用を及ぼすとの知見は今のところありません。驚くべきことに，clonidineは，成人に対しては強力な血圧降下薬となるにも関わらず，児童の血圧にはほとんど影響を及ぼしません。しかしながら，服用を急激にやめたことによる反跳現象として血圧が上昇することがあるので，用量を徐々に減らしていくことをお勧めします。このほか，有害な相互作用が報告されているので，clonidineをpropranololなどのβ遮断薬と併用する際には慎重さが必要です。β遮断薬との併用療法の対象となるのは，激しいかんしゃくを示す子ども，かんしゃくを起こすとともに著しい睡眠障害がある子ども，ADHDや合併症としての行為障害による多動，衝動性および攻撃性に対して治療を必要としている子ども，血圧異常を示す子どもなどです。

　重度のADHDがあり攻撃性を示す子ども，チック障害とADHDを併存した子ども，および睡眠障害があるADHDの子どもに対しては，clonidineを刺激薬と併用することがあります。最近行われた1件の大規模な試験では，clonidineをmethylphenidateと併用するとADHDとチックに有効なことが示されました。

カタプレス（clonidine）とエスタリック（guanfacine）はどう違うのですか？

　この2種類の薬剤には大きな違いがあります。その違いは，どちらをお子さんのために選んだら良いかを決める上で参考になります。ADHDの治療において，不注意に対してはエスタリックの方がやや効果的と思われるのに対し，多動や攻撃性に対してはclonidineの方が効果的です。clonidineの力価はエスタリックの10倍程度（より強い）ですが，エスタリックの方が鎮静作用も少なく，易刺激性もそれほど生じません。

　米国ではエスタリックに1.0mg錠があります。治療開始時

の一般的な用量は，半錠を1日2回です。エスタリックについて，投与量に関する指標は確立されていませんが，米国では1.0mgを1日4回までは安全かつ有効に使用されています。主な副作用として，易刺激性，倦怠感，高用量での錯乱，およびまれに焦燥の出現をみることがあります。clonidineと同様，エスタリックも服用を急激に中止すべきではありません。反跳現象として，一過性の血圧上昇が生じる恐れがあるためです。

guanfacine

　成人のための高血圧治療薬で，毎日服用しても児童の血圧にほとんど影響を及ぼさないもう1つの薬剤にエスタリック（guanfacine）があります。エスタリックは最近，ADHD，チック，トゥレット障害，およびより控え目にではありますが，非特異的攻撃にも有用な可能性があるとして注目を集めています。clonidineほど詳しく研究されたわけではありませんが，脳内でclonidineと同じ領域に作用し，似たような神経間連絡を促進するものと考えられています。clonidineと同様に，ADHDにチック障害を併存した子どもの治療においてリタリンと併用すると，有用な上，忍容性も良好なことが複数の研究によって明らかとなっています。

propranololおよびその他のβ遮断薬

　β遮断薬は内科治療において，血圧をコントロールするために一般的に用いられますが，使用頻度は下がるものの，行動のコントロールにも使用されます。児童を対象に体系的に検討されたわけではありませんが，β遮断薬は，脳損傷がある人や，衝動とその調節に著しい困難を示す人に有用であると報告されています。propranololはこのほか，ときに刺激薬や抗精神病薬によって引き起こされる過活動（アカシジア），他人の

前で話すことなどに対する恐怖症，および自傷行為に対しても有用なため，かなりの注目を集めています。

インデラル（propranolol）は最も頻繁に処方される，最も古いβ遮断薬の1つです。propranololに似たその他のβ遮断薬には，テノーミン（atenolol），カルビスケン（pindolol），およびナディック（nadolol）があります。propranololはアドレナリン神経の支配器官，具体的には，体内の複数の部位に存在する「β-アドレナリン受容体」と呼ばれる一連の受容体を遮断することにより効果を発揮します。これにより，神経間連絡が阻害されます。propranololはこのほか，血液脳関門を通過します。同薬剤が一部の行動を抑制する上で有用な理由は，おそらくこのことからある程度説明されると考えられます。

propranololの効果は比較的短く，服用後わずか4～6時間程度しか続きません。用量は子どもによってさまざまですが，通常は1日10mgから始めて，必要に応じて1～2週間おきに増量します。米国における最大用量は日本よりもはるかに高用量で，1日に約200～300mgを用いることもあります。高用量を用いる際には，副作用に慎重に注意を払います。

短期的な副作用は，大抵は重大でなく，一般的には服用をやめると消失します。悪心，嘔吐，便秘，および軽度の下痢が報告されています。子どもはこのほかに，鮮明な夢，抑うつ，およびまれに幻覚を報告することがあります。propranololは，特に高用量を用いた場合，心拍数や血圧の低下を引き起こすことがあるので，定期的に子どもの血圧と脈拍（バイタルサイン）をチェックする必要がありますが，これは家庭で行うことができます。お子さんが心臓に何らかの問題がある場合には，担当医に必ず知らせるようにしてください。一部の心疾患においては，propranololの使用を避ける必要があるからです。propranololはまた，特定のタイプの呼吸症状（気道抵抗の増大，喘鳴など）を悪化させる恐れがあるので，喘息のある子どもへの使用は避けるべきでしょう。このほか，血糖値が危険なレベルまで下がったことを知らせる緊急警告の症状が隠されてしまうことがあるので，糖尿病がある子どもに対しても慎

重に使用する必要があります。継続して使用した場合の長期的な影響は何一つ明らかとなっていません。けれども，反跳現象として血圧が上昇するのを避けるため，用量は徐々に減らすことが推奨されています。

第 17 章

抗精神病薬

　抗精神病薬は，精神病を効果的に治療する唯一の薬剤ですが，著しい気分変動をはじめとする児童期の他の疾患に対しても，従来の治療薬で効果がなかった場合にごく一般的に使用されています。「メジャートランキライザー」または「神経遮断薬」とも呼ばれるこれらの薬剤は，これまでに数々の重要な副作用も引き起こしてきました。これらが，比較的重い疾患がある子どもや他の薬剤に反応を示さない子どもに対してのみ使用されるのはこのためです。ですから，親御さんとお子さんの担当医は，何のために抗精神病薬を用いるのか，そして，どれぐらいの期間にわたって処方を続ける予定なのかを明確に把握した場合にのみ，抗精神病薬を選択すべきでしょう。

　抗精神病薬は一般的に，トゥレット障害，著しい気分変動や気分のむら（気分易変性），ならびに重度の破壊的行動，自傷，攻撃的行動に対しては第二選択薬となります。一方，統合失調症や，うつ病または双極性障害（躁うつ病）の子どもにときとしてみられる，現実の知覚の歪みなどの精神病症状に対しては，第一選択の治療薬となります。新世代の抗精神病薬は，激しい，コントロール不能な気分の高揚（躁状態）を示す若年者の初期治療薬として，ますます使用されるようになっています。

　ある疾患に対する第二または第三選択薬として抗精神病薬を選んだ場合，認識しておくべき問題が1つあります。それは，頻繁に生じる併存症までは治療できない場合があるということです。たとえば，セレネー

ス(haloperidol)とオーラップ(pimozide)は，Strattera(atomoxetine)，カタプレス(clonidine)，および三環系抗うつ薬によって改善が得られなかったトゥレット障害に対して処方されます。両薬剤とも，チックを改善させるのには非常に有効ですが，トゥレット障害にしばしば併存する強迫性障害およびADHDに対しては，限られた効果しか示しません。

　いつ，どのようにして抗精神病薬を選択すべきかということについて，注意すべき点がもう1つあります。抗精神病薬は，知的障害や広汎性発達障害（自閉症および自閉症に関連した発達障害）などの発達障害がある子どもが示す焦燥，攻撃性，自傷行為などの症状を抑える目的で，従来から使用されてきました。しかしながら，従来からの慣例に常に従うべきとは限りません。この場合，まずはインデラル(propranolol)やカタプレス(clonidine)などといった副作用の比較的少ない薬剤から試してみる方が賢明です。もし，医師と相談の結果，抗精神病薬を試すべきとの結論に達したのなら，抗精神病薬同士の違いを理解しておきましょう。鎮静作用がより強い低力価の薬剤，たとえばウィンタミン／コントミン(chlorpromazine)，メレリル(thioridazine)，セロクエル(quetiapine)は，比較的興奮の激しい児童や青年にとって有益な場合があるのに対し，より高力価の薬剤，たとえばピーゼットシー／トリラホン(perphenazine)，Navane(thiothixene)，またはリスパダール(risperidone)は，活発な幻覚がある子どもに有効と考えられます。

　抗精神病薬はいずれも，その薬理学的プロフィールにおいて，また，精神病，行動の制御，ならびに他の精神疾患に対するその治療効果（つまり有効性）において，大なり小なり似ています。しかしながら，表19に示したように，効果の強さ（力価）と副作用（特に錐体外路症状と鎮静をもたらす）に関しては，大きく異なります。臨床的に使用されている，従来の主要な抗精神病薬グループには，以下のものがあります。すなわち，(1) ウィンタミン／コントミン(chlorpromazine)やメレリル(thioridazine)などといった，より効果の弱い，すなわち低力価の化合物（高用量を服用する必要があります），(2) Stelazine(trifluoperazine)，Navane(thiothixene)，ピーゼットシー／トリラホン(perphenazine)，

Loxitane（loxapine）などといった，中力価の化合物，および（3）セレネース（**haloperidol**），フルメジン（**fluphenazine**），およびオーラップ（**pimozide**）などといった，効果の強い，高力価の薬剤です。このほか，新しい抗精神病薬もあり，これには，Clozaril（**clozapine**），リスパダール（**risperidone**），ジプレキサ（**olanzapine**），セロクエル（**quetiapine**），Geodon（**ziprasidone**），エビリファイ（**aripiprazole**）などがあります。お子さんにいずれかの抗精神病薬が処方されることを承諾する前に，各薬剤についてできる限りの情報を得ておくことが重要です。

　メレリルをはじめとする従来型の抗精神病薬は，特定のドーパミン受容体（ドーパミン D_2 受容体）を遮断することにより効果を発揮するようです。これら薬剤の一部の副作用は，他の受容体までもが遮断されてしまうことによって生じています。他の受容体とは，ヒスタミン受容体（これにより，抗ヒスタミン薬を服用したときに特徴的にみられる口腔内乾燥と鎮静が生じます），およびコリン受容体（これにより，心拍数の増加と便秘が生じます）です。より新しい非定型抗精神病薬は，他の受容体に対してそれほど強い作用を示さず，異なるドーパミン受容体に作用します（41 ページを参照）。

表19. 抗精神病薬の規格と剤型

薬　剤		規格と剤型
一般名	商標名	
非定型（新規）		
ziprasidone	（米）Geodon	20, 40, 60, 80 mg：カプセル
aripiprazole	（米）Abilify	5, 10, 15, 20, 30 mg：錠剤
	（日）エビリファイ	3, 6 mg：錠剤；1％散剤
risperidone	（米）Risperdal	0.25, 0.5, 1, 2, 3 mg：錠剤
	（日）リスパダール	1, 2, 3 mg：錠剤；1％散剤；1 mg/ml：内用液
clozapine	（米）Clozaril	25, 50, 100 mg：錠剤
	（日）申請中	
olanzapine	（米）Zyprexa	2.5, 5, 7.5, 10, 15 mg：錠剤
	（日）ジプレキサ	2.5, 5, 10 mg：錠剤；1％散剤；ジプレキサザイディス錠 5, 10 mg：口腔内崩壊錠
quetiapine	（米）Seroquel	25, 100, 200 mg：錠剤
	（日）セロクエル	25, 100 mg：錠剤 50％散剤
perospirone	（日）ルーラン	4, 8 mg：錠剤
高力価型		
haloperidol	（米）Haldol	0.5, 1, 2, 5, 10, 20 mg：錠剤 2 mg/ml：懸濁剤
	（日）セレネース	0.75, 1, 1.5, 3 mg：錠剤 2 mg/ml：内用液 5 mg/ml：注射液
pimozide	（米）Orap	2 mg：錠剤
	（日）オーラップ	1, 3 mg：錠剤；1％散剤
fluphenazine	（米）Prolixin	1, 2.5, 5, 10 mg：錠剤 5 mg/ml：懸濁剤
	（日）フルメジン	0.25, 0.5, 1 mg：錠剤 0.2％散剤

表 19.（つづき）

薬　剤		規格と剤型
一般名	商標名	
中力価型		
trifluoperazine	（米）Stelazine	1, 2, 5, 10 mg：錠剤
perphenazine	（米）Trilafon	2, 4, 8, 16 mg：錠剤
	（日）ピーゼットシー／トリラホン	2, 4, 8 mg：錠剤；1%散剤；2 mg/ml：注射液
thiothixene	（米）Navane	1, 2, 5, 10, 20 mg：錠剤 5 mg/ml：懸濁剤
loxapine	（米）Loxitane	5, 10, 25, 50 mg：錠剤 5 mg/小さじ1杯：懸濁剤
低力価型		
molindone	（米）Moban	5, 10, 25, 50, 100 mg：錠剤 4 mg/小さじ1杯：懸濁剤
mesoridazine	（米）Serentil	10, 25, 50, 100 mg：錠剤 25 mg/小さじ1杯：懸濁剤
thioridazine	（米）Mellaril	10, 15, 25, 50, 100, 200 mg：錠剤 5, 20 mg/ml：懸濁剤
	（日）メレリル	10, 25, 50, 100 mg：錠剤 10%散剤
chlorpromazine	（米）Thorazine	10, 25, 50, 100, 200 mg：錠剤 10 mg/5ml：懸濁剤
	（日）ウィンタミン／コントミン	12.5, 25, 50, 100 mg：錠剤；10%散剤 5, 10 mg/ml：注射液

用　　量

　米国における抗精神病薬の通常の用量は，メレリル（thioridazine），Thorazine（chlorpromazine，日本ではウィンタミン／コントミン），セロクエル（quetiapine），または Clozaril（clozapine）など低力価型の薬剤の場合は1日25～300mg，トリラホン（perphenazine，日本ではピーゼットシー／トリラホン），Stelazine（trifluoperazine），またはジプレキサ（olanzapine）など中力価型の薬剤の場合は1日4～40mg，Haldol（haloperidol，日本ではセレネース），Prolixin（fluphenazine，日本ではフルメジン），リスパダール（risperidone）など高力価型の薬剤の場合は1日0.5～6mgです。抗精神病薬は比較的長時間血中に留まるので，1日2回以上服用する必要はありません。

　米国では大半の抗精神病薬は，錠剤またはカプセルとして入手できるようになっています。さらに，各グループの抗精神病薬のうち，少なくとも1種類は濃縮液剤として調剤されています（日本では haloperidol と risperidone の内用液があります）。Thorazine（chlorpromazine），Haldol（haloperidol），Prolixin（fluphenazine），および Geodon（ziprasidone）など，いくつかの化合物には注射剤（注射液・筋注用）もあります（日本では chlorpromazine，levomepromazine〔レボトミン／ヒルナミン〕，haloperidol，perphenazine の筋注製剤があります）。Haldol と Prolixin には油性懸濁剤もあります（haloperidol decanoate と fluphenazine decanoate，日本では haloperidol decanoate〔ハロマンス／ネオペリドール〕，fluphenazine decanoate〔フルデカシン〕，fluphenazine enanthate〔アナテンゾールデポー〕があります）。油性懸濁剤は注射用（筋注）で，作用は2週間から1カ月持続します。ジプレキサとリスパダールには口腔内崩壊錠もあり，薬を飲み込まずに口の中に隠し，後で吐き出してしまう子どもには非常に役に立つと考えられます（日本では olanzapine の口腔内崩壊錠〔ジプレキサザイディス錠〕が上市されています）。口腔内崩壊錠は，口の中で崩れてしまうので，頬の

内側に隠しておくことができないのです。

副作用

　抗精神病薬で一般的にみられる短期的で可逆的な副作用は，眠気，食欲増大，体重増加です。めまい，口腔内乾燥，鼻づまり，かすみ目など一部の副作用は，ウィンタミン／コントミン（chlorpromazine）をはじめとする低力価型の薬剤で多くみられます。セレネース（haloperidol），オーラップ（pimozide），エビリファイ（aripiprazole）などといった高力価型の薬剤は，さまざまな筋肉に影響を及ぼす一連の副作用をより頻繁に引き起こします（錐体外路性副作用）。これにより，筋肉が緊張あるいは攣縮したり（ジストニア），眼球が上転したり，じっとしていられず，座った状態でいることができなくなったりします（アカシジア）。いずれの抗精神病薬も，このほかにパーキンソン病に類似した可逆的な症状を引き起こす可能性があります。パーキンソン症状の特徴は，動作が全体的に遅くなること，振戦，筋緊張，および表情の乏しさです。

　抗精神病薬の短期的な副作用の多くは，人の目から見てもわかりますし，ときに子ども自身にとっても不快ですが，管理することが可能です。鎮静は，鎮静作用の比較的弱い抗精神病薬を使用することによって避けることができるほか（ウィンタミン／コントミン〔chlorpromazine〕，セロクエル，またはジプレキサの代わりにリスパダール，Geodon〔ziprasidone〕，またはエビリファイ〔aripiprazole〕を用いる），1日の用量をほぼすべて夕食時や就寝前など夜に服用させることで管理することができます。眠気を思考障害と混同してはいけません。眠気は通常，処方する用量とタイミングを調整すれば対処することができます。実際には，低用量を用いた場合，抗精神病薬が錯乱や欠陥症状を引き起こすことはほとんど，あるいはまったくありません。口腔内乾燥，便秘，かすみ目など一部の副作用は，中力価型または高力価型の化合物（ウィンタミン／コントミン〔chlorpromazine〕やメレリル〔thioridazine〕のかわりに Stelazine〔trifluoperazine〕，Navane〔thiothixene〕，セレネー

ス〔haloperidol〕，またはリスパダール）を選択することで最小限に抑えることができます。錐体外路性副作用はほとんどの場合，用量をできるだけゆっくりと増量するか，低力価型の，作用のより弱い薬剤（セレネース〔haloperidol〕やオーラップ〔pimozide〕ではなく Navane〔thiothixene〕や Stelazine〔trifluoperazine〕）を用いることで避けることができます。

　私どものクリニックでは，錐体外路性副作用の出現しやすさを考え，子どもたちに対するセレネース（haloperidol）やフルメジン（fluphenazine）の使用を避ける傾向があります。このような副作用は，不快ではありますが，ただちに危険なものではありません。お子さんが特定の抗精神病薬に良好な反応を示しているものの，錐体外路性副作用が出現しているという場合には，副作用に対して安全な一群の薬剤（抗パーキンソン薬）を追加することができます。錐体外路性副作用に有用な他の薬剤には，diphenhydramine などの抗ヒスタミン薬や Cogentin（benztropine）またはシンメトレル（amantadine）があります（日本では抗コリン性の抗パーキンソン薬であるアキネトン〔biperiden〕，アーテン〔trihexyphenidyl〕，フェノチアジン系の抗ヒスタミン薬であるピレチア／ヒベルナ〔promethazine〕がしばしば用いられます）。短期の使用であれば，症状をすぐに抑えたいときに diphenhydramine を用いることができますし，長期の使用であれば，benztropine や amantadine を日々服用することができます。お子さんが抗精神病薬を服用中に焦燥が出現し，じっと座っていられなくなったら，それが薬の副作用である可能性を考える必要があります。こうした副作用を解消するには，diphenhydramine，benztropine，amantadine，β遮断薬（インデラル〔propranolol〕など），およびベンゾジアゼピン系薬剤（リボトリール／ランドセン〔clonazepam〕）が有効と考えられます。

　抗精神病薬に対するもう1つの反応で，非常にまれではあるものの重大なのが，悪性症候群です。これは，重度の筋強剛，錯乱，発汗，発熱がみられ，血圧と脈拍が不安定になるという反応です。これらの症状に少しでも似た徴候がお子さんにみられた場合には，ただちに担当医に連

絡するか，救急外来を受診してください．悪性症候群が疑われた場合には，血液検査を行い，筋肉や腎臓に障害が生じていないか調べる必要があります．悪性症候群を治療するには，集中的な身体管理を行い，服薬をただちに中止する必要があります．

　抗精神病薬を長期間使用した場合には，児童および青年においても，成人と同様，しばしば不可逆的な症状として恐れられている，遅発性ジスキネジアと呼ばれる副作用が生じる可能性があります．遅発性ジスキネジアとは，子どもが自分では完全に止めることのできない一連の動きのことをいいます．多くの場合，口唇をうち鳴らしたり，舌を回したりすることから始まりますが，進行し，顔の他の筋肉にも影響が現れ，激しくまばたきをしたり，顔をしかめたりするようになることがあります．遅発性ジスキネジアが進むと，肩，体幹，そして四肢の筋攣縮や舞踏をしているような動きがみられるようになる場合があります．遅発性ジスキネジアが生じるリスクは，用量が多く，また，服用期間が長いほど高くなるようです．一般的に，抗精神病薬を1カ月処方されていた子どもの場合，リスクはごくわずかです．しかしながら，これら薬剤を服用中の子どもに対しては，筋肉の不随意運動が生じていないか監視を行うべきでしょう．

　遅発性ジスキネジアに対する治療法は，通常，抗精神病薬の服用を中止することですが，こうした対策を安易にとることはお勧めできません．服用を中止した場合，実際には遅発性ジスキネジアが一時的に悪化する可能性がある上，抗精神病薬が処方されるきっかけとなった行動面や思考面の問題は確実に再燃すると思われるからです．私の患者さんであるジルは，統合失調症のためにStelazine 5mgを服用していましたが，口唇をわずかにうち鳴らし始めたので，2週間にわたって服薬を中止しました．すると，遅発性ジスキネジアは激しくなり，ジルは顔をしかめるようになりました．しかめ顔と口唇鳴らしは，その後の続く2カ月の間に改善しましたが，抗精神病薬の服用をやめたことにより，予想通り，非常に支障の大きい症状である幻聴（10代のジルに対し，自分自身を傷つけるようにそそのかす声）が再燃しました．嬉しいことに，現在，彼

女はリスパダールを服用して落ち着いています。薬物療法が遅発性ジスキネジアを軽減するのに役立つ場合もあります。現在のところ，遅発性ジスキネジアに対する薬剤には，パーキンソン病を改善するために神経内科で成人に対して用いられている多くの薬剤（抗パーキンソン薬）があります。さらに，最近ではビタミンEが遅発性ジスキネジアを予防する可能性があるとして，関心を集めています。

　いかなる場合でも，遅発性ジスキネジアと，離脱症状による筋の不随意運動とを見分ける必要があります。離脱症状による不随意運動は，より頻繁に出現するもので，一般的には経過は良好です。抗精神病薬の服用を急激にやめることによって生じますが，特に治療をしなくとも，服薬をやめて数日間から数週間が経てば治まることが多くあります。知的障害や広汎性発達障害がある子どもにおいては，遅発性ジスキネジアと，頭を打ちつけたり体を前後に揺らしたりする，一般的にみられる常同行動とを見分ける必要があります。

（注）常同行動：頭を繰り返し打ちつけたり，体を前後に揺らしたりする反復的な運動

非定型抗精神病薬

　新しい世代の抗精神病薬—リスパダール（risperidone），セロクエル（quetiapine），ジプレキサ（olanzapine），Geodon（ziprasidone），エビリファイ（aripiprazole），および使用頻度は下がるものの，Clozaril（clozapine，日本では申請中）—は，第一選択薬としてますます用いられるようになっています（日本では，その他の非定型抗精神病薬としてルーラン〔perospirone〕が上市されています。また，blonanserinについて製造承認が申請されており，lurasidoneについて治験が実施されて

います)。その理由は，副作用がより少なく，精神病のあらゆる側面に改善をもたらすことです。これらの新しい抗精神病薬を使用すると，引きこもり，興味の喪失，両価性，感情の平板化などの症状に反応がみられます。従来の抗精神病薬と同様，ドーパミン系に作用しますが，ドーパミンとセロトニンの異なる受容体サブセットに影響を及ぼすと考えられています。非定型抗精神病薬は，精神病，著しい気分変動，および重症のチック障害であるトゥレット障害に対して使用されています。Clozaril（clozapine）は，依然として極めて有効な薬剤ですが，子どもの様子を厳重に監視する必要があるので，治療抵抗性の児童や青年に対してのみ用いられます。

　用量は，力価に応じて決定します。リスパダールは，非定型抗精神病薬のなかでは最も高力価です。このため，米国における通常の用量は1日0.5mgから1日3回2mgまでと少なめです。ジプレキサは中力価型とされており，児童および青年に対しては，一般的に1日5〜20mgを処方します。セロクエルとClozaril（clozapine）は低力価型で，用量は1日100〜600mgです。効果が完全に発揮されるまで，Clozarilの場合は特に，1週間から3カ月かかることがあります。エビリファイ（aripiprazole）とGeodon（ziprasidone）は，中力価型に分類されています。子どもに対する1日投与量は，Geodonの場合は40〜160mg，エビリファイの場合は5〜30mgです[注9]。

　リスパダール，ジプレキサ，およびセロクエルの副作用は，従来の抗精神病薬とほぼ同じですが，その発生率と，長期使用による遅発性ジスキネジアのリスクは，大幅に低いと考えられます。リスパダールでは，プロラクチン値の一時的な上昇が報告されています。この上昇がもたらす影響の重要性はわかっていませんが，データが示唆するところによると，治療開始の6カ月後には大幅に改善するようです。Clozaril（clozapine）では，血球の産生が危険なほど低下したり（無顆粒球症），重度のけいれん発作が出現したりすることがあるので，非常に注意深い監視が必要になります。現在，Clozaril（clozapine）を服用するには，週に1度の血液検査が必要です。まれに，担当医が心電図または眼の検査

（セロクエルに関してのみ）を指示することがあります。非定型抗精神病薬では体重が増加することがあるので，食生活に気を配ることが不可欠になります。極端な症例に対しては，Topamax（topiramate） 50mgを1日2回追加すると，体重を減量したり，体重増加を最小限に抑えたりするのに役立つことがあります（日本ではtopiramateは製造承認申請中の薬剤ですが，非定型抗精神病薬による体重増加に対する追加投与の有効性が海外で報告されている薬剤の中で，日本で上市されている薬剤として，アシノン〔nizatidine〕，メルビン〔metformin〕，シンメトレル〔amantadine〕が挙げられます〔ただし，いずれも適応外使用〕）。

児童期の精神疾患に対して使用されている最近のあらゆる薬剤が及ぼす長期的な影響のうち，恐らく最も厄介なのは，非定型抗精神病薬による副作用です。このことは，特にジプレキサ，そして比較的まれに，リスパダールについていえることです。その理由は主に，これら薬剤が体重の増加を引き起こし，代謝に影響を及ぼす可能性があることです（糖尿病と非定型抗精神病薬の長期使用との関連性について，懸念が残っています）。

セロクエルやGeodon（ziprasidone）にこうした問題があるかどうかは不明です。ごく最近開発された，非常に有効な抗精神病薬であるエビリファイ（aripiprazole）の場合，体重が増加せず，忍容性も良好ですが，慢性的に使用すると筋の収縮（ジストニア）が頻繁に生じると考えられ，また，遅発性ジスキネジア（身体のねじれ，筋の攣縮や収縮などの不可逆的な運動）のリスクを増大させる可能性があります（日本ではジプレキサとセロクエルについて緊急安全性情報が通達され，糖尿病の患者あるいは糖尿病の既往のある患者には投与しないこと，これらの薬剤を投与中は，血糖値の測定等の観察を十分に行うこと，患者およびその家族に対し，十分に説明することが添付文書に盛り込まれています。また，リスパダール，ルーラン，エビリファイについても，糖尿病又はその既往のある患者あるいは糖尿病の家族歴，高血糖，肥満等の糖尿病の危険因子を有する患者に慎重投与とする旨が添付文書に記載されています）。

抗精神病薬の使用

　重度の破壊的行動障害（disruptive behavior disorder），自傷行為，双極性障害がある児童および青年に対し，臨床医は数年前から非定型抗精神病薬を第一選択薬として使用する傾向にあります。

　子どもの場合，幻覚は気分障害と頻繁に併存します。こうしたケースでは，気分障害を特異的に治療する薬剤が欠かせません。ですから，双極性障害のためにリーマス（lithium）を処方し，なおかつ幻覚のためにリスパダールを処方することもめずらしくありません。思考過程に障害があり，同時に激しい焦燥や不安症状がみられるという子どもには，ワイパックス（lorazepam）やリボトリール／ランドセン（clonazepam）などの抗不安薬（ベンゾジアゼピン系薬剤）が有効と考えられますが，抗精神病薬も低用量使用することがあります。1種類の薬剤では効果がない場合や併存症のあるケースでは，2種類の薬剤が必要になることがあります。たとえば，リーマス，テグレトール，Depakote（divalproex sodium）などの気分安定薬と，リスパダール，セロクエル，エビリファイ（aripiprazole）などといった抗精神病薬を併用します。併存症のある子どもは，薬剤を1日に2～3回服用することになる場合があります。薬剤の量は，1日に8錠ほどにもなることがあります。

　複数の薬剤を併用するという方法は，お子さんにとっても，家族や医師にとっても愉快なものではないかもしれませんが，多くの場合，やむを得ません。12歳のジョンの場合，著しい気分変動，易刺激性，怒りの爆発などがみられ，他人に危害を加えるようにそそのかす声が最近聞こえ始めたほか，妄想も出現していました。ピーゼットシー／トリラホン（perphenazine）8mgを1日2回処方したところ，幻覚と妄想は著明に軽減したのですが，錐体外路性副作用が現れたためにCogentin（benztropine）が必要になりました。ジョンの気分は，テグレトール400mg 1日2回とNeurontin（gabapentin）300mg 1日2回の服用でようやく安定しました。ジョンは4種類の錠剤を10錠も処方されるこ

とになりましたが，この併用療法の忍容性は良好でした。翌年，薬剤を減らそうと試みたところ，気分の変動と幻覚が再燃してしまいました。

第 18 章

睡眠障害，夜尿，および
その他の問題に使用される薬剤

　情緒面ないしは行動上の問題のうちには入らないものの，精神疾患がある子どもにしばしばみられる問題に対して，種々の薬剤が使用されています。これらの薬剤は，さまざまな薬剤グループに属するもので，通常は複数の問題に適応があります。カタプレス（clonidine）もこうした薬剤の1つで，高血圧治療薬ではありますが，ADHDにも有効であり，鎮静作用を有するために入眠困難のある子どもにも有用です。レスタミンも同様で，アレルギー症状の緩和に用いられますが，睡眠補助薬としても使用することができます。

diphenhydramine

　レスタミン（diphenhydramine）は，季節性アレルギー，薬剤アレルギー，非特異的発疹，および痒みに対し，年齢を問わず一般的に使用されている抗ヒスタミン薬です。おそらく，どの家庭の薬箱にも少量のdiphenhydramineを常備しておくべきでしょう。diphenhydramineは，鎮静作用を有するので，衝動性の制御に問題がある子どもや，ときに入眠困難を示す子どもの状態を改善するのに非常に有用となることがあります（日本の大衆薬のドリエルもdiphenhydramineを成分とする睡眠改善薬です）。このほか，皮膚の発疹や筋攣縮などといった薬剤の副作用を治療する上でも有用な場合があります。

diphenhydramineは，児童および青年において非常に優れた治療成績を示しています．米国では，Benadrylという商品名でカプセル，錠剤，液剤（効果が速やかに発現することから最も好まれている剤型），および味を改善した小児用の製剤があります．Benadrylの効果が十二分に発揮されるためには，通常，年少の子どもで12.5mg（小さじに半分），年長の子どもで最高50mgが必要になります．効果は，通常30分以内に現れ，最高で8時間持続することがあります．主な副作用は短期的なもので，鎮静，朝の眠気（夜に服用した場合），錯乱（高用量を服用した場合），および口腔内乾燥があります．子どもの場合，diphenhydramineの鎮静作用に対して急速に耐性ができてしまうので，長期の使用はおそらく避けた方がいいでしょう．

melatonin

melatoninは，ヒトの睡眠周期に関係した天然のホルモンで，睡眠障害の治療にも使用されています．脳内のmelatonin濃度は，夜，ほとんどの人が眠っている間に自然と上昇し，日中は逆に低下します．このため，睡眠の時間に合わせてこの天然の化合物を摂り入れれば，より自然な睡眠が得られると考えられています．

一部の親御さんたち，ならびに1件の試験からの報告によると，melatoninは，睡眠障害（通常は入眠困難）のある子どもたちをリラックスさせ，自然な眠りをもたらす上で役に立つようです．児童を対象とした比較対照試験では，melatoninのカプセル5mgの就寝前服用が有効かつ安全であると示唆されています．melatoninは，精神疾患ならびに薬剤（刺激薬など）に関連した睡眠障害に有効と考えられます．児童における副作用について詳しい研究は行われていませんが，朝の鎮静と夢の内容の変化がみられるようです．成人に使用される一部の睡眠薬と異なり，melatoninは，その化学的性質ゆえに，嗜癖をもたらす危険がさほどないようです．melatoninと向精神薬との間に重大な相互作用が起こったという報告はありません．

desmopressin（抗利尿ホルモン）

　身体疾患が原因ではないおねしょ，すなわち夜尿症のある子どもは，通常，薬物療法以外の治療法でも改善を示します。ですから，こうした治療法，すなわち行動修正療法や精神療法などを最初に検討すべきでしょう。しかしながら，5年前から，抗利尿ホルモンと呼ばれる天然のホルモンの合成剤が夜尿に対してますます使用されるようになっています。desmopressin（ddAVP）と呼ばれるこの薬剤は，スプレー式点鼻薬としても錠剤としても販売されていますが，かなり高価です（日本でもデモプレシン点鼻液，デモプレシン・スプレーが上市されています）。
　desmopressinは，一般的に7〜10時間にわたって尿の産生を安全かつ効果的に抑制します。子どもが友達の家に泊りに行きたがったり，泊りがけのサマーキャンプに参加したがったりしたときなどに有用となります。1日用量として，就寝前，各鼻腔に1〜2回噴霧します（1回あたり10mg）。ddAVPは，長期間使用しても安全であることが証明されていますが，夜尿は年齢とともに解決するのが一般的なので，服用をいつまでも続けるべきではないでしょう。副作用はごくわずかで，具体的には鼻腔内のうっ血や局所的刺激などがあり，これらはより一般的なスプレー式点鼻薬についても報告されています。

naltrexone

　naltrexone（Trexane / ReVia）は，全く異なる2つの症状に有効なようです。すなわち，(1) 自傷または頭を打ちつけるなどの自虐行為，および (2) 青年および成人におけるアルコールの過剰摂取，です。naltrexoneは，エンドルフィン系と呼ばれる脳内のオピオイド系（天然オピオイド）の作用を阻害することにより，効果を発揮するようです。naltrexoneは，脳内のオピオイド系（すなわち天然の鎮痛物質）を部分的に阻害する，高力価の長時間作用性薬剤なのです。広汎性発達障害が

ある子ども，および自虐行為のみられる子どもの場合，naltrexone の 1 日用量は 25 ～ 150mg です。アルコールの摂取量を減らすことが目的の場合にも，これとほぼ同等の用量が必要になると考えられます。ただし，本書を執筆している現時点で，青年を対象とした正式な研究は行われていません。重大な副作用は比較的ありませんが，成人において，肝障害をが生じるとの報告がまれに寄せられています。ただ，こうした成人の大多数は，一般的にアルコール依存症のために，すでに肝障害がありました。

付　録

児童期の情緒面および行動上の問題に対して使用される代表的な薬剤の規格と剤型

薬剤		規格と剤型
一般名	商標名	
刺激薬		
methylphenidate	（米）Ritalin	5, 10, 20 mg：錠剤
	（日）リタリン	10 mg：錠剤；1％散剤
	（米）Ritalin LA*	20, 30, 40 mg：カプセル
	（米）Methylin	2.5, 5, 10 mg：錠剤
	（米）Focalin	2.5, 5, 10 mg：錠剤
	（米）Concerta*（日本では申請準備中）	18, 27, 36, 54 mg：カプセル
	（米）Metadate CD*	10, 20, 30 mg：カプセル
アンフェタミン系薬剤	（米）Adderall	5, 10, 20, 30 mg：錠剤
	（米）Adderall XR*	5, 10, 15, 20, 25, 30 mg：カプセル
dextroamphetamine	（米）Dexedrine	5, 10 mg：錠剤
		5, 10, 15 mg：スパンスル型カプセル
pemoline	（米）Cylert（製造中止）	18.75, 37.5, 75 mg：錠剤
	（日）ベタナミン	10, 25, 50 mg：錠剤
非刺激薬（ノルアドレナリン作動性）		
atomoxetine	（米）Strattera	10, 18, 25, 40, 60 mg：カプセル
	（日）治験中	

* 持続放出性製剤（作用持続時間：8〜12時間）

薬剤		規格と剤型
一般名	商標名	
高血圧治療薬		
clonidine	(米)Catapres	0.1, 0.2, 0.3 mg：錠剤
		1, 2, 3：皮膚パッチ
	(日)カタプレス	0.075, 0.15 mg：錠剤
guanfacine	(米)Tenex	1 mg：錠剤
	(日)エスタリック	0.5 mg：錠剤
propranolol	(米)Inderal	10, 20, 40, 60, 80 mg：錠剤
		20, 60, 120 mg：徐放性錠剤
	(日)インデラル	10, 20 mg：錠剤
		60 mg：徐放性カプセル
nadolol	(米)Corgard	20, 40, 80, 120, 160 mg：錠剤
	(日)ナディック	30, 60 mg：錠剤
抗うつ薬（選択的セロトニン再取り込み阻害薬）		
fluoxetine	(米)Prozac	10, 20, 60 mg：カプセル
		20 mg/小さじ1杯：懸濁剤
sertraline	(米)Zoloft	50, 100 mg：錠剤
		20 mg/cc：懸濁剤
	(日)申請中	
fluvoxamine	(米)Luvox	50, 100 mg：錠剤
	(日)ルボックス／デプロメール	25, 50 mg：錠剤
paroxetine	(米)Paxil	10, 20, 30, 40 mg：錠剤
		20 mg/5cc：懸濁剤
	(日)パキシル	10, 20 mg：錠剤

薬剤		
一般名	商標名	規格と剤型
citalopram	（米）Celexa	20, 40mg：錠剤
escitalopram	（米）Lexapro （日）治験中	10, 20mg：錠剤

抗うつ薬（三環系抗うつ薬）

一般名	商標名	規格と剤型
desipramine	（米）Norpramin / Pertofrane	10, 25, 50, 75, 100, 150 mg：錠剤
nortriptyline	（米）Pamelor	10, 25, 50 mg：カプセル 10 mg/小さじ1杯：経口懸濁剤
	（日）ノリトレン	10, 25 mg：錠剤
imipramine	（米）Tofranil	10, 25, 50, 75, 100, 150 mg：錠剤およびカプセル
	（日）トフラニール	10, 25 mg：錠剤
amitriptyline	（米）Elavil	10, 25, 50, 75, 100, 150 mg：錠剤
	（日）トリプタノール	10, 25 mg：錠剤
protriptyline	（米）Vivactyl	5, 10 mg：錠剤
maprotiline	（米）Ludiomil （日）ルジオミール	25, 50, 75 mg：錠剤 10, 25, 50 mg：錠剤
clomipramine	（米）Anafranil （日）アナフラニール	25, 50, 100 mg：錠剤 10, 25 mg：錠剤 25 mg/2ml：注射液

薬　剤		
一般名	商標名	規格と剤型
抗うつ薬（非定型）		
venlafaxine	（米）Effexor （日）治験中	25, 37.5, 50, 75 mg：錠剤 37.5, 75, 150 mg：持続放出性錠剤
milnacipran	（仏）iXel （日）トレドミン	25, 50 mg：カプセル 15, 25 mg：錠剤
duloxetine	（米）Cymbalta （日）治験中	20, 30, 60 mg：カプセル
sibutramine	（米）Meridia （日）治験中	5, 10, 15 mg：カプセル
trazodone	（米）Desyrel （日）デジレル／レスリン	50, 100, 150, 300 mg：錠剤 25, 50 mg：錠剤
nefazodone	（米）Serzone	50, 100, 150, 200, 250mg：錠剤
bupropion	（米）Wellbutrin （日）治験中	75, 100 mg：錠剤 100, 150, 200 mg：徐放性錠剤 150, 300 mg：持続放出性錠剤
mirtazapine	（米）Remeron （日）治験中	15, 30 mg：錠剤
doxepin	（米）Sinequan	10, 25, 50, 75, 100, 150 mg：カプセル 10 mg/cc：液剤

薬　剤		
一般名	商標名	規格と剤型
モノアミン酸化酵素阻害薬		
phenelzine	（米）Nardil	15 mg：錠剤
tranylcypromine	（米）Parnate	10 mg：錠剤
moclobemide	（米）Aurorix/Manerix （日）治験中	150, 300 mg：錠剤
抗精神病薬（非定型）		
risperidone	（米）Risperdal	0.25, 0.5, 1, 2, 3 mg：錠剤
	（日）リスパダール	1, 2, 3 mg：錠剤；1%散剤；1 mg/ml：内用液
olanzapine	（米）Zyprexa （日）ジプレキサ	2.5, 5, 7.5, 10, 15 mg：錠剤 2.5, 5, 10 mg：錠剤；1%散剤；ジプレキサザイディス錠5, 10 mg：口腔内崩壊錠
quetiapine	（米）Seroquel （日）セロクエル	25, 100, 200 mg：錠剤 25, 100 mg：錠剤 50%散剤
perospirone	（日）ルーラン	4, 8 mg：錠剤
aripiprazole	（米）Abilify （日）エビリファイ	5, 10, 15, 20, 30 mg：錠剤 3, 6 mg：錠剤；1%散剤
ziprasidone	（米）Geodon	20, 40, 60, 80 mg：カプセル
clozapine	（米）Clozaril （日）申請中	25, 50, 100 mg：錠剤

薬　剤		
一般名	商標名	規格と剤型
抗精神病薬（高力価型）		
haloperidol	（米）Haldol	0.5，1，2，5，10，20 mg：錠剤
		2 mg/ml：懸濁剤
	（日）セレネース	0.75，1，1.5，3 mg：錠剤
		2 mg/ml：内用液
		5 mg/ml：注射液
pimozide	（米）Orap	2 mg：錠剤
	（日）オーラップ	1，3 mg：錠剤；1％散剤
fluphenazine	（米）Prolixin	1，2.5，5，10 mg：錠剤
		5 mg/ml：懸濁剤
	（日）フルメジン	0.25，0.5，1 mg：錠剤
		0.2％散剤
抗精神病薬（中力価型）		
trifluoperazine	（米）Stelazine	1，2，5，10 mg：錠剤
perphenazine	（米）Trilafon	2，4，8，16 mg：錠剤
	（日）ピーゼットシー／トリラホン	2，4，8 mg：錠剤；1％散剤；2 mg/ml：注射液
thiothixene	（米）Navane	1，2，5，10，20 mg：錠剤
		5 mg/ml：懸濁剤
loxapine	（米）Loxitane	5，10，25，50 mg：錠剤
		5 mg/小さじ1杯：懸濁剤

薬 剤		
一般名	商標名	規格と剤型
抗精神病薬（低力価型）		
molindone	（米）Moban	5, 10, 25, 50, 100 mg：錠剤 4 mg/小さじ1杯：懸濁剤
mesoridazine	（米）Serentil	10, 25, 50, 100 mg：錠剤 25 mg/小さじ1杯：懸濁剤
thioridazine	（米）Mellaril	10, 15, 25, 50, 100, 200 mg：錠剤 5, 20 mg/ml：懸濁剤
	（日）メレリル（製造中止）	10, 25, 50, 100 mg：錠剤 10%散剤
chlorpromazine	（米）Thorazine	10, 25, 50, 100, 200 mg：錠剤 10 mg/5ml：懸濁剤
	（日）ウィンタミン／コントミン	12.5, 25, 50, 100 mg：錠剤；10%散剤 5, 10 mg/ml：注射液
気分安定薬		
lithium carbonate	（米）Lithobid / Lithonate / Lithotabs / Eskalith / Cibalith	150, 300, 450 mg：錠剤 8 mEq/小さじ1杯：懸濁剤（＝300mg錠）
	（日）リーマス	100, 200 mg：錠剤

薬剤		
一般名	商標名	規格と剤型
carbamazepine	（米）Tegretol （米）Carbachol （日）テグレトール	100，200 mg：錠剤 100 mg/小さじ1杯：懸濁剤 100，200 mg：錠剤 50％散剤
oxcarbazepine	（米）Trileptal	150，300，600mg：錠剤
valproic acid	（米）Valproate / Depakote （米）Depakene Sprinkles （日）デパケン／ デパケンR	125，250，500 mg：錠剤およびカプセル 250 mg/小さじ1杯：懸濁剤 100，200 mg：錠剤 20％，40％散剤 5 mg/ml：シロップ剤
gabapentin	（米）Neurontin （日）申請中	100, 300, 400 mg：カプセル 400，600，800mg：錠剤
lamotrigine	（米）Lamictal （日）申請中	25, 100, 150, 200 mg：錠剤
topiramate	（米）Topamax （日）申請中	25，100，200mg：錠剤
tiagabine	（米）Gabitril	4，12，16，20 mg：錠剤

抗不安薬（マイナートランキライザー）
抗ヒスタミン薬

diphenhydramine	（米）Benadryl （日）レスタミン	25，50 mg：錠剤 25 mg/小さじ1杯：懸濁剤 10 mg：錠剤

薬　剤		
一般名	商標名	規格と剤型
hydroxyzine	（米）Vistaril / Atarax （日）アタラックス	25，50 mg：錠剤 2 mg/小さじ1杯：懸濁剤 10，20 mg：錠剤；25，50 mg：カプセル剤；10％散剤；0.5 mg/ml：シロップ剤
chlorpheniramine maleate	（米）Chlor-Trimeton （日）ポララミン	2，4，8 mg：錠剤 2，6 mg：錠剤；1％散剤 0.04％，0.2％：シロップ剤

ベンゾジアゼピン系薬剤（一部を列挙）

clonazepam	（米）Klonopin （日）リボトリール／ランドセン	0.5，1，2 mg：錠剤 0.5，1，2 mg：錠剤 0.1％，0.5％散剤
alprazolam	（米）Xanax （日）コンスタン／ソラナックス	0.25，0.5，1 mg：錠剤 0.4，0.8 mg：錠剤
triazolam	（米）Halcion （日）ハルシオン	0.5，1，2 mg：錠剤 0.125，0.25 mg：錠剤
lorazepam	（米）Ativan （日）ワイパックス	0.5，1 mg：錠剤 0.5，1 mg：錠剤
oxazepam	（米）Serax	15，30 mg：錠剤
diazepam	（米）Valium （日）セルシン	2，5，10 mg：錠剤 2，5，10 mg：錠剤；1％散剤 0.1％：シロップ剤 5，10 mg/管：注射液

薬剤		
一般名	商標名	規格と剤型
clorazepate	（米）Tranxene （日）メンドン	3.75, 7.5, 15 mg：カプセル 7.5 mg：カプセル
chlordiazepoxide	（米）Librium （日）バランス／ 　　　コントール	10, 25 mg：カプセル 5, 10 mg：錠剤 1%, 10%：散剤
oloxazolam	（日）セパゾン	1, 2 mg：錠剤；1%散剤
etizolam	（日）デパス	0.5, 1 mg：錠剤；1%細粒剤
ethyl loflazepate	（日）メイラックス	1, 2 mg：錠剤；1%細粒剤
clotiazepam	（日）リーゼ	5, 10 mg：錠剤；10%顆粒剤
bromazepam	（日）レキソタン	1, 2, 5 mg：錠剤；1%細粒剤
非定型		
buspirone	（米）Buspar	5, 10, 15 mg：錠剤
tandospirone	（日）セディール	5, 10 mg：錠剤
zolpidem	（米）Ambien （日）マイスリー	5, 10 mg：錠剤 5, 10 mg：錠剤
zaleplon	（米）Sonata	5, 10 mg：錠剤

服用記録の記入例

開始〜終了	薬　剤	1日用量	効　果	副作用	コメント
2002年11月 〜 2003年2月	リタリン	20mg（1日2回にわけて）	非常に良好	神経の高ぶり	学校での状態が良好
2003年2月 〜 2003年3月	Concerta	54mg	非常に良好	神経の高ぶり	学校での状態が良好
2003年2月 〜 2003年4月	Adderall XR	10〜20mg	非常に良好	神経の高ぶり 気分変動	学校での状態が良好
2003年4月 〜 2003年7月	Strattera	60mg	良好	倦怠感	行動と不注意が改善
2003年7月 〜	Strattera+ Concerta	60mg 54mg	極めて良好	なし	学校での状態と行動が良好 気分が改善

付録　397

服用記録

開始〜終了	薬剤	1日用量	効果	副作用	コメント

服用記録

開始〜終了	薬　剤	1日用量	効　果	副作用	コメント

訳　注

注1）〔33, 219, 288ページ〕メレリル（thioridazine）は，心電図異常をもたらす作用が他の抗精神病薬よりも強く，その作用は用量依存的であるが，臨床用量の範囲内でも認められること，厳格に統制された二重盲検試験に基づいて統合失調症に対する有用性が証明されていないこと，有用な非定型抗精神病薬が使用可能になっていることから，2004年7月にスウェーデンの医薬品行政当局（MPA）はメレリルを使用するリスクはベネフィットを上回らないと判断し，2005年以降のスウェーデン国内での販売継続を許可しないことを決定しました。この決定を受けてメレリルの世界的な発売中止が決定され，欧州連合（EU）各国では2005年6月末，日本でも2005年12月末をもってメレリルの製造が中止されています。

注2）〔38ページ〕Strattera（atomoxetine）の効果をADHDの児童を対象に調べた12試験および遺尿がある児童を対象に調べた1試験（あわせて約2200人）の臨床試験データを再検討した結果，Stratteraの投与を受けた児童のうち1人が自殺を試み，希死念慮が0.4%（プラセボ投与群0%）に出現したことから，2005年9月29日にFDAはStratteraを処方した児童・青年における希死念慮のリスク増加について医療関係者に警告を発しています。医療関係者と保護者は，Stratteraの服用開始直後，用量の増量または減量中には，病状の悪化のみならず，焦燥，易刺激性，希死念慮／自殺企図，および，行動の異常な変化が現れないか，綿密な監視を行う必要があると勧告されています。

注3）〔75ページ〕日本における薬剤の価格は，厚生労働省の定める薬価により規定されます。日本で最初に発売された先発品については，特許のある期間は開発メーカーが独占的に製造販売しますが，新薬の特許が切れると，他社も先発品と同等の製品〔後発品〕を発売することがで

き，これをジェネリック医薬品と呼びます。日本では欧米に比べるとジェネリック医薬品の普及が遅れていることが指摘されています。なお，日本では医療保険制度が充実しており，薬剤費を含めた医療費が医療保険の対象となっています。また，精神疾患により精神科，神経科もしくは心療内科などの医療機関に通院している場合には，通院医療費公費負担制度（精神保健福祉法第32条）の申請を行うと，自己負担額を5％に軽減することができます。しかし，2005年10月の障害者自立支援法の成立により，2006年4月1日の法施行後は，精神科通院医療，更正医療，育成医療が自立支援医療に一元化され，自己負担額が原則1割となります。自立支援法の適用には世帯の所得額による制限が加えられており，さらにそれぞれの所得に応じた医療保険の負担上限額まで医療費を負担する必要があります。詳細については，通院先の医療機関のソーシャルワーカー，お住まいの地域の精神保健福祉センターや保健所にお尋ね下さい。

注4）〔182, 283ページ〕2005年10月24日に米国食品医薬品局（FDA）は，pemolineにより肝不全の発現が報告されていること，米国では児童期のADHD治療にpemoline以外の複数の薬剤があることから，pemolineの総合的リスクがベネフィットを上回ると結論づけ，「医療専門家は児童期のADHDに対しpemolineによる治療から代替の治療に移行すべきである」との勧告を行いました。この勧告を受け，現在，米国，英国，カナダではpemolineの発売が中止されています。日本ではベタナミンが入手可能ですが，重篤な肝障害をおこす恐れがあるとする警告が添付文書に記載されています。

注5）〔199ページ〕日本では精神科病棟への入院は，精神保健福祉法という法律によって規定されています。お子さん自身が入院に同意している場合には「任意入院」という形態で入院できますが，お子さんが入院を拒否したり，病状のために入院に同意できる状態にないと判断された場合には，精神保健指定医による診察の上，保護者の同意のもと「医療保

護入院」という形態での入院になります。未成年者の医療保護入院にあたっては，親権を行うもの，つまり親の同意を得ることが必要になります。この際父親と母親の双方が親権を行っている場合には，両親の同意が必要になりますので注意して下さい。その他の入院形態として自傷他害のおそれがあると判断された場合の措置入院，暫定的な入院形態としての緊急措置入院や応急入院がありますが，これらの入院形態が児童期の入院に適用されることはまれです。詳細については主治医にお尋ね下さい。

注6）〔199ページ〕　日本では，精神科病棟に入院中の医療費は自己負担となりますが，医療保険が適用されます。また，自己負担額が一定の金額を超えた場合，その超過分が高額医療費として支給される「高額医療費制度」があります。ただし，措置入院の費用は精神保健福祉法第30条により，国と都道府県が負担します。医療費についての質問は，病院の医事課職員やソーシャルワーカーにお尋ね下さい。

注7）〔296ページ〕　日本では刺激薬のうちリタリン（methylphenidate）が最も多く処方されていますが，添付文書では，ナルコレプシー，抗うつ薬で効果の不十分な難治性うつ病，遷延性うつ病に対して抗うつ薬と併用することと記されており，ADHDは適応症に含まれていません。また，小児等への投与については，6歳未満の幼児には原則禁止となっています。日本では，methylphenidateは，麻薬及び向精神薬取締法の第一種向精神薬に指定されており，医師の処方箋がないと入手することはできません。現在，methylphenidateの持続放出性製剤であるConcertaが製造承認申請中であり，非刺激薬であるStrattera（atomoxetine）の臨床治験が実施されています。

注8）〔327ページ〕7〜18歳の児童を対象としたparoxetineの臨床試験のデータを再検討したところ，paroxetineを投与された児童では自殺企図または自殺念慮に関連する可能性のある事象（自殺関連事象）の

発現率が高かったことから，2003年6月に英国医薬品医療機器庁（Medicines and Healthcare products Regulatory Agency：MHRA）は，大うつ病性障害がある18歳未満の児童に対するparoxetineの投与を禁忌とする勧告を発表しました。さらに，英国医薬品安全性委員会（Committee on Safety of Medeicines：CSM）により，paroxetine以外のSSRIおよびSNRIについても検討がなされ，2003年12月にfluoxetineを除くSSRI（sertraline，citalopram，およびescitalopram）とSNRIのvenlafaxine，について18歳未満の大うつ病性障害患者への投与を禁忌とする旨の勧告がなされました。

　日本の厚生労働省は，英国のこのような動向を受け，2003年8月に18歳未満の大うつ病性障害患者に対するパキシル（paroxetine）の投与を禁忌としましたが，ルボックス／デプロメール（fluvoxamine）とトレドミン（milnacipran）については「18歳未満の患者に投与する際は，リスクとベネフィットを考慮すること」との追記を指示するにとどめました。

　欧州医薬品審査庁（European Agency for the Evaluation of Medicinal Products：EMEA）の指示を受けた医薬品委員会がparoxetineの安全性について詳細に検討したところ，18歳未満の患者についてもparoxetineの投与を受けた患者が享受するベネフィットは，投与によるリスクを上回るが，paroxetineと自殺行動および敵意の危険性の増加との関連性が見出されたことから，児童および青年に対してはparoxetineを使用すべきではないとの「特別な注意喚起」を勧告しましたが，禁忌とはしませんでした。さらに，paroxetine以外のSSRIとSNRIについても検討を加え，すべてのSSRIおよびSNRIを服用している児童青年期患者において，自殺企図および自殺念慮を含む自殺関連行動，自傷，敵意，情動不安定が増加する兆候があると指摘しています。このような経過を受け，英国医薬品医療機器庁（MHRA）は，2005年4月にparoxetineを投与禁忌から警告に引き下げるという発表を行っています。

　米国のFDAは，2003年6月の時点では，18歳未満の大うつ病性障害患者に対してparoxetineを投与しないよう勧告しました。さらにそ

れ以外の新しい抗うつ薬（citalopram, fluoxetine, fluvoxamine, mirtazapine, nefazodone, sertraline, venlafaxine）についても検討を加え，2003年10月にこれらの薬剤と自殺念慮および自殺行動の間に明らかな関連性を認めるデータはないが，これら薬剤において自殺念慮および自殺行動の増加の危険性を除外することはできないとして，これら抗うつ薬を投与する際には十分に注意するように注意喚起を行っています。

　2004年2月に開催されたFDAの諮問委員会では，児童青年期患者における新しい抗うつ薬の投与と自殺関連事象との関連性について結論は導かれず，さらに，コロンビア大学の協力のもと臨床試験で「自殺関連事象」として集計された事象を再分類して検討が行われました。その結果，児童期の患者において自殺関連事象のリスクが増加するという知見は，比較臨床試験が行われたすべての薬剤（Prozac, Zoloft, Remeron, Paxil, Effexor, Celexa, Wellbutrin, Luvox, Serzone）に適用されること，現在得られているデータからは，ある特定の薬剤のみ自殺関連事象のリスクの増大がないとする根拠はないことから，児童で比較臨床試験が行われていない薬剤も含めてすべての薬剤に警告が適用されること，すべての抗うつ薬において児童における自殺関連のリスクの増加について添付文書に記載して注意喚起すること，抗うつ薬による治療の機会は，その恩恵を受ける患者にとって重要であるため，抗うつ薬の使用を禁忌としないことが発表されています。

　海外における動向を総括すると，現在ではparoxetineにとどまらず，すべてのSSRIとSNRI，さらに三環系抗うつ薬を含めたすべての抗うつ薬について自殺関連事象が増加する可能性があり，これらの薬剤の投与にあたってはリスクとベネフィットのバランスを考慮して投与すること，投与後には注意深い観察が必要であることが指摘されています。

　日本では，このような海外の動向と日本児童青年精神医学会からの要望などを受けて，2005年11月22日に医薬品総合機構安全部による抗うつ薬小児禁忌に関する検討会が開催され，精神科専門委員を含めた議論がなされ「パキシルの禁忌を外し，SSRIおよびSNRIについて使用上

の注意に同様な注意喚起を盛り込む」ことが提議されました。この提議を受け，2005年12月22日の医薬品機構副作用検討会に諮られた後，2006年1月27日の厚生労働省の薬事・食品衛生審議会医薬品等安全対策部会安全対策調査会で検討が行われ，18歳未満の大うつ病性障害がある患者に対するparoxetineの投与禁忌を警告に引き下げ，「海外で実施した7〜18歳の大うつ病性障害患者を対象としたプラセボ対照試験において有効性が確認できなかったとの報告，また，自殺に関するリスクが増加するとの報告もあるので，本剤を18歳未満の大うつ病性障害患者に投与する際には適応を慎重に検討すること」との注意喚起を行うことが決定されました。さらに今後，18歳未満の大うつ病性障害患者における安全性・有効性に関するプロスペクティブ調査を実施することが望ましいとされています。一方，paroxetine，fluvoxamine，milnacipranのすべてに共通して，使用上の注意に「抗うつ剤の投与により，18歳未満の患者で，自殺念慮，自殺企図のリスクが増加するとの報告があるため，抗うつ剤の投与にあたっては，リスクとベネフィットを考慮すること」との注意が喚起され，さらに，「自殺遠慮又は自殺企図の既往のある患者，自殺念慮のある患者」を慎重投与とし，投与開始ならびに投与量を変更する際には患者の状態及び病態の変化を注意深く観察すること，自殺目的での過量服用を防ぐため，自殺傾向が認められる患者に処方する場合には，1回分の処方日数を最小限にとどめること，家族等に自殺念慮や自殺企図のリスク等について十分説明を行い，医師と緊密に連絡を取り合うように指導することとの基本的注意が添付文書の記載に盛り込まれました。

注9）〔379ページ〕日本ではリスパダール〔risperidone〕，ジプレキサ〔olanzapine〕，セロクエル〔quetiapine〕，ルーラン〔perospirone〕，エビリファイ〔aripiprazole〕が上市されており，それぞれの成人における投与量は2〜6mg/日（12mg/日をこえない），10mg/日（20mg/日をこえない），150〜600mg/日（750mg/日をこえない），12〜48mg/日（48mg/日をこえない），6〜24mg/日（30mg/日をこえない）となっています。

参考文献

GENERAL

Baldessarini, R. J. (1996). *Chemotherapy in Psychiatry.* Harvard University Press, Cambridge, MA.
Green, W. H. (1991). *Child and Adolescent Clinical Psychopharmacology.* Williams & Wilkins, Baltimore.
Greene, R. W. (1998). *The Explosive Child: A New Approach for Understanding and Parenting Easily Frustrated, "Chronically Inflexible" Children.* HarperCollins, New York.
Koplewicz, H. (1996). *It's Nobody's Fault.* Times Books, New York.
Martin A., Scahhill, L., Charney, D., & Leckman, J. (2003). *Pediatric Psychopharmacology,* Oxford University Press, New York.
Plizka, S. R. (2003). *Neuroscience for the Mental Health Clinician.* Guilford Press, New York.
Popper, C. (1987). *Psychiatric Pharmacosciences of Children and Adolescents.* American Psychiatric Press, Washington, DC.
Ratey, J. J. (1991). *Mental Retardation: Developing Pharmacotherapies (Progress in Psychiatry,* Vol. 32). American Psychiatric Press, Washington, DC.
Riddle, M., ed. (1995). *Pediatric Psychopharmacology (Child and Adolescent Clinics of North America,* Vols. 1 & 2). Saunders, Philadelphia.
Roberts, R., Attkisson, C., & Rosenblatt, A. (1998). Prevalence of psychopathology among children and adolescents. *American Journal of Psychiatry, 155,* 715–725.
Rosenberg, D. R., Hottum, J., & Gershon, S. (1994). *Pharmacotherapy for Child and Adolescent Psychiatric Disorders.* Brunner/Mazel, New York.
Rutter, M., & Rutter, M. (1993). *Developing Minds.* HarperCollins, New York.
Rutter M., Taylor, E., & Hersov, L. (1994). *Child and Adolescent Psychiatry: Modern Approaches.* Plenum, New York.
Stahl, S. M. (2000). *Essential Psychopharmacology: Neuroscientific Basis and Practical Applications.* Cambridge University Press, Cambridge, England.

Swedo, S., & Leonard, H. (1996). *It's Not All in Your Head.* HarperCollins, San Francisco.
Weiner, J., ed. (2004). *Textbook of Child and Adolescent Psychiatry* (3rd ed.). American Psychiatric Press, Washington, DC.
Wilens, T., Spencer, T., Biederman, J., & Linehan, C. (1996). Child and adolescent psychopharmacology. In R. Michels, ed., *Psychiatry* (pp. 1–26). Lippincott, Washington, DC.

ANXIETY DISORDERS

Barlow, D. (2002). *Anxiety and Its Disorders* (2nd ed.). Guilford Press, New York.
Beck, A. (1990). *Anxiety Disorders and Phobias: A Cognitive Perspective* (rep. ed.). Basic Books, New York.
Bernstein, G., Borchardt, C., & Perwein, A. (1996). Anxiety disorders in children and adolescents: A review of the past 10 years. *Journal of the American Academy of Child and Adolescent Psychiatry, 35*, 1110–1119.
Birmaher, B., Waterman, G. S., Ryan, N., Cully, M., Balach, L., Ingram, J., & Brodsky, M. (1994). Fluoxetine for childhood anxiety disorders. *Journal of the American Academy of Child and Adolescent Psychiatry, 33,* 993–999.
Clark, D. B., Smith, M. G., Neighbors, B. D., Skerlec, L. M., & Randall, J. (1994). Anxiety disorders in adolescence: Characteristics, prevalence, and comorbidities. *Clinical Psychology Review, 14*(2), 113–137.
Davidson, J. (2003). *The Anxiety Book: Developing Strength in the Face of Fear.* Riverhead Books, New York.
Klein, R. G., & Last, C. G. (1989). Anxiety disorders in children. In A. Kazdin, ed., *Developmental Clinical Psychology and Psychiatry* (Vol. 20). Sage, Newbury Park, CA.
Last, C. G., Perrin, S., Hersen, M., & Kazdin, A. E. (1996). A prospective study of childhood anxiety disorders. *Journal of the American Academy of Child and Adolescent Psychiatry, 35*(11), 1502–1510.
Pine, D. S. (2002). Treating children and adolescents with selective serotonin reuptake inhibitors: How long is appropriate? *Journal of Child and Adolescent Psychopharmacology, 12,*(3), 189–203.
Pine, D. S., & Grun, J. (1999). Childhood anxiety: Integrating developmental psychopathology and affective neuroscience. *Journal of Child and Adolescent Psychopharmacology, 9*(1), 1–12.
Swedo, S. E., Fleeter, J. D., Richter, D. M., Hoffman, C. L., Allen, A. J., Hamburger, S. D., Turner, E. H., Yamada, E. M., & Rosenthal, N. E. (1995). Rates of seasonal affective disorder in children and adolescents. *American Journal of Psychiatry, 152,* 1016–1019.
Bernstein, G. A., Borchardt, C. M., Perwien, A. R., Crosby, R. D., Kushner, M. G., Thuras, P. D., & Last, C. G. (2000). Imipramine plus cognitive-behavioral

therapy in the treatment of school refusal. *Journal of the American Academy of Child and Adolescent Psychiatry, 39*(3), 276–283.

Walkup, J., Labellarte, M. J., Riddle, M., Pine, D. S., Greenhill, L., Klein, R., Davies, M., Sweeney, M., Abikoff, H., Hack, S., Klee, B., McCracken, J. T., Bergman, L., Piacentini, J., March, J., Compton, S., Robinson, J., O'Hara, T., Baker, S., Vitiello, B., Ritz, L., Roper, M., & The Research Unit on Pediatric Psychopharmacology Anxiety Study Group. (2001). Fluvoxamine for the treatment of anxiety disorders in children and adolescents. The Research Unit on Pediatric Psychopharmacology Anxiety Study Group. *New England Journal of Medicine, 344*(17), 1279–1285.

ATTENTION–DEFICIT/HYPERACTIVITY DISORDER

Barkley, R. A. (1997). *ADHD and the Nature of Self-Control.* Guilford Press, New York.

Barkley, R. A. (1998). *Attention-Deficit Hyperactivity Disorder: A Handbook for Diagnosis and Treatment* (2nd ed.). Guilford Press, New York.

Barkley, R. A., Edwards, G., Laneri, M., Fletcher, K., & Metevia, L. (2001). Executive functioning, temporal discounting, and sense of time in adolescents with attention deficit hyperactivity disorder (ADHD) and oppositional defiant disorder (ODD). *Journal of Abnormal Child Psychology, 29*(6), 541–555.

Barkley, R. A., Murphy, K. R., Dupaul, G. I., & Bush, T. (2002). Driving in young adults with attention deficit hyperactivity disorder: knowledge, performance, adverse outcomes, and the role of executive functioning. *Journal of the International Neuropsychology Society, 8*(5), 655–672.

Biederman, J., Faraone, S. V., & Mick, E. (2000). Age dependent decline of ADHD symptoms revisited: Impact of remission definition and symptom subtype. *American Journal of Psychiatry, 157,* 816–817.

Biederman, J., & Spencer, T. (1999). Attention deficit hyperactivity disorder (ADHD) as a noradrenergic disorder. *Biological Psychiatry, 46*(9), 1234–1242.

Biederman, J., Baldessarini, R. J., Wright, V., Knee, D., & Harmatz, J. S. (1989). A double-blind placebo controlled study of despramine in the treatment of ADD: I. Efficacy. *Journal of the American Academy of Child and Adolescent Psychiatry, 28,* 777–784.

Biederman, J., Newcorn, J., & Sprich, S. (1991). Comorbidity of attention deficit hyperactivity disorder with conduct, depressive, anxiety, and other disorders. *American Journal of Psychiatry, 148,* 564–577.

Brown, T. (1999). *Subtypes of Attention Deficit Disorders in Children, Adolescents, and Adults.* American Psychiatric Press, Washington, DC.

Conners, C., & Jett, J. (1999). *Attention Deficit Hyperactivity Disorder (in Adults and Children): The Latest Assessment and Treatment Strategies.* Compact Clinicals, Salt Lake City.

Connor, D. (1993). Beta-blockers for aggression: The pediatric experience. *Journal of Child and Adolescent Psychopharmacology, 3,* 99–114.

Goldman, L., Genel, M., Bezman, R., & Slanetz, P. (1998). Diagnosis and treatment of attention-deficit/hyperactivity disorder in children and adolescents. *Journal of the American Medical Association, 279,* 1100–1107.

Greenhill, L. L., & Osman, B. B. (1991). *Ritalin: Theory and Patient Management.* Mary Ann Liebert, New York.

Greenhill, L., & Osman, B., eds. (1999). *Ritalin: Theory and Practice.* Mary Ann Liebert, New York.

Greenhill, L. L., Pliszka, S., Dulcan, M. K., Bernet, W., Arnold, V., Beitchman, J., Benson, R. S., Bukstein, O., Kinlan, J., McClellan, J., Rue, D., Shaw, J. A., & Stock, S. (2002). Practice parameter for the use of stimulant medications in the treatment of children, adolescents, and adults. *Journal of the American Academy of Child and Adolescent Psychiatry, 41*(2; Suppl.), 26S–49S.

Hunt, R. D., Arnsten, A. F., & Asbell, M. D. (1995). An open trial of guanfacine in the treatment of attention deficit hyperactivity disorder. *Journal of the American Academy of Child and Adolescent Psychiatry, 34,* 50–54.

Hunt, R. D., Minderaa, R. B., & Cohen, D. J (1985). Clonidine benefits children with attention deficit disorder and hyperactivity: Report of a double-blind placebo-crossover therapeutic trial. *Journal of the American Academy of Child and Adolescent Psychiatry, 24,* 617–629.

Kolberg J., & Nadeau, K. (2002). *ADD-Friendly Ways to Organize Your Life.* Brunner-Routledge, New York.

Mannuzza, S., Klein, R. G., Bessler, A., Malloy, P., & LaPadula, M. (1993). Adult outcome of hyperactive boys: Educational achievement, occupational rank, and psychiatric status. *Archives of General Psychiatry, 50,* 565–576.

Mannuzza, S., Klein, R. G., Bonagura, N., Malloy, P., Giampino, T. L., & Addalli, K. A. (1991). Hyperactive boys almost grown up: V. Replication of psychiatric status. *Archives of General Psychiatry, 48,* 77–83.

MTA Cooperative Group. (1999). A 14-month randomized clinical trial of treatment strategies for attention-deficit/hyperactivity disorder. *Archives of General Psychiatry, 56,* 1073–1086.

Pelham, W. E., Greenslade, K. E., Vodde-Hamilton, M., Murphy, D. A., Greenstein, J. J., Gnagy, E. M., Guthrie, K. J., Hoover, M. D., & Dahl, R. E. (1990). Relative efficacy of long-acting stimulants on children with attention deficit-hyperactivity disorder: A comparison of standard methylphenidate, sustained-release methylphenidate, sustained-release dextroamphetamine, and pemoline. *Pediatrics, 86,* 226–237.

Safer, D. J., & Zito, J. M. (1996). Increased methylphenidate usage for ADHD. *Pediatrics, 98,* 1084–1088.

Safer, D., & Zito, J. (1999). Pharmacoepidemiology of methylphenidate and other stimulants for the treatment of ADHD. In L. Greenhill & B. Osman, eds., *Ritalin: Theory and Practice* (pp. 7–26). Mary Ann Liebert, New York.

Safer, D. J., & Allen, R. P. (1989). Absence of tolerance to the behavioral effects of methylphenidate in hyperactive and inattentive children. *Journal of Pediatrics, 115*(6), 1003–1008.

Spencer, T. J., Biederman, J., Wilens, T. E., Harding, M., O'Donnell, D., & Griffin, S. (1996). Pharmacotherapy of ADHD across the lifecycle: A literature review. *Journal of the American Academy of Child and Adolescent Psychiatry, 35,* 409–432.

Spencer, T., Biederman, J., Harding, M., O'Donnell, D., Faraone, S., & Wilens, T. (1996). Growth deficits in ADHD children revisited: Evidence for disorder-associated growth delays? *Journal of the American Academy of Child and Adolescent Psychiatry, 35,* 1460–1469.

Spencer, T., Biederman, J., & Wilens, T. (1998). Pharmacotherapy of attention-deficit/hyperactivity disorder: A life span perspective. In L. Dickstein, M. Riba, & J. Oldham, eds., *Review of Psychiatry* (Vol. IV, pp. 87–127). American Psychiatric Press, Washington, DC.

Spencer, T. J., Biederman, J., Faraone, S., Mick, E., Coffey, B., Geller, D., Kagan, J., Bearman, S. K., & Wilens, T. (2001). Impact of tic disorders on ADHD outcome across the life cycle: Findings from a large group of adults with and without ADHD. *American Journal of Psychiatry, 158*(4), 611–617.

Swanson, J. M., McBurnett, K., Christian, D. L., & Wigal, T. (1995). Stimulant medications and the treatment of children with ADHD. *Advances in Clinical Child Psychology, 17,* 265–322.

Swanson, J., Gupta, S., Guinta, D., Flynn, D., Agler, D., Lerner, M., Williams, L., Shoulson, I., & Wigal, S. (1992). Acute tolerance to methylphenidate in the treatment of attention deficit hyperactivity disorder in children. *Clinical Pharmacological Therapy, 66*(3), 295–305.

Swanson, J., Lerner, M., Gupta, S., Shoulson, I., & Wigal, S. (2003). Development of a new once-a-day formulation of methylphenidate for the treatment of ADHD: Proof of concept and proof of product studies. *Archives of General Psychiatry, 60*(2), 204–211.

Umansky, W. (2003). *AD/HD: Helping Your Child: A Comprehensive Program to Treat Attention Deficit/Hyperactivity Disorders at Home and in School.* Warner Books, New York.

Weiss, G., & Hechtman, L. T. (1986). *Hyperactive Children Grown Up.* The Guilford Press, New York.

Weiss, G. (1992). *Attention-Deficit Hyperactivity Disorder.* Saunders, Philadelphia.

Weiss, G., & Hechtman, L. T. (1993). *Hyperactive Children Grown Up* (2nd ed.). Guilford Press, New York.

Wender, P. (1987). *The Hyperactive Child, Adolescent, and Adult: Attention Deficit Disorder through the Lifespan.* Oxford University Press, New York.

Werry, J., ed. (1994). *Pharmacotherapy of Disruptive Behavior Disorders (Child and Adolescent Psychiatric Clinics of North America,* Vol. 3). Saunders, Philadelphia.

Wilens, T. E., & Biederman, J. (1992). The stimulants. In D. Shaffer, ed., *Psychiatric Clinics of North America* (pp. 191–222). Saunders, Philadelphia.

Wilens, T., Biederman, J., & Spencer, T. (2002). Attention Deficit Hyperactivity Disorder. In C. T. Caskey, ed., *Annual Review of Medicine, 53*, 113–131.

Wilens, T., Faraone, S., Biederman, J., & Gunawardene, S. (2003). Does stimulant therapy of ADHD beget later substance abuse: A metanalytic review of the literature. *Pediatrics, 11*(1), 179–185.

Wolraich, M. L., Lindgren, S. D., Stumbo, P. J., Stegink, L. D., Appelbaum, M. I., & Kiritsy, M. C. (1994). Effects of diets high in sucrose or aspartame on the behavior and cognitive performance of children. *New England Journal of Medicine, 330*, 301–307.

Zametkin, A., & Liotta, W. (1998). The neurobiology of attention-deficit/hyperactivity disorder. *Journal of Clinical Psychiatry, 59*(1), 7–23.

AUTISM/PERVASIVE DEVELOPMENTAL DISORDER

Aman, M. G., De Smedt, G., Derivan, A., Lyons, B., & Findling, R. L. (2002). Double-blind, placebo-controlled study of risperidone for the treatment of disruptive behaviors in children with subaverage intelligence. *American Journal of Psychiatry, 159*(8), 1337–1346.

Attwood, T. (1998). *Asperger's Syndrome: A Guide for Parents and Professionals*. Jessica Kinsley, Philadelphia.

Campbell, M., Small, A., & Green, W. (1984). Behavioral efficacy of haloperidol and lithium carbonate. *Archives of General Psychiatry, 41*, 650–656.

Campbell, M. (1984). Fenfluramine treatment of autism. *Journal of Child Psychology and Psychiatry and Allied Disciplines, 29*, 1–10.

Feldman, H. M., Kolmen, B. K., & Gonzaga, A. M. (1999). Naltrexone and communication skills in young children with autism. (1999). *Journal of the American Academy of Child and Adolescent Psychiatry, 38*(5), 587–593.

Gross, J. (2003, Nov. 19). Government mapping out a strategy to fight autism, *New York Times*, Section A, 20.

Ozonoff, S., Dawson, G., & McPartland, J. (2002). *A Parent's Guide to Asperger Syndrome and High-Functioning Autism*. Guilford Press, New York.

Ritvo, E. R., Freeman, B. J., Yuwiler, A., Geller, E., Yokota, A., Schroth, P., & Novak, P. (1984). Study of fenfluramine in outpatients with the syndrome of autism. *Journal of Pediatrics, 105*, 823–828.

Snyder, R., Turgay, A., Aman, M., Binder, C., Fisman, S., & Carroll, A. (2002). Effects of risperidone on conduct and disruptive behavior disorders in children with subaverage IQs. *Journal of the American Academy of Child and Adolescent Psychiatry, 41*(9), 1026–1036.

Unis, A. S., Munson, J. A., Rogers, S. J., Goldson, E., Osterling, J., Gabriels, R., Abbott, R. D., & Dawson, G. (2002). A randomized, double-blind, placebo-controlled trial of porcine versus synthetic secretin for reducing symptoms of autism. *Journal of the American Academy of Child and Adolescent Psychiatry, 41*(11), 1315–1321.

Volkmar, F. R. (1996). *Psychoses and Pervasive Developmental Disorder in Children and Adolescents*. American Psychiatric Press, Washington, DC.

Waltz, M. (2002). *Autistic Spectrum Disorders: Understanding the Diagnosis and Getting Help*. Patient-Centered Guides (2nd ed.). O'Reilly, Sebastopol, CA.

Yapko, D. (2003). *Understanding Autism Spectrum Disorders: Frequently Asked Questions*. Jessica Kingsley, London.

BIPOLAR DISORDER

Alessi, N., Naylor, M. W., Ghaziuddin, M., & Zubieta, J. K. (1994). Update on lithium carbonate therapy in children and adolescents. *Journal of the American Academy of Child and Adolescent Psychiatry, 33*, 291–304.

Biederman, J., Mick, E., Faraone, S. V., Spencer, T., Wilens, T. E., & Wozniak, J. (2000). Pediatric Mania: A developmental subtype of bipolar disorder? *Biological Psychiatry, 48*(6), 458–466.

DelBello, M. P., Kowatch, R. A., Warner, J., Schwiers, M. L., Rappaport, K. B., Daniels, J. P., Foster, K. D., & Strakowski, S. M. (2000). Adjunctive topiramate treatment for pediatric bipolar disorder: a retrospective chart review. *Journal of Child and Adolescent Psychopharmacology, 12(4), 323–330*.

Findling, R., Kowatch, R., & Post, R. (2003). *Pediatric Bipolar Disorder*. Martin Dunitz, London.

Frazier, J. A., Biederman, J., Tohen, M., Feldman, P. D., Jacobs, T. G., Toma, V., Rater, M. A., Tarazi, R. A., Kim, G. S., Garfield, S. B., Sohma, M., Gonzalez-Heydrich, J., Risser, R. C., & Nowlin, Z. M. (2001). A prospective open-label treatment trial of olanzapine monotherapy in children and adolescents with bipolar disorder. *Journal of Child and Adolescent Psychopharmacology, 11*(3), 239–250.

Geller, B., Cooper, T. B., Sun, K., Zimerman, B., Frazier, J., Williams, M., & Heath, J. (1998). Double-blind and placebo-controlled study of lithium for adolescent bipolar disorders with secondary substance dependency. *Journal of the American Academy of Child and Adolescent Psychiatry, 37*(2), 171–178.

Geller, B., Craney, J. L., Bolhofner, K., Nickelsburg, M. J., Williams, M., & Zimerman, B. (2002a). Two-year prospective follow-up of children with a prepubertal and early adolescent bipolar disorder phenotype. *American Journal of Psychiatry, 159*, 927–933.

Geller, B., Sun, K., Zimerman, B., Luby, J., Frazier, J., & Williams, M. (1995). Complex and rapid-cycling in bipolar children and adolescents: A preliminary study. *Journal of Affective Disorders, 34*, 1–10.

Geller, B., Zimerman, B., Williams, M., Delbello, M. P., Frazier, J., & Beringer, L. (2002b). Phenomenology of prepubertal and early adolescent bipolar disorder: Examples of elated mood, grandiose behaviors, decreased need for sleep, racing thoughts and hypersexuality. *Journal of Child and Adolescent Psychopharmacology, 12*(1), 3–9.

Kowatch, R. A., Suppes, T., Carmody, T. J., Bucci, J. P., Hume, J. H., Kromelis, M., Emslie, G. J., Weinberg, W. A., & Rush, A. J. (2000). Effect size of lithium, divalproex sodium, and carbamazepine in children and adolescents with bipolar disorder. *Journal of the American Academy of Child and Adolescent Psychiatry, 39*(6), 713–720.

McElroy, S., Strakowski, S., West, S., Keck, P., & McConville, B. (1997). Phenomenology of adolescent and adult mania in hospitalized patients with bipolar disorder. *American Journal of Psychiatry, 154,* 44–49.

Miklowitz, D. (2002). *The Bipolar Disorder Survival Guide: What You and Your Family Need to Know.* Guilford Press, New York.

Mondimore, F. M. (1999). *Bipolar Disorder: A Guide for Patients and Families.* John Hopkins University Press, Baltimore.

Papolos, D. (2002). *The Bipolar Child: The Definitive and Reassuring Guide to Childhood's Most Misunderstood Disorder* (rev. and exp. ed.). Broadway Books, New York.

Strober, M., Morrell, W., Lampert, C., & Burroughs, J. (1990). Relapse following discontinuation of lithium maintenance therapy in adolescents with bipolar I illness: A naturalistic study. *American Journal of Psychiatry, 147,* 457–461.

Weller, E. B., Weller, R. A., & Fristad, M. A. (1995). Bipolar disorder in children: Misdiagnosis, underdiagnosis, and future directions. *Journal of the American Academy of Child and Adolescent Psychiatry, 34,* 709–714.

Wilens, T. E., Biederman, J., Millstein, R., Wozniak, J., Hahesy, A., & Spencer, T. J. (1999). Risk for substance use disorders in youth with child- and adolescent-onset bipolar disorder. *Journal of the American Academy of Child and Adolescent Psychiatry, 38*(6), 680–685.

Wozniak, J., & Biederman, J. (1996). A pharmacological approach to the quagmire of comorbidity in juvenile mania. *Journal of the American Academy of Child and Adolescent Psychiatry, 35,* 826–829.

Wozniak, J., Biederman, J., Faraone, S. V., Frazier, J., Kim, J., Millstein, R., Gershon, J., Thornell, A., Cha, K., & Snyder, J. B. (1997). Mania in children with pervasive developmental disorder revisited. *Journal of the American Academy of Child & Adolescent Psychiatry, 36*(11), 1552–1559.

DEPRESSION

Bostic, J., & Wilens, T. (1997). Juvenile mood disorders and office psychopharmacology. *Adolescent Medicine, 44,* 1487–1503.

Birmaher, B., Brent, D. A., Kolko, D., Baugher, M., Bridge, J., Holder, D., Iyengar, S., & Ulloa, R. E. (2000). Clinical outcome after short-term psychotherapy for adolescents with major depressive disorder. *Archives of General Psychiatry, 57*(1), 29–36.

Brent, D. A., Baugher, M., Bridge, J., Chen, T., & Chiappetta, L. (1999). Age- and

sex-related risk factors for adolescent suicide. *Journal of the American Academy of Child and Adolescent Psychiatry, 38*(12), 1497–1505.
Copeland, M. E. (2001). *Depression Workbook: A Guide to Living with Depression and Manic Depression* (2nd ed.). New Harbinger Publications, Oakland, CA.
Emslie, G. J., Rush, A. J., Weinberg, W. A., Kowatch, R. A., Hughes, C. W., Carmody, T., & Rintelmann, J. (1995). A double-blind, randomized, placebo-controlled trial of fluoxetine in children and adolescents with depression. *Archives of General Psychiatry, 54*(11), 1031–1037.
Emslie, G. J., Heiligenstein, J. H., Wagner, K. D., Hoog, S. L., Ernest, D. E., Brown, E., Nilsson, M., & Jacobson, J. G. (2002). Fluoxetine for acute treatment of depression in children and adolescents: a placebo-controlled, randomized clinical trial. *Journal of the American Academy of Child and Adolescent Psychiatry, 41*(10), 1205–1215.
Emslie, G. J., Rush, A. J., Weinberg, W. A., Kowatch, R. A., Hughes, C. W., Carmody, T., & Rintelmann, J. (1997). A double-blind, randomized, placebo-controlled trial of fluoxetine in children and adolescents with depression. *Archives of General Psychiatry, 54*(11), 1031–1037.
Goode, E. (2003, Dec. 11). British warning on antidepressant use for youth. *New York Times*, p. A1.
Gotlib, I. H., & Hammen, C. L., eds. (2002). *Handbook of Depression*. Guilford Press, New York.
Kovacs, M., Akiskal, H. S., Gatsonis, C., & Parrone, P. L. (1994). Childhood-onset dysthymic disorder: Clinical features and prospective naturalistic outcome. *Archives of General Psychiatry, 51*, 365–374.
Kovacs, M., Feinberg, T. L., Crouse-Novak, M. A., Paulauskas, S. L., & Finkelstein, R. (1984). Depressive disorders in childhood: I. A longitudinal prospective study of characteristics and recovery. *Archives of General Psychiatry, 41*, 229–237.
Kashani, J. H., & Sherman, D. D. (1989). Mood disorders in children and adolescents. In A. Tasman, R. E. Hales, and A. J. Frances, eds., *Review of Psychiatry* (pp. 197–217). American Psychiatric Press, Washington, DC.
Ryan, N. D., & Dahl, R. E. (1993). Neurobiology of depression in children and adolescents. *Clinical Neuroscience, 1*, 108–112.
Shafii, M., & Shafii, S. L. (1992). *Clinical Guide to Depression in Children and Adolescents*. American Psychiatric Press, Washington, DC.
Wagner, A., & Vitiello, B. (2002). Teen Angst from psychopathology. *Current Psychiatry, 1*(7), 41–50.

OBSESSIVE–COMPULSIVE DISORDER

Fitzgibbons, L., & Pedrick, C. (2003). *Helping Your Child with OCD: A Workbook for Parents of Children with Obsessive–Compulsive Disorder*. New Harbinger, Oakland, CA.

Francis, G. (1996) *Childhood Obsessive Compulsive Disorder.* Sage, Thousand Oaks, CA.

Geller, D. (2003). Special Issue on Obsessive Compulsive Disorder. *Journal of Child and Adolescent Psychopharmacology, 13*(suppl.).

Leonard, H. L., & Rapoport, J. L. (1989). Pharmacotherapy of childhood obsessive–compulsive disorder. In *Psychiatric Clinics of North America* (pp. 963–970). Saunders, Philadelphia.

March, J. S., Biederman, J., Wolkow, R., Safferman, A., Mardekian, J. Cook, E. H., et al. (1998). Sertraline in children and adolescents with obsessive–compulsive disorder: A multicenter randomized controlled trial. *Journal of the American Medical Association, 280,* 1752–1756.

Riddle, M. A., Reeve, E. A., Yaryura-Tobias, J. A., Yang, H. M., Claghorn, J. L., Gaffney, G., Greist, J. H., Holland, D., McConville, B. J., Pigott, T., & Walkup, J. T. (2001). Fluvoxamine for children and adolescents with obsessive–compulsive disorder: A randomized, controlled, multicenter trial. *Journal of the American Academy of Child and Adolescent Psychiatry, 40*(2), 222–229.

Rapoport, J. (1994). *The Boy Who Couldn't Stop Washing.* Dutton, New York.

Swedo, S. E., Leonard, H. L., Garvey, M., Mittleman, B., Allen, A. J., Perlmutter, S., Dow, S., Zamkoff, J., Dubbert, B. K., & Lougee, L. (1998). Pediatric autoimmune neuropsychiatric disorders asociated with streptococcal infections: Clinical description of the first 50 cases. *The American Journal of Psychiatry, 155*(2), 264–271.

Swedo, S. E., Rapoport, J. L., Leonard, H., Lenane, M., & Cheslow, D. (1989). Obsessive–compulsive disorder in children and adolescents. *Archives of General Psychiatry, 46,* 335–341.

Thomsen, P. H. (1999). *From Thoughts to Obsessions: Obsessive Compulsive Disorder in Children and Adolescents.* Jessica Kingsley, London.

Wagner, K. D., Cook, E. H., Chung, H., & Messig, M. (2003). Remission status after long-term Sertraline treatment of pediatric obsessive–compulsive disorder. *Journal of Child and Adolescent Psychopharmacology, 13*(suppl. 1), S53–S60.

PSYCHOSIS

Berke, J. (2001). *Beyond Madness: Psychosocial Interventions in Psychosis.* Jessica Kingsley, London.

Birchwood, M. J. (2001). *Early Intervention in Psychosis: A Guide to Concepts, Evidence and Interventions.* John Wiley, New York.

Boer, J. A., ed. (1996). *Advances in the Neurobiology of Schizophrenia.* John Wiley, New York.

Frazier, J. A., Spencer, T., Wilens, T., Wozniak, J., & Biederman, J. (1997). Childhood-onset schizophrenia, the prototypic disorder of childhood. *Psychiat-*

ric Clinics of North America: Annual Drug Therapy, 1997 (pp. 167–193). Saunders, Philadelphia.

Kumra, S., Jacobsen, L. K., Lenane, M., Karp, B. I., Frazier, J. A., Smith, A. K., Bedwell, J., Lee, P., Malanga, C. J., Hamburger, S., & Rapoport, J. L. (1998). Childhood-onset schizophrenia: An open-label study of olanzapine in adolescents. *Journal of the American Academy of Child and Adolescent Psychiatry, 37*(4), 377–385.

McClellan, J. M., & Werry, J. S. (1992). Schizophrenia. *Psychiatric Clinics of North America, 15,* 131–148.

Rapoport, J., Giedd, J., Blumenthal, J., Hamburger, S., Jeffries, N., Fernandez, T., Nicolson, R., Bedwell, J., Lenane, M., Zijdenbos, A., Paus, T., & Evans, A. (1999). Progressive cortical change during adolescence in childhood-onset schizophrenia. *Archives of General Psychiatry, 56*(7), 649–654.

Rapoport, J. L., Giedd, J., Kumra, S., Jacobsen, L., Smith, A., Lee, P., Nelson, J., & Hamburger, S. (1997). Childhood-onset schizophrenia. *Archives of General Psychiatry, 54,* 897–903.

Robbins, M. (1993). *Experiences of Schizophrenia: An Integration of the Personal, Scientific, and Therapeutic.* Guilford Press, New York.

Teicher, M., & Glod, C. (1990). Neuroleptic drugs: Indications and guidelines for their rational use in children and adolescents. *Journal of Child and Adolescent Psychopharmacology, 1,* 33–56.

Volkmar, F. R. (1996). *Psychoses and Pervasive Developmental Disorder in Children and Adolescence.* American Psychiatric Press, Washington, DC.

SUBSTANCE ABUSE

Bukstein, O. G., Brent, D. A., & Kaminer, Y. (1989). Comorbidity of substance abuse and other psychiatric disorders in adolescents. *American Journal of Psychiatry, 146,* 1131–1141.

Bukstein, O., Dunne, J. E., Arnold, V., Benson, R. S., Bernet, W., Kinlan, J., McClellan, J., & Sloan, L. E. (1998). Summary of the practice parameters for the assessment and treatment of children and adolescents with substance use disorders. *Journal of the American Academy of Child and Adolescent Psychiatry, 37*(1), 122–126.

Crowley, T. J., Macdonald, M. J., Whitmore, E. A., & Mikulich, S. K. (1998). Cannabis dependence, withdrawal, and reinforcing effects among adolescents with conduct symptoms and substance use disorders. *Drug and Alcohol Dependency, 50,* 27–37.

Galanter, M., ed. (1999). *American Psychiatric Press Textbook of Substance Abuse Treatment.* American Psychiatric Press, Arlington, VA.

Jaffee, S., ed. (1996). *Pediatric Substance Use Disorders (Vol. 1, Child and Adolescent Psychiatric Clinics of North America).* Saunders, Philadelphia.

Marlatt, A. (2002). *Harm Reduction Pragmatic Strategies for Managing High-Risk Behaviors.* Guilford Press, New York.

Riggs, P. D., & Davies, R. D. (2002). A clinical approach to integrating treatment for adolescent depression and substance abuse. *Journal of the American Academy of Child and Adolescent Psychiatry, 41*(10), 1253–1255.

Riggs, P. D. (1998). Clinical approach to treatment of ADHD in adolescents with substance use disorders and conduct disorder. *Journal of the American Academy of Child and Adolescent Psychiatry, 37*(3), 331–332.

Volpicelli, J. (2000). *Recovery Options: The Complete Guide.* John Wiley, New York.

Waldron, H. B., Slesnick, N., Bordy, J., Turner, C. W., & Peterson, T. R. (2001). Treatment outcomes for adolescent substance abuse at 4- and 7- month assessments. *Journal of Consulting and Clinical Psychology, 69,* 802–813.

Waxmonsky, J., & Wilens, T. (2003). Substance abusing youths. In A. Martin, L. Scahill, D. S. Charney, & J. F. Leckman, eds., *Pediatric Psychopharmacology: Principles and Practice* (pp. 605–616). Oxford University Press, New York.

TIC AND TOURETTE'S DISORDER

Chappell, P., Riddle, M., Scahill, L., Lynch, K., Schultz, R., Arnsten, A., Leckman, J., & Cohen, D. (1995). Guanfacine treatment of comorbid attention-deficit hyperactivity hyperactivity disorder and Tourette's syndrome. *Journal of the American Academy of Child and Adolescent Psychiatry, 34,* 1140–1146.

Cohen, D. J., Detlor, J., Young, J. G., & Shaywitz, B. A. (1980). Clonidine ameliorates Gilles de la Tourette's syndrome. *Archives of General Psychiatry, 37,* 1350–1357.

Cohen, D. J., Bruun, R. D., & Leckman, J. F., eds. (1988). *Tourette's Syndrome and Tic Disorders: Clinical Understanding and Treatment.* John Wiley, New York.

Haerle, T. (2003). *Children With Tourette Syndrome: A Parent's Guide.* Woodbine House, Bethesda, MD.

Kurlan, R. (2002). Treatment of ADHD in children with tics: A randomized controlled trial. *Neurology, 58,* 527–536.

Leckman, J. (2001). *Tourette's Syndrome: Tics, Obsessions, Compulsions: Developmental Psychopathology and Clinical Care.* John Wiley, New York.

Leckman, J. F., Hardin, M. T., Riddle, M. A., Stevenson, J., Ort, S. I., & Cohen, D. J. (1991). Clonidine treatment of Gilles de la Tourette's syndrome. *Archives of General Psychiatry, 48,* 324–328.

Robertson, M. (1998) *Tourette Syndrome: The Facts.* Oxford University Press, London; New York.

Scahill, L. (2001). Controlled clinical trial of guanfacine in ADHD youth with tic disorders. *American Journal of Psychiatry, 158,* 1067–1074.

Spencer, T., Biederman, J., Coffey, B., Geller, D., Wilens, T., & Faraone, S.

(1999). The 4-year course of tic disorders in boys with attention-deficit/hyperactivity disorder. *Archives of General Psychiatry, 56,* 842–847.

MISCELLANEOUS

Chokroverty, S. (2001). *100 Questions about Sleep and Sleep Disorders.* Blackwell, Malden, MA.

Costin, C. (1999). *The Eating Disorder Sourcebook: A Comprehensive Guide to the Causes, Treatments, and Prevention of Eating Disorders.* McGraw-Hill, New York.

Dahl, R. E., & Puig-Antich, J. (1990). Sleep disturbances in child and adolescent psychiatric disorders, *Pediatrician, 17,* 32–37.

Fairburn, C. G., & Brownell, K. D. (2001) *Eating Disorders and Obesity: A Comprehensive Handbook.* Guilford Press, New York.

Jimmerson, D. C., Herzog, D. B., & Brotman, A. W. (1993). Pharmacological approaches in the treatment of eating disorders. *Harvard Review of Psychiatry, 1,* 82–93.

Loney, J. (1988). Substance abuse in adolescents: Diagnostic issues derived from studies of attention deficit disorder with hyperactivity. *NIDA Research Monograph, 77,* 19–26.

Palm, L., Blennow, G., & Wetterberg, L. (1997). Long-term melatonin treatment in blind children and young adults with circadian sleep-wake disturbances. *Developmental Medicine and Child Neurology, 39,* 319–325.

Prince, J., Wilens, T., Biederman, J., Spencer, T., & Wozniak, J. (1996). Clonidine for sleep disturbances associated with attention-deficit hyperactivity disorder: A systematic chart review of 62 cases. *Journal of the American Academy of Child and Adolescent Psychiatry, 35*(5), 599–605.

Reite, M. (1997) *Concise Guide to Evaluation and Management of Sleep Disorders* (2nd ed.). American Psychiatric Press, Arlington, VA.

Robins, L. N. (1966). *Deviant Children Grown Up.* Williams & Wilkins, Baltimore.

Thompson, K. J., ed. (2001). *Body Image, Eating Disorders, and Obesity in Youth: Assessment, Prevention, and Treatment.* American Psychological Association, Washington, DC.

索　引

和文索引

あ

アカシジア　366, 375
悪性症候群　376
悪夢　286, 287
アスク　281
アスペルガー症候群　213, 223, 224,
アセチルコリン　207, 321
アディクション　68
アドヒアランス　149, 153, 175
アドレナリン　362
アラノン　281
アルコール依存　44
アルコール依存症　87, 278, 386,
アルコホーリクス・アノニマス　281
アルツハイマー病　212, 214, 321
安全性　130, 137, 142, 326
アンフェタミン系薬剤　32, 33, 69, 70,
　　142, 145, 179, 194, 210, 278, 283, 298,
　　302, 304, 305, 306, 387
異化　155
異化作用　142
怒り　105
怒りの爆発　271, 274
怒りの発作　85
息切れ　184
易刺激性　24, 364, 365
依存　68, 278, 279, 357, 358, 359
依存性　284, 287
一過性　108
一般名　171
遺伝　16, 54, 108, 222, 233, 260
遺伝子検査　99
遺尿症　289, 292, 323
違法薬物　70

医療保険　401, 402
医療保険制度　401
医療保護入院　401
インクブロット・テスト　97
飲酒　278
陰性症状　261
ウィスコンシン・カード分類テスト　208
ウィルソン病　99
ウェクスラー知能検査　83
うっ血除去薬　314
うつ状態　230
うつ病　16, 24, 28, 29, 44, 56, 74, 75, 87,
　　91, 92, 102, 105, 106, 133, 136, 176,
　　207, 212, 217, 218, 223, 224, 228, 229,
　　232, 248, 249, 252, 254, 276, 277, 279,
　　282, 283, 285, 292, 319, 327, 328, 330,
　　331, 335, 336, 337, 338, 339, 349, 369
うつ病性障害　229
運動機能　40
運動性チック　265
運動チック　183
英国医薬品安全性委員会　403
英国医薬品医療機器庁　403
エンドルフィン系　385
応急入院　402
欧州医薬品審査庁　403
嘔吐　320, 344, 347
汚言症　266
悪心　183, 320, 322, 336, 344, 346, 348,
　　350
おねしょ　323
オピオイド系　44, 276, 385
オープン試験　137
音声チック　265, 266

か

快感消失　261

介入　102
海馬　48
解離　252, 253
過覚醒　252, 253
核磁気共鳴画像　96, 98, 99
学習困難　86, 100
学習障害　91, 97, 100, 158, 207, 213
覚醒促進薬　211, 321
化合物　33
過剰な運動　275
過食　275
過食症　275, 336, 350
かすみ目　333, 347, 349, 375
ガストリン　224, 227
風邪薬　338
家族機能　210
家族集積性　26, 31
家族療法　23, 50, 51, 86, 217, 276, 281
家族歴　87
過体重　140
カタレプシー　261
活性化　241
活性化合物　355
かゆみ　180
過量服用　34, 193, 195, 334
寛解　66, 67, 238
環境　16, 31, 49, 50, 54, 107, 108, 109, 110, 233
かんしゃく　85, 105, 108, 110, 226, 247, 263, 361, 365
肝障害　386
感情の平板化　260, 261
肝臓系　142
肝不全　401
感冒薬　338
γ-アミノ酸　41
奇異反応　180, 181, 184, 251, 358
記憶　321
既視感　271
気質　31, 50, 53, 108, 110, 232, 233
器質性　259
器質性精神疾患　273
希死念慮　400

規制医薬品　69
規制物質　69
喫煙　207, 278
機能障害　122
機能性　259
機能不全　16
気分安定薬　18, 151, 213, 227, 236, 238, 240, 241, 244, 274, 277, 284, 341, 361, 393
気分易変性　236, 369
気分障害　31, 105, 108, 110, 207, 215, 216, 229, 259, 278, 335, 341, 381
気分反応性　108, 109, 110
気分変調　109
気分変調症　230, 235
気分変動　227, 236, 240, 263, 369
偽薬　137
逆説反応　181
虐待　107, 108, 252
救急外来　183, 198, 377
急性躁病　240
吸入薬　278
休薬　311, 318
休薬期間　156, 196
驚愕反応　252, 253
強迫観念　255, 275, 277
強迫行為　255
強迫症状　267
強迫性障害　22, 29, 31, 32, 43, 44, 51, 56, 58, 132, 136, 176, 249, 254, 257, 258, 265, 266, 267, 268, 283, 323, 327, 328, 330
恐怖症　57, 245, 367
胸部不快感　184
拒食症　275
拒絶症　261
起立性低血圧　338
気力のなさ　24
禁煙補助薬　335
禁忌　170, 403, 404, 405
緊急安全性情報　380
緊急措置入院　402
筋弛緩作用　359

緊張病症状　261
空間恐怖　247, 356
グラウンディング　253
グルタミン　41, 44
クロスオーバー試験　138
クロストーク　46
経過　27
警告　403, 405
形成異常　260
経皮吸収　364
経皮吸収製剤　363
傾眠　179
けいれん発作　336, 358, 379
下剤の乱用　275
血圧降下薬　365
血圧上昇　366
血液検査　99, 149, 181, 182
血液脳関門　367
血漿中濃度　150, 308
血清中濃度　150, 308, 343
血中濃度　149, 150, 170, 239, 258, 261,
　　273, 308, 332, 335, 345, 346, 347, 348,
　　349, 356
下痢　322, 330
原因遺伝子　31
幻覚　243, 259, 261, 271
幻嗅　259
言語的コミュニケーション　222
顕在化　260
幻視　259
幻触　259
倦怠感　320, 349, 350
幻聴　232, 259
見当識障害　184
行為障害　28, 87, 132, 207, 215, 216,
　　219, 231, 278, 279, 365
抗うつ薬　36, 43, 45, 179, 181, 219, 227,
　　234, 240, 249, 253, 254, 255, 256, 257,
　　288, 300, 311, 314, 323, 361, 388
高額医療費制度　402
口腔内乾燥　287, 331, 333, 337, 371, 375,
　　384,
口腔内崩壊錠　374, 391

抗けいれん作用　359
攻撃性　226, 349, 361, 365, 370
攻撃的行動　369
高血圧治療薬　148, 188, 211, 212, 213,
　　215, 225, 227, 253, 268, 274, 283, 292,
　　361, 362, 383, 388
甲状腺機能　182
甲状腺機能低下症　106, 345
甲状腺ホルモン　96, 99, 106, 234, 345
甲状腺ホルモン薬　236, 243
向精神性　30
抗精神病薬　36, 37, 42, 179, 213, 219,
　　240, 241, 243, 244, 257, 261, 268, 273,
　　274, 277, 314, 350, 366, 369
向精神薬　33
抗生物質　314, 330
合成ホルモン薬　289
厚生労働省　403
構造化面接　83, 84, 86
抗てんかん薬　36, 37, 227, 239, 244, 263,
　　311, 314, 316, 341, 345, 347, 349, 350,
　　351
行動化　50, 109
行動修正　289
行動修正療法　50, 57, 86, 111, 215, 249,
　　267, 274, 281, 385
後頭葉　40, 46
行動抑制的　28
行動療法　22, 58, 210, 217, 224
抗パーキンソン薬　376, 378
後発品　400
広汎性　16
広汎性発達障害　87, 91, 213, 221, 359,
　　361, 370, 385
抗ヒスタミン作用　331
抗ヒスタミン薬　170, 249, 287, 314, 330,
　　354, 371, 376, 383, 394
抗不安薬　236, 256, 257, 273, 284, 314,
　　353, 381
高力価　143, 356, 370, 371
抗利尿ホルモン　289, 385
個人精神療法　190, 276
姑息的　66

子育て　223
子どもの行動チェックリスト　83，92
コナーズ評価尺度　83，92
誤用　133，278，279
コリンエステラーゼ阻害薬　211，212，224，226，321
コリン作動系　207
コリン受容体　371
混合型　209，240
根治的　66
コンピュータ断層撮影　96，99
昏迷　261

さ

剤型　191
再取り込み　41，42
再燃　66，67
再発　234，238，242
再発性　108
作業療法　222
錯乱　358，359，364，384
三環系抗うつ薬　43，143，145，159，194，211，212，213，215，218，219，225，235，236，241，243，250，254，257，258，268，270，277，283，284，286，289，292，300，301，310，314，315，323，324，330，331，332，333，334，370，389，404
算数障害　97
ジェネリック医薬品　75，171，300，346，401
自咬症　225
刺激薬　19，36，37，42，45，46，69，74，140，142，145，154，156，179，180，194，210，213，215，218，219，227，236，241，243，244，267，280，288，306，333，361，362，365，366，384，387，402
試験的服用　157
思考形式の障害　261
思考の解体　260
自己肯定感　25，35，73，91，210，230
自己刺激行動　223，225
自己復元性　190
自己誘発性嘔吐　85，275

自殺　73，74，75，85，102，103，133，400
自殺関連事象　402，404
自殺既遂　327
自殺企図　34，133，327，400，402，403，405
自殺傾向　234，336
自殺行動　404
自殺念慮　24，133，194，326，327，402，403，404，405
自傷　85，369
自傷行為　224，226，239，349，367，370，381
自助団体　116
ジスキネジア　40
ジストニア　375，380
自然寛解　230
持続遂行検査　208
持続性　108
持続放出性　19，194
持続放出性製剤　159，175，180，210，218，300，306，308，310，335，402
持続勃起症　337
疾患　20，101，108，122
実行機能　48，49，212，214，226，321
失神　184
実薬　138
シナプス　41
シナプス間隙　42
シナプス後ニューロン　41，42
シナプス前ニューロン　41，338
シナプス前膜　319
歯肉増殖　37
自閉症　31，46，51，87，91，221，224，361，370
自閉症スペクトラム障害　225
嗜癖　68，69，70，251，357，384
嗜眠　179
社会恐怖　111，248
社会不安障害　248，330
集学的治療　210，299
重症度　57，108
集団精神療法　190

索　引　423

縦断的　24, 25
従来型抗精神病薬　240
守秘義務　90, 159
受容体　41, 42
小(minor)気分障害　229
浄化　85, 275, 276, 336
症候群　122, 123
症状　20, 122
焦燥　328, 330, 336, 337, 349, 358, 370
常同行動　222, 228, 378
常同姿勢　261
衝動性　28, 40, 205, 365, 383
小児排他規制法　32
承認　135, 137
少年非行　216
小脳　40, 46
商標名　171
食事指導　276
食事制限　338
食欲　232
食欲減退　310, 312, 320, 348
食欲増加　375
徐放性製剤　302, 306, 335, 343
処方箋　59, 402
人格障害　276
神経化学的　31
神経間結合　41
神経細胞　39
神経シグナル　41
神経遮断薬　37, 261, 369
神経心理学的　31
神経心理検査　100
神経精神疾患　207
神経精神的　45
神経性大食症　275
神経生物学　31
神経性無食欲症　29, 275
神経伝達物質　23, 41, 42, 44, 46, 207, 298, 331, 332
親権　402
心疾患　96
腎障害　345
振戦　344, 375

腎臓系　142
身体依存　279
診断　88, 89
慎重投与　380, 405
心的外傷　58, 72, 91, 107, 108, 109, 252
心的外傷後ストレス障害　54, 91, 217, 252, 257
心電図　129, 181, 332, 334, 379
心電図異常　400
浸透圧性放出カプセル　309
侵入的想起　252
新薬　75
信頼性　101
心理査定(検査)　80, 81, 86, 97, 100, 158, 233
錐体外路症状　370
錐体外路性副作用　375, 376
睡眠-覚醒脳波　272
睡眠時無呼吸　285
睡眠周期　384
睡眠障害　140, 183, 285, 312, 330, 337, 353, 361, 363, 364, 365, 384
睡眠促進作用　338
睡眠補助薬　383
睡眠発作　211
睡眠薬　181
スクリーニング検査　129
スケジュールⅡ　296, 297
スケジュールⅣ　297
スケジュール分類　297
頭痛　183, 312, 320, 330, 333, 336
スティーブンス・ジョンソン症候群　347
スティグマ　20
ストリートドラッグ　69, 281, 284, 357
ストループテスト　208
ストレス刺激　27, 49, 72, 91, 108, 109, 110, 189, 233, 266
スパンスル型カプセル　192, 283
生育歴　87
生化学検査　100
生活技能訓練　23
生活の質　58, 74, 230
脆弱X症状群　99

脆弱性　16, 27, 49, 109, 110, 234
精神依存　279
精神科救急医療システム　198
精神科救急医療センター　183, 198
精神活性　30
精神活性薬　33
精神疾患の診断・統計マニュアル　101
精神病　44, 224, 259, 369
精神病症状　232, 237, 244, 257
精神病性障害　56
精神保健指定医　401
精神保健福祉法　401, 402
精神薬理学　33
精神薬理学的　30
精神薬理学的薬剤　33
精神療法　17, 22, 49, 50, 52, 53, 55, 58, 72, 210, 234, 255, 385
成長曲線　317
成長チャート　317
成分名　171
セカンド・オピニオン　118, 119, 120, 121, 188
脊髄　40
咳払い　266
セクレチン　224, 227
摂食障害　22, 275
絶望感　232
セルロプラスミン　99
セロトニン　41, 44, 45, 216, 223, 255, 269, 276, 328, 331, 336, 339, 359, 379
セロトニン・ノルアドレナリン再取り込み阻害薬　336
セロトニン 5-HT_{1A} 受容体　359
セロトニン系　215
セロトニン作動系抗不安薬　359
セロトニン作動性　338
遷延性うつ病　402
全血球検査　182
潜行性　260
線条体　40, 46, 208
選択性緘黙　327
選択的セロトニン再取り込み阻害薬　32, 43, 146, 234, 243, 256, 257, 323, 324, 388

先天異常　98
前頭葉　39, 40, 46, 48, 208, 255
先発品　400
全般性不安障害　247, 249, 256
せん妄　284
素因　16, 27, 54, 107, 109, 233
躁うつ病　22, 27, 87, 229, 237, 244, 341, 369
双極性障害　18, 22, 23, 24, 26, 27, 29, 52, 56, 73, 91, 105, 176, 207, 213, 216, 217, 218, 229, 230, 237, 244, 279, 282, 283, 284, 285, 337, 341, 347, 348, 349, 369, 381
相互作用　149, 189, 258, 330, 350, 365
相互作用モデル　31, 49
喪失体験　16, 49
相乗作用　150
躁状態　229, 369
掻痒　180
側頭葉　40, 48, 271
側頭葉てんかん　39, 271
続発症　101
措置入院　402

た

大（major）気分障害　229, 230
第一選択治療　17, 56, 123
第一選択薬　218
第一種向精神薬　402
大うつ病　230, 233
大うつ病性障害　403, 405
体温の上昇　351
代謝　142, 155
代謝酵素　258
体重　132, 140, 232
体重減少　275, 310, 317, 320
体重増加　338, 345, 348, 350, 375, 380
大衆薬　141, 169, 287, 330, 383
帯状回　208
対人関係療法　23, 50, 234
対人機能　210
対人的相互関係　91
耐性　155, 156, 189, 210, 287, 358, 363

第二選択治療　123
第二選択薬　218
多飲　344
多剤併用療法　219
脱抑制　181, 250, 274, 287, 358, 359
多動　28, 205, 365
多動症　205
妥当性　101, 131
多動性 - 衝動性優勢型　209
多尿　344
多囊胞性卵巣症候群　348
ダルク　281
単一恐怖　245
単一光子放射型コンピュータ断層撮影　208
短時間作用型刺激薬　308
短時間作用型製剤　300, 306
単純性チック　265
チェックリスト　83
知覚変容　271
治験　137, 138
チック　45, 218, 265, 267, 292, 301, 315, 319, 333, 353, 363, 366
チック障害　44, 323, 331, 361, 362, 365, 366, 379
知的障害　213, 221, 370
知能低下　37
遅発性ジスキネジア　33, 37, 263, 268, 288, 377, 379, 380
治癒　241
チュアブル剤　346
注意喚起　404, 405
注意欠陥／多動性障害　15, 44, 205
注意欠陥障害　205
注意転導性　205
注意の欠損　28
注意変数テスト　208
中核障害　72, 101, 228
中枢性聴覚情報処理障害　221
中力価　371
治癒率　238
長時間作用型製剤　192
重複服用　154
チラミン　338

治療教育的　159
治療抵抗性　303, 379
鎮咳薬　171
鎮静　179, 182, 249, 287, 320, 327, 330, 331, 333, 337, 348, 358, 359, 364, 365, 383, 384
鎮静作用　140, 141, 359
鎮静薬　356
鎮痛物質　385
追跡調査　299
通院医療費公費負担制度　401
デイ・ケア　200
定型抗精神病薬　258
定常血中濃度　343
定常濃度　328
低体重　140
低ナトリウム血症　350
低力価　143, 370
適応障害　56, 91
適正使用　278, 357
テストステロン　348
てんかん　44
てんかん発作　134, 315
電気けいれん療法　243
伝導遅延　334
天然オピオイド　385
添付文書　380
投影法　97
同化　155
統合失調感情障害　259
統合失調症　46, 73, 259, 282, 369
洞察指向的精神療法　58, 234
頭頂葉　40
糖尿病　380
等力価　143
トゥレット障害　22, 29, 31, 44, 56, 87, 188, 265, 266, 267, 301, 315, 361, 362, 369, 370, 379
ドーパミン　41, 44, 45, 207, 208, 276, 298, 319, 331, 338, 371, 379
特異体質　179
特異反応　130
読字障害　91, 97

毒性　149
毒性濃度　344
特定不能　122
特別支援教育　90
特別な注意喚起　403
特許　400
突然死　334

な

内因性　259
仲間関係　210
鉛　99
ナラノン　281
ナルコティクス・アノニマス　281
ナルコレプシー　211, 321, 402
難治性うつ病　402
ニコチン　207
ニコチンガム　281
ニコチンパッチ　281
二重盲検試験　138
24時間脳波記録　272
日内変動　363
入眠困難　180, 288, 310, 338, 383, 384
ニューロン　39, 298
任意入院　401
認知機能　40, 226
認知行動療法　23, 56, 58, 234, 255, 267
認知障害　48
認知的　25
認知療法　22, 50, 52, 56
忍容性　36, 38, 123, 130, 135, 144, 153, 330
ネグレクト　107, 108
眠気　179, 338, 344, 346, 358, 375, 384
脳イメージング　208
脳画像　208
脳室　223
脳損傷　273
脳電気活動マッピング　208
脳の十年　31
脳波検査　97, 98, 208, 272
脳梁　208
ノルアドレナリン　41, 44, 45, 207, 298, 319, 331, 337, 338, 339
ノルアドレナリン再取り込み　319
ノルアドレナリン作動性　336, 337
ノルアドレナリン作動薬　211
ノルエピネフリン　337
ノルジアゼパム　355

は

ハイテク・ビード技術　309
破壊的の行為障害　217
破壊的行動　369
破壊的の行動障害　132, 239, 381
パーキンソン症状　375
曝露反応妨害法　255
発育阻止　37
発育遅延　37
発疹　180, 183, 333, 347
発声チック　266
発生率　224, 231, 238
発達性書字障害　221
発達性読字障害　221
抜毛症　22, 255, 258
鼻づまり　375
パニック障害　136, 150, 247, 249, 256, 279, 338, 353, 356
破滅思考　261
半減期　302
反抗挑戦性障害　23, 94, 110, 132, 207, 214, 215, 219, 279
反社会性人格障害　28
反社会的行動　232
反跳現象　300, 310, 312, 313, 365, 366, 368
ピア・グループ療法　23
比較対照試験　137, 299
引きこもり　24, 85, 232
非言語的コミュニケーション　222
微細脳機能障害　205
非刺激性薬剤　159
ヒスタミン　45, 170
ヒスタミン受容体　371
非ステロイド性抗炎症薬　345
ビタミンE　378

索引　427

悲嘆　24, 105, 109
ビッグブラザープログラム　190
非定型抗うつ薬　243, 256, 257, 323, 325
非定型抗精神病薬　132, 217, 225, 228, 238, 239, 240, 241, 244, 258, 263, 284, 371, 378, 400
非定型抗不安薬　355
皮膚炎　364
皮膚刺激　363
皮膚パッチ　363
病因　16, 101
標準成長曲線　316, 317
病態生理　16, 101
疲労感　232
頻脈　334
不安　44
不安障害　28, 29, 56, 207, 212, 217, 218, 228, 231, 236, 245, 252, 254, 266, 276, 277, 279, 283, 284, 292, 319, 327, 328, 330, 331, 337, 338, 339, 353, 357
フェノチアジン系　258
複雑性チック　265, 267
複雑部分発作　271, 349
副作用　130, 139, 140, 144, 149, 151, 176, 178, 191, 239
複視　347, 349
腹痛　312, 320, 330, 336
服薬遵守　153, 174, 175, 192, 196
服薬不遵守　189
賦形剤　171
不注意　205, 365
不注意優勢型　209
物質使用障害　231, 248, 251, 282
物質乱用　29, 30, 35, 55, 70, 71, 75, 85, 91, 194, 278, 280, 282, 287
不登校　110, 232, 245, 246
部分アゴニスト　359
不眠　310, 320, 333, 358
プライバシー　90
ブラウン注意欠陥障害尺度　83
フラストレーション　73
プラセボ　137, 138, 332
プラセボ対照試験　137, 138

ブラックアウト　279, 284
ブランド医薬品　171, 300, 346
プロラクチン　379
分割服用　337
分離不安　87, 249
分離不安障害　106, 245, 246, 256
並行群間比較試験　138
米国食品医薬品局　32, 135, 401
米国麻薬取締局　296, 297
閉所恐怖　96, 98
併存　29, 105, 151, 207
併存症　150, 209, 266, 270, 276, 277, 278, 282, 311, 315, 319, 369
併用治療　57
併用療法　150
β-アドレナリン受容体　367
β遮断薬　152, 219, 226, 228, 253, 365, 366, 376
ヘロイン　281
辺縁系　39, 47, 345
偏見　20
ベンゾジアゼピン系　69
ベンゾジアゼピン系薬剤　44, 148, 179, 194, 219, 227, 228, 243, 244, 249, 250, 253, 256, 257, 258, 263, 273, 274, 277, 284, 297, 353, 354, 355, 376, 381
扁桃体　48
便秘　333, 337, 375
補充療法　31
補助治療薬　156, 300, 301, 311, 322
ボディランゲージ　222

ま

マイナートランキライザー　181
麻酔系鎮痛薬　171, 297
麻薬及び向精神薬取締法　402
マリファナ　278, 284
慢性化　230
慢性チック障害　266
無価値感　232
無顆粒球症　379
無感覚　252
無感情　24

無関心　24
無気力　261
無月経　275
霧視　333
むちゃ食い　85, 275, 276, 336
無名のアルコール依存症者たち　281
無名の薬物依存症者たち　281
夢遊　285, 286
メジャートランキライザー　261, 369
メチルフェニデート　19
めまい　310, 322, 338, 347, 348, 349, 350, 375
盲検法　138
妄想　259, 261
モノアミン酸化酵素阻害薬　169, 170, 323, 325, 338, 391

や

夜驚　285
薬価　75, 400
薬剤管理指導　178
薬剤情報提供　178
薬剤性肝炎　313, 337, 348
薬物依存　134
薬物相互作用　150, 152, 314, 320, 336, 338, 345
薬物送達システム　363
薬物乱用　40, 44, 87, 278
薬物療法　18, 22, 210
薬理学的活性　33
夜尿症　288, 289, 292, 323, 385
有効性　130, 135, 137, 142, 143, 327, 330
有効作用　176
誘眠作用　287
養護教諭　161
陽性症状　261
用量　149
抑うつ　364
予後　35, 88, 89, 101
欲求不満耐性　206

ら

卵巣嚢胞　348
乱用　69, 71, 133, 194, 251, 278, 279, 357, 359
乱用薬物　338
力価　143, 329, 356, 379
力動的精神療法　23
離人感　271
離人症状　257
リスク・ベネフィット比　139
離脱症状　67, 279, 313, 334, 358, 378
リラクゼーション・トレーニング　23
リラクゼーション療法　249
臨床試験　131
ロールシャッハ・テスト　97

欧文・略語索引

A

AA　281
ADD　205
ADHD　15, 22, 23, 28, 29, 31, 36, 37, 39, 40, 43, 44, 45, 46, 48, 52, 55, 56, 57, 70, 73, 74, 87, 91, 97, 107, 132, 140, 151, 160, 175, 176, 188, 205, 207, 215, 217, 223, 227, 228, 231, 236, 241, 248, 250, 265, 266, 267, 268, 269, 279, 280, 282, 283, 285, 287, 288, 292, 295, 323, 331, 333, 335, 338, 339, 359, 361, 362, 363, 365, 366, 383, 400, 401

B

BEAM　208

C

CBCL　83, 92
coping skills training　281
CPT　208

索　引　429

CSM　403
CT　96, 98, 99, 272

D

D_2受容体　371
DSM　101, 209

E

ECG　129
ECT　243
EEG　97, 98, 208, 272
EKG　129

F

FDA　32, 33, 34, 36, 132, 133, 135, 171, 211, 218, 240, 243, 258, 258, 273, 321, 327, 330, 335, 339, 347, 349, 352, 401, 403

G

GABA　41, 44
GABA受容体　356

M

MAOI　169, 323, 325, 338
MHRA　402
MRI　96, 98, 99, 272

N

NA　281
NMR　98
NOS　122

O

OTC　141

P

PDR　134, 136, 139, 178,
PTSD　54, 252, 276

R

Rational Recovery　281

S

SNRI　336, 403, 404
SPECT　208
SSRI　32, 43, 132, 133, 213, , 234, 235, 240, 249, 254, 269, 276, 277, 281, 283, 284, 323, 326, 327, 328, 332, 353, 359, 403, 404

T

TOVA　208

薬剤索引（和文）

ア

アキネトン　376
アシノン　170, 380
アタラックス　249, 333, 354, 395
アーテン　152, 376
アナテンゾールデポー　374
アナフラニール　225, 228, 243, 257, 258, 268, 325, 331, 389
アリセプト　211, 214, 224, 226, , 321
アレグラ　170, 330
アレビアチン　316
インデラル　152, 219, 226, 228, 253, 263, 274, 361, 362, 367, 370, 376, 388
ウィンタミン　33, 219, 240, 261, 263, 274, 288, 370, 373, 374, 375, 393
エスタリック　36, 161, 211, 215, 218, 219, 228, 241, 268, 270, 274, 292, 311, 361, 362, 365, 366, 388
エビリファイ　228, 239, 240, 244, 261, 263, 268, 270, 371, 372, 375, 378, 379, 380, 381, 391, 405
オーラップ　268, 270, 301, 370, 371, 372, 375, 376, 392

カ

ガスター　170
カタプレス　33, 36, 135, 152, 161, 179, 194, 211, 215, 218, 219, 226, 228, 241, 244, 268, 269, 270, 274, 286, 287, 288, 292, 300, 301, 310, 311, 312, 315, 361, 362, 370, 383, 388
カルピスケン　367
クラリチン　170, 330
コンスタン　250, 256, 263, 354, 355, 356, 357, 395
コントール　355, 356, 396
コントミン　33, 219, 240, 261, 263, 274, 288, 370, 373, 374, 375, 393

サ

ジェイゾロフト　136
ジプレキサ　132, 179, 217, 219, 228, 240, 244, 254, 258, 261, 263, 268, 274, 288, 371, 374, 375, 378, 379, 380, 391, 405
ジプレキサザイディス錠　374, 391
ジルテック　170, 330
シンメトレル　152, 376, 380
セディール　355, 359, 396
セパゾン　355, 396
セルシン　69, 151, 179, 212, 219, 227, 249, 250, 256, 258, 274, 284, 287, 354, 355, 357, 395
セレネース　33, 151, 226, 261, 263, 268, 270, 301, 369, 371, 372, 374, 375, 376, 392
セロクエル　179, 219, 228, 240, 243, 244, 261, 263, 370, 371, 372, 374, 375, 378, 379, 380, 381, 391, 405
ソラナックス　250, 256, 263, 354, 355, 356, 357, 395

タ

タガメット　170
タベジール　170, 330
テグレトール　33, 153, 180, 182, 194, 219, 227, 228, 238, 244, 273, 274, 316, 342, 345, 349, 350, 381, 394
デジレル　179, 235, 236, 254, 284, 314, 323, 337, 390
テノーミン　367
デパケン　244, 347, 394
デパケンR　347, 394
デパス　355, 396
デプロメール　43, 136, 140, 170, 195, 225, 228, 234, 235, 240, 243, 249, 254, 256, 257, 258, 268, 277, 284, 323, 324, 328, 329, 330, 353, 388, 403
テルネリン　170
トフラニール　33, 129, 153, 179, 181, 194, 211, 213, 217, 218, 235, 243, 250, 254, 268, 270, 277, 284, 288, 289, 312, 324, 331, 389
ドリエル　287, 383
トリプタノール　235, 243, 268, 277, 288, 310, 324, 331, 389
トリラホン　33, 179, 258, 261, 263, 370, 373, 374, 392
トレドミン　325, 336, 403

ナ

ナディック　362, 367, 388
ネオペリドール　374
ノリトレン　43, 131, 151, 156, 211, 212, 218, 243, 250, 254, 258, 262, 268, 270, 284, 311, 318, 324, 331, 333, 389

ハ

パキシル　43, 133, 140, 150, 170, 225, 228, 240, 243, 249, 254, 256, 257, 258, 277, 283, 323, 324, 326, 336, 353, 388, 403, 404
バランス　355, 356, 396
ハルシオン　354, 395
ハロマンス　374
ヒスマナール　170
ピーゼットシー　33, 179, 258, 261, 263, 370, 374, 392
ヒダントール　316
ヒベルナ　376

ヒルナミン　374
ピレチア　376
フルデカシン　374
フルメジン　270, 371, 372, 374, 376, 392
ベタナミン　33, 140, 142, 182, 194, 218, 283, 296, 302, 305, 310, 313, 387
ペリアクチン　310
ポララミン　354, 395

マ

マイスリー　287, 396
メイラックス　355, 396
メルビン　380
メレリル　33, 219, 288, 370, 371, 373, 374, 375, 393, 400
メンドン　228, 250, 256, 257, 354, 357, 396

ラ

ランドセン　69, 150, 219, 227, 228, 244, 250, 256, 257, 263, 270, 273, 274, 287, 354, 355, 356, 357, 376, 381, 395
リスパダール　132, 179, 215, 217, 219, 224, 226, 228, 240, 244, 254, 258, 261, 263, 268, 270, 288, 301, 370, 371, 372, 374, 375, 376, 378, 379, 380, 381, 391, 405
リーゼ　355, 396
リタリン　32, 33, 36, 69, 74, 129, 134, 135, 140, 142, 151, 161, 171, 194, 210, 218, 296, 297, 302, 305, 308, 366, 387, 402
リボトリール　69, 150, 219, 227, 228, 244, 250, 256, 257, 263, 270, 273, 274, 287, 354, 355, 356, 357, 376, 381, 395
リーマス　129, 135, 141, 142, 151, 153, 154, 156, 179, 181, 182, 194, 219, 227, 228, 236, 238, 243, 244, 263, 274, 277, 282, 311, 341, 342, 381, 393
ルジオミール　324, 389
ルボックス　43, 136, 140, 170, 195, 225, 228, 234, 235, 240, 243, 249, 254, 256, 257, 258, 268, 277, 284, 323, 324, 328, 329, 330, 353, 388, 403
ルーラン　372, 378, 380, 391, 405
レキソタン　355, 396
レスタミン　180, 249, 310, 314, 333, 354, 383, 394
レスリン　235, 254, 284, 314, 323, 337, 390
レボトミン　374

ワ

ワイパックス　69, 227, 243, 250, 256, 257, 263, 287, 354, 356, 357, 381, 395

薬物索引（欧文）

A

Abilify　372, 391
acetaminophen　297
Actifed　314
Adderall　69, 140, 142, 156, 179, 194, 210, 211, 218, 296, 297, 302, 305, 310, 387
Adderall XR　38, 159, 210, 283, 304, 305, 306, 309, 310, 387
Advil　345
alprazolam　148, 250, 263, 354, 355, 356, 395
amantadine　152, 376, 380
Ambien　396
amitriptyline　145, 235, 243, 268, 277, 288, 310, 324, 331, 389
amphetamine　38, 218
Anafranil　325, 389
aripiprazole　80, 228, 240, 244, 261, 263, 268, 270, 371, 372, 375, 378, 379, 381, 391, 405
astemizole　170
Atarax　354, 395
atenolol　367
Ativan　297, 354, 395

atomoxetine 38, 43, 46, 132, 140, 143, 145, 211, 212, 213, 214, 215, 218, 225, 235, 236, 241, 250, 251, 256, 269, 270, 300, 301, 311, 314, 315, 316, 318, 370, 387, 400, 402
Aurorix 326, 391

B

Benadryl 287, 354, 384, 394
benztropine 151, 152, 376
biperiden 376
blonanserin 378
bromazepam 355, 396
bupropion 45, 146, 153, 154, 156, 195, 211, 212, 213, 215, 218, 235, 236, 241, 243, 244, 281, 283, 284, 311, 314, 323, 325, 335, 390
Buspar 156, 212, 236, 251, 256, 257, 284, 355, 359, 396
buspirone 147, 156, 212, 236, 251, 256, 284, 355, 359, 396

C

Carbachol 342, 394
carbamazepine 33, 147, 153, 180, 182, 194, 219, 227, 228, 238, 244, 273, 274, 316, 342, 345, 350, 394
Catapres 362, 388
Celexa 43, 140, 195, 225, 228, 235, 236, 240, 243, 249, 254, 256, 257, 258, 277, 284, 323, 324, 329, 389, 404
cetirizine hydrochloride 170, 330
chlordiazepoxide 355, 356, 396
chlorpheniramine maleate 354, 395
chlorpromazine 33, 146, 219, 240, 261, 263, 274, 288, 370, 373, 374, 375, 393
Chlor-trimeton 354, 395
Cibalith 342, 393
cimetidine 170
citalopram 43, 140, 146, 195, 225, 228, 235, 236, 243, 254, 256, 258, 277, 284, 323, 324, 329, 389, 403
clemastine 170

clemastine fumarate 330
clomipramine 145, 225, 228, 243, 257, 258, 268, 325, 331, 389
clonazepam 69, 148, 150, 219, 227, 228, 244, 250, 256, 263, 270, 273, 274, 287, 297, 354, 355, 356, 376, 381, 395
clonidine 33, 36, 135, 148, 152, 161, 179, 195, 211, 215, 218, 219, 226, 228, 241, 244, 268, 269, 270, 274, 286, 287, 288, 292, 300, 301, 310, 311, 312, 315, 361, 362, 363, 365, 370, 383, 388
clorazepate 148, 228, 250, 256, 297, 354, 357, 396
clotiazepam 355, 396
clozapine 146, 182, 261, 263, 371, 372, 374, 378, 379, 391
Clozaril 182, 261, 263, 371, 372, 374, 378, 379, 391
codeine 171
Cogentin 151, 152, 376
Concerta 19, 38, 69, 140, 159, 210, 211, 218, 283, 296, 297, 304, 305, 306, 309, 310, 387, 402
Corgard 362, 388
Cylert 218, 297, 305, 387
Cymbalta 235, 243, 325, 339, 390
cyproheptadine 310

D

Depakene Sprinkles 342, 394
Depakote 33, 151, 182, 194, 219, 227, 228, 238, 244, 273, 274, 277, 316, 342, 347, 348, 349, 381, 394
Depakote ER 342, 347
desipramine 33, 43, 135, 145, 149, 156, 181, 194, 211, 213, 218, 235, 236, 243, 268, 270, 277, 301, 324, 331, 334, 389
desmopressin 148, 289, 385
Desoxyn 194
Desyrel 325, 390
Dexedrine 69, 140, 142, 151, 156, 161, 192, 210, 218, 283, 296, 297, 302, 305, 308, 387

索引 433

dextroamphetamine 69, 145, 151, 156, 161, 192, 210, 218, 296, 302, 305, 387
diazepam 69, 148, 151, 179, 212, 219, 227, 249, 250, 256, 258, 274, 284, 287, 297, 354, 355, 357, 395
diphenhydramine 180, 249, 287, 310, 333, 354, 376, 383, 394
divalproex sodium 33, 147, 151, 182, 194, 219, 227, 228, 239, 244, 273, 274, 277, 316, 342, 347, 348, 381
D-methylphenidate 145
donepezil 211, 214, 224, 226, 321
doxepin 325, 331, 390
duloxetine 235, 243, 325, 339, 390

E

Effexor 133, 170, 212, 213, 240, 243, 249, 284, 323, 325, 336, 339, 390, 404
Elavil 324, 389
erythromycin 330
escitalopram 140, 146, 195, 225, 228, 235, 243, 254, 257, 284, 323, 324, 329, 389, 403
Eskalith 342, 393
ethyl loflazepate 355, 396
etizolam 355, 396
Exelon 211, 214, 224, 226, 321

F

famotidine 170
fexofenadine hydrochloride 170, 330
fluoxetine 33, 43, 129, 133, 140, 141, 146, 149, 153, 179, 195, 213, 225, 228, 234, 243, 254, 256, 258, 268, 276, 277, 283, 314, 323, 324, 327, 328, 359, 388, 403
fluphenazine 147, 270, 371, 372, 374, 376, 392
fluphenazine decanoate 374
fluphenazine enanthate 374
fluvoxamine 43, 136, 140, 146, 170, 195, 225, 228, 234, 235, 243, 249, 254, 256, 258, 268, 277, 284, 323, 324, 328, 329, 353, 388, 403
Focalin 210, 305, 387

G

gabapentin 142, 147, 151, 182, 219, 227, 228, 239, 244, 273, 277, 342, 349, 351, 394
Gabitril 239, 244, 342, 352, 394
galantamine 208, 211, 214, 224, 226, 321
Geodon 228, 239, 240, 244, 261, 263, 268, 270, 301, 371, 372, 374, 375, 378, 379, 380, 391
guanfacine 36, 148, 161, 211, 215, 218, 219, 228, 241, 268, 270, 274, 292, 311, 361, 362, 366, 388

H

Halcion 354, 395
Haldol 372, 374, 392
haloperidol 33, 147, 151, 226, 261, 263, 268, 270, 301, 370, 371, 372, 374, 375, 376, 392
haloperidol decanoate 374
hydroxyzine 249, 333, 354, 395

I

ibuprofen 345
imipramine 33, 129, 145, 153, 179, 181, 194, 211, 213, 217, 218, 235, 243, 250, 254, 268, 270, 277, 284, 288, 289, 312, 324, 331, 389
Inderal 362, 388
iXel 325, 390

K

Keppra 140, 351
Klonopin 297, 354, 395

L

Lamictal 151, 180, 227, 239, 240, 244, 273, 316, 342, 349, 394
lamotrigine 147, 151, 180, 227, 239,

240, 244, 273, 316, 342, 349, 394
levetiracetam 140, 351
levomepromazine 374
Lexapro 140, 195, 225, 228, 234, 240, 243, 249, 254, 257, 284, 323, 324, 329, 389
Librium 355, 396
lithium 129, 135, 141, 142, 151, 153, 154, 156, 179, 181, 182, 194, 219, 227, 228, 236, 238, 239, 243, 244, 263, 274, 277, 282, 311, 341, 381
lithium carbonate 147, 341, 342, 393
Lithobid 342, 344, 393
Lithonate 342, 393
Lithotabs 342, 344, 393
loratadine 170, 330
lorazepam 69, 227, 243, 250, 256, 263, 287, 297, 354, 356, 381, 395
loxapine 371, 373, 392
Loxitane 371, 373, 392
Ludiomil 324, 389
lurasidone 378
Luvox 324, 388, 404

M

Manerix 326, 391
maprotiline 324, 389
melatonin 287, 288, 310, 312, 384
Mellaril 373, 393
Meridia 277, 325, 390
mesoridazine 373, 393
Metadate 140, 296, 297
Metadate CD 159, 210, 218, 283, 304, 305, 306, 387
metformin 380
methadone 281
methamphetamine 194
Methylin 305, 387
methylphenidate 33, 69, 74, 129, 134, 135, 142, 145, 161, 171, 194, 210, 218, 296, 298, 302, 304, 305, 306, 362, 365, 387, 402
Methypatch 309

milnacipran 325, 336, 390, 403
mirtazapine 152, 235, 243, 254, 256, 284, 288, 310, 312, 323, 325, 338, 390, 404
Moban 373, 393
moclobemide 391
modafinil 211, 321
molindone 373, 393
Motrin 345

N

nadolol 362, 367, 388
naltrexone 219, 225, 226, 228, 274, 281
Nardil 169, 325, 338, 391
Navane 370, 373, 375, 376, 392
nefazodone 146, 212, 235, 236, 240, 243, 254, 256, 284, 314, 325, 337, 390, 404
Neurontin 142, 151, 182, 219, 227, 228, 239, 244, 273, 277, 284, 342, 349, 351, 394
nizatidine 170, 380
Norpramin 324, 331, 389
nortriptyline 43, 131, 140, 145, 151, 156, 211, 212, 218, 243, 250, 254, 258, 262, 268, 270, 284, 311, 318, 324, 331, 333, 389

O

olanzapine 132, 146, 179, 217, 219, 228, 244, 254, 258, 261, 263, 268, 274, 288, 371, 372, 374, 378, 391, 405
oloxazolam 355, 396
Orap 372, 392
oxazepam 250, 354, 356, 395
oxcarbazepine 147, 151, 219, 227, 228, 239, 240, 244, 273, 277, 342, 349, 350, 394
oxycodone HCL 297

P

Pamelor 324, 389
Parnate 169, 326, 338, 391
paroxetine 43, 133, 140, 146, 150,

225, 228, 243, 254, 256, 258, 277, 284, 323, 324, 326, 336, 353, 388, 402, 403, 405
Paxil　　324, 388, 404
pemoline　　33, 142, 145, 182, 194, 218, 283, 296, 297, 302, 305, 310, 313, 387, 401
Percocet　　297
Percodan　　171
perospirone　　372, 378, 391, 405
perphenazine　　33, 146, 179, 258, 261, 263, 370, 373, 374, 392
Pertofrane　　324, 331, 389
phenelzine　　169, 325, 338, 391
phenytoin　　316
pimozide　　147, 268, 270, 301, 370, 371, 372, 375, 376, 392,
pindolol　　367
Prolixin　　372, 374, 392
promethazine　　376
propranolol　　148, 152, 219, 226, 228, 253, 263, 274, 362, 365, 366, 367, 370, 376, 388
protriptyline　　145, 324, 331, 389
Provigil　　211, 321
Prozac　　33, 43, 129, 133, 140, 141, 149, 153, 170, 179, 195, 213, 225, 228, 234, 235, 240, 243, 249, 254, 256, 257, 258, 268, 276, 277, 283, 314, 323, 324, 326, 327, 328, 329, 330, 359, 388, 404

Q

quetiapine　　146, 179, 219, 228, 240, 243, 244, 261, 263, 370, 371, 372, 374, 378, 391, 405

R

Remeron　　152, 235, 243, 254, 256, 284, 288, 310, 312, 323, 325, 338, 390, 404
Reminyl　　208, 211, 214, 224, 226, 321
ReVia　　219, 226, 228
Risperdal　　372, 391
risperidone　　132, 147, 179, 215, 217,
219, 224, 226, 228, 240, 244, 254, 258, 261, 263, 268, 270, 288, 301, 370, 371, 372, 374, 378, 391, 405
Ritalin　　305, 387
Ritalin LA　　159, 210, 218, 283, 296, 304, 305, 306, 309, 310, 387
rivastigmine　　211, 214, 224, 226, 321

S

Serax　　250, 354, 356, 395
Serentil　　373, 393
Seroquel　　372, 391
sertraline　　43, 136, 140, 146, 151, 179, 195, 225, 228, 234, 243, 254, 256, 258, 276, 277, 283, 323, 324, 327, 328, 329, 353, 388, 403, 404
Serzone　　170, 212, 235, 236, 240, 243, 249, 254, 256, 284, 314, 325, 337, 390, 404
sibutramine　　277, 325, 390
Sinequan　　325, 331, 390
sodium valproate　　147, 342, 347, 348
Sonata　　396
Stelazine　　33, 261, 263, 370, 373, 374, 375, 376, 392
Strattera　　38, 43, 46, 132, 140, 143, 159, 211, 212, 213, 214, 215, 218, 219, 225, 235, 236, 241, 250, 251, 256, 269, 270, 300, 301, 311, 314, 315, 316, 318, 319, 370, 387, 400, 402
Sudafed　　314

T

tandospirone　　355, 359, 396
Tegretol　　342, 394
Tenex　　362, 388
thioridazine　　33, 146, 219, 288, 370, 373, 374, 375, 376, 393, 400
thiothixene　　146, 373, 375, 392
Thorazine　　373, 374, 393
tiagabine　　147, 239, 244, 342, 349, 352, 394
tizanidine　　170

Tofranil   324, 389
Topamax   140, 239, 240, 244, 277, 342, 349, 350, 394
topiramate   140, 147, 239, 240, 244, 277, 342, 349, 350, 394
Tranxene   297, 354, 396
tranylcypromine   169, 326, 338, 391
trazodone   146, 179, 235, 236, 254, 284, 314, 323, 325, 337, 390
Trexane   219, 225, 226, 228, 274
triazolam   354, 395
trifluoperazine   33, 146, 261, 263, 370, 373, 374, 375, 376, 392
trihexyphenidyl   152, 376
Trilafon   373, 392
Trileptal   151, 219, 227, 228, 239, 240, 244, 273, 277, 342, 349, 350, 394

V

Valium   297, 354, 395
Valproate   342, 347, 394
valproic acid   244, 394
venlafaxine   133, 146, 212, 213, 240, 243, 284, 323, 325, 336, 339, 390, 403, 404
Vistaril   354, 395
Vivactyl   324, 331, 389

W

Wellbutrin   45, 153, 154, 195, 211, 212, 213, 215, 218, 219, 235, 236, 240, 241, 243, 244, 281, 283, 284, 311, 314, 323, 325, 335, 390, 404
Wellbutrin XL   159

X

Xanax   354, 395

Z

zaleplon   396
ziprasidone   146, 228, 239, 240, 244, 261, 263, 268, 270, 301, 371, 372, 374, 375, 378, 379, 380, 391

Zoloft   43, 136, 140, 151, 170, 179, 195, 225, 228, 234, 235, 240, 243, 249, 254, 256, 258, 276, 277, 283, 323, 324, 327, 328, 329, 353, 388, 404
zolpidem   287, 396
Zyban   281, 335
Zyprexa   372, 391

訳者あとがき

　お子さんを児童精神科の外来に連れて行こうと決意されるまでには，いろいろな経過があったに違いありません。お子さんにみられた変化に気づき，激しく動揺したり，途方に暮れたりしたかもしれません。ご家族に相談しても，お子さんの状態を軽くしか認めてもらえずに「気にしすぎなのではないか」と言われたり，挙げ句の果てにはご自身の子育てのせいにされて悔しいような情けないような思いをされたかもしれません。そこで，思い切って親戚や友人に相談してみたところ，ずいぶんと物知り顔に忠告されたり，こっぴどく言われてしまい，余計に辛い思いをされたかもしれません。誰にも今の辛さをわかってもらえないと落ち込み，絶望の淵に立たされたときに，本当に自分の子育てのせいではないだろうかと真剣に悩み，ご自身を責めてしまうこともあったかもしれません。お子さんが心の変調を来せばさまざまな行動の変化として表れますし，その結果，お子さんに接するご家族の心の安定を揺るがしたり，親子関係にはこれまではなかったはずの微妙なきしみを生じたりすることも少なくないでしょう。この状況から抜け出したい，そういう必死の思いで外来を受診しようと決意したに違いありません。

　児童精神科の外来では，今困っている事柄だけでなく，育ちの経過を聞かれたり，これまでのご家庭，保育園や学校での様子を詳しく聞かれたりするでしょう。いくつかの心理検査を勧められるかもしれません。そして，それらを踏まえて，考えられる診断名が伝えられ，行いうる治療法についていくつかの提案がなされたはずです。家庭や学校で行える取り組みについて具体的な提案を受けたり，プレイセラピーなどの心理療法を勧められたりしたかも知れません。そして，しばしば，それらと一緒に薬物療法を勧められることになります。ところが，ここから親御さんの新たな動揺が始まるのです。「私は，子どもを病気扱いしているのではないだろうか」，「主治医は，子どもの悪い面しか診てくれていないのではないだろうか」，「やっぱり周りの人が言うように子どもの問題は自分に責任があるのではないだろうか」，「子どもに薬を飲ませるなんて，ひどい親なのだろうか」，「子どもの悩みさえ聞いてくれたら良くなるのではないだろうか」といったさまざまな思いです。

　そもそも親御さん自身が，子どもの変化にいち早く気づき，子どものため

にも何とかしたいと思って児童精神科の外来を受診しようと決意したはずです。何も気軽に受診したわけではなく，これまでにも色々な努力をされてきたのではないでしょうか。子どもの抱える問題は，そんなに簡単に解決するとは思っていなかったはずです。お子さんの回復を助けるために少しでも役立つのであれば，できるだけのことはしてあげたい。薬物療法も，そんな「してあげられること」の1つなのです。薬物療法が効果的であれば，心理療法による接近も，家庭や学校での取り組みも行いやすくなります。薬物療法を認めることは，家族の敗北を意味したり，学校での取り組みを放棄することを意味するものではありません。薬物療法を認めることで，お子さんに対するより効果的な取り組みが可能になるのです。

　薬物療法を始めるまでに，あるいは，薬物療法を受けるようになってからも，親御さんはさまざまな心配を抱えます。わが子の病状はいったいどんな病気の症状で，どんなメカニズムで薬は作用していて，どんな効果と副作用があるのだろうか。親はどのようなことに注意をして観察しておけば，効果や副作用を正確にとらえられるのだろうか。薬は本当に効いているのだろうか。薬をいつまで飲まないといけないのだろうか。長期間にわたって薬を飲んで，取り返しのつかない副作用が起きないだろうか。主治医の判断や説明は正しいのだろうか。もっと他の治療法はないのだろうか…といった数え切れないほどの疑問です。

　そんな親御さんのためにWilens先生の診察室は開かれています。Wilens先生は，いつも優しく，平易な語り口で，親御さんに真摯に接してくれます。しかし，Wilens先生は，親御さんを安心させる言葉ばかりを並べてはくれません。薬のもつ効果だけでなく，その限界や副作用についても，はっきりと伝えようとします。なぜなら，親御さんが求めているのは正確な知識であり，それを率直(ストレート)に伝えることが最も大切であるとWilens先生は考えるからです。この本には，子どもの精神科薬物療法について，いまわかっていることが，ありのままに書かれています。学術誌や学会などで発表されたばかりの最新の情報も多く盛り込まれています。これらの知識を共有することで，児童精神科医と親御さんがともに手を携えて，子どもの治療に取り組むことができるのです。ほかの誰よりも親御さんは，子どもに接し，子どものことを知り，子どもを見守っているのですから，親御さんこそが最善の共同治療者となり得

るわけです。本書を手に取られたことも，親御さんが主治医とともに治療に取り組もうとした第一歩なのです。

　本書の訳出にあたっては，翻訳家の大村正樹氏に正確な訳出をして頂いた上で，監訳者が本文と一字一句照らし合わしながら翻訳を完成させていきました。翻訳の過程では，Wilens 先生の語り口を可能な限りお伝えできるように，正確でありながらも，わかりやすく，読みやすい日本語を心がけました。また，本書が米国で刊行された 2004 年から 2006 年までの最新の動向をお伝えできるように，本文のいたるところに監訳者が注釈を加え，長い注釈は巻末に訳注として収めました。米国と日本の医療システムには相当な違いがありますので，その点に関する注釈も加えました。単なる翻訳書に止まらず，日本で初めてのわかりやすい最新の子どもの精神科薬物療法ガイドブックが完成したのではないかと自負しております。

　Wilens 先生も「はじめに」で述べていますが，私もある日突然に児童精神科医になっていたわけではありません。いつも児童精神医学の研究と臨床を導いて頂いている京都大学医学部保健学科の十一元三教授，京都大学医学部精神医学教室での臨床と研究活動を支えて頂いている林拓二教授を始めとする医局の先生方や医療スタッフの皆様，大学院での指導を頂いた扇谷明先生，その他，さまざまな機関のさまざまな職種のさまざまな先生方にお世話になりました。また，児童精神科の臨床に携わっていた両親の影響を強く受けてきましたし，心理臨床の第一線でいまも活躍している父の姿は私の手本でもあります。そして，臨床経験を通じて多くを教えて頂いている子どもたちと親御さんに心より感謝したいと思います。また，本書の翻訳の機会を与えてくださり，校正のたびにおびただしい朱字を加えて，本書をよりわかりやすい表現に改めたり，刊行直前まで本書に最新の情報を盛り込もうとし続けた私に辛抱強くおつきあい頂いた星和書店の石澤雄司社長と近藤達哉氏に感謝申し上げます。

　本書が，児童精神科で薬物療法を受ける子どもたちとそのご家族の明日からの力となることを願っております。

2006 年 3 月
梅の花の香る京都にて
岡田　俊

訳者紹介

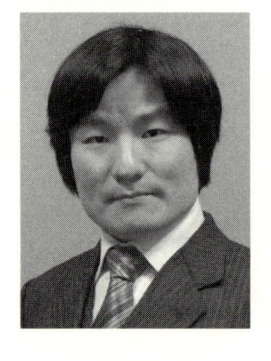

〈監訳・監修・翻訳〉
岡田　俊（おかだ　たかし）

大阪府生まれ。京都大学医学部医学科を卒業後，同附属病院精神科神経科に入局。光愛病院で精神科急性期治療，薬物依存症治療などに従事した後，京都大学大学院医学研究科博士課程脳病態生理学講座（精神医学）を経て，京都大学医学部精神医学教室の助手となり，2004年4月より病棟医長を務める。同病院の精神科神経科の外来では，18歳以下の児童と青年を対象とした児童外来を担当する。京都市教育委員会教育相談総合センターカウンセリングセンター嘱託精神科医，京都市発達障害者支援連絡協議会委員，京都市立北総合養護学校学校医（精神科医），京都市子育て支援総合センターこどもみらい館相談指導者でもある。

専門は，児童精神医学，臨床精神神経薬理学，認知科学。所属学会は，日本精神神経学会（正会員），日本児童青年精神医学会（正会員，編集参与），日本臨床精神神経薬理学会（正会員，専門医），日本生物学的精神医学会（正会員）など。研究対象は，精神生理学的指標や心理学的手法を用いた自閉症，アスペルガー障害，ADHDの認知特性と脳病態の解明，発達障害，精神病性障害，気分障害の薬物療法などである。著書（共著）に，「EBM精神疾患の治療 2006-2007」（中外医学社），「新規抗精神病薬のすべて」（先端医学社），「精神科臨床ニューアプローチ4　統合失調症と類縁疾患」（メジカルビュー社），「オランザピン100の報告」（星和書店），「オランザピン急性期の報告」（星和書店），「『顔』研究の最前線」（北大路書房），「サイコロジストのための精神医学の基礎知識（仮題）」（誠信書房，近刊），「広汎性発達障害ケースブック－青年・成人の司法事例を中心として－（仮題）」（星和書店，近刊）などがあり，そのほか多数の学術論文と訳書（共訳）がある。

〈翻訳〉
大村正樹（おおむら　まさき）

医薬翻訳会社，㈱ベルシオンの代表。新しい生命観と健康観の確立と普及を目指し，国際環境医学協会（IETA）を設立，主催。上智大学法学部法律学科卒業。1968年生まれ。

著者紹介

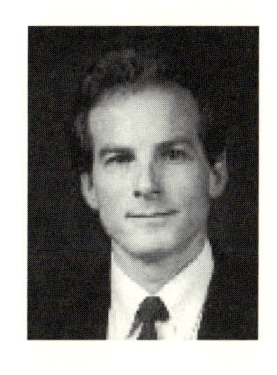

Timothy E. Wilens（ティモシー・E・ウィレンズ）

ハーバード大学医学部助教授（精神医学）であり，マサチューセッツ総合病院の児童精神薬理学クリニック物質嗜癖部門のディレクターを務める。児童青年期精神医学，成人期精神医学，嗜癖精神医学の資格を持ち，専門は，児童青年期と成人期の精神薬理学。ミシガン大学医学部で医学を学び，マサチューセッツ総合病院で研修を終えた。

研究対象は，注意欠陥/多動性障害（ADHD）と双極性障害と物質嗜癖との関連，児童青年期と成人期におけるADHDの薬物療法，若年発症の双極性障害などである。55冊以上の著書（共著）があり，専門誌に受理された論文数も140を数える。学会での発表も180を超え，国内外で多数の講演を行っている。米国精神医学会と米国児童青年精神医学アカデミーの上席フェローであるほか，多くの学会で重要な役職を担っている。児童精神科領域におけるボストンの最も優れた医師，そして，米国における最も優れた医師に常に選ばれている。

わかりやすい
子どもの精神科薬物療法ガイドブック

2006年4月18日　初版第1刷発行

監訳・監修　岡田　俊
訳　　者　　岡田　俊　　大村正樹
発 行 者　　石澤雄司
発 行 所　　株式会社 星和書店
　　　　　　東京都杉並区上高井戸1-2-5　〒168-0074
　　　　　　電話　03(3329)0031（営業部）／03(3329)0033（編集部）
　　　　　　FAX　03(5374)7186

ⓒ 2006　星和書店　　　　Printed in Japan　　　　ISBN4-7911-0598-2

こころのライブラリー（7）
トゥレット症候群（チック）
脳と心と発達を解くひとつの鍵

金生由紀子、
高木道人 編

四六判
160p
1,500円

トゥレット症候群を生きる
止めどなき衝動

ハンドラー 著
高木道人 訳

四六判
224p
1,900円

**みんなで学ぶ
トゥレット症候群**

R.D.ブルーン、他著
赤井大郎、
高木道人 訳

四六判
292p
2,400円

［第2版増補］
ADHDの明日に向かって
認めあい，支えあい，ゆるしあう
ネットワークをめざして

田中康雄 著

四六判
272p
1,900円

こころのライブラリー（9）
ADHD（注意欠陥／多動性障害）
治療・援助法の確立を目指して

上林靖子、
齋藤万比古 他著

四六判
196p
1,600円

発行：星和書店　http://www.seiwa-pb.co.jp　価格は本体（税別）です

こころのライブラリー(2)
赤ちゃんのこころ
乳幼児精神医学の誕生

清水將之 他著

四六判
136p
1,200円

こころのライブラリー(3)
子どもたちのいま
虐待、家庭内暴力、不登校などの問題

西澤哲 他著

四六判
172p
1,300円

虐待される子どもたち
子どもを虐待から守るために

ジョーゲンセン 著
門眞一郎 監訳

四六判
224p
2,330円

こころのライブラリー(5)
幼児虐待
原因と予防

レンボイツ 著
沢村灌、久保紘章 訳

四六判
328p
2,330円

発行：星和書店　　http://www.seiwa-pb.co.jp　　価格は本体(税別)です

虹の架け橋
自閉症・アスペルガー症候群の
心の世界を理解するために

ピーター・サットマリ 著
佐藤美奈子、
門 眞一郎 訳

四六判
404p
1,900円

みんなで学ぶ
アスペルガー症候群と
高機能自閉症

S.オゾノフ 他著
田中康雄、
佐藤美奈子 訳

A5判
400p
2,600円

精神科治療学 第19巻第9号（2004年9月）
アスペルガー症候群 I
―思春期以降の対応―

B5判
112p
2,880円

精神科治療学 第19巻第10号（2004年10月）
アスペルガー症候群 II
―思春期以降の対応―

B5判
116p
2,880円

心の地図 上 〈児童期―青年期〉
こころの障害を理解する

市橋秀夫 著

四六判
296p
1,900円

発行：星和書店　　http://www.seiwa-pb.co.jp　　価格は本体（税別）です

自閉症の心の世界
認知心理学からのアプローチ

F. ハッペ 著
石坂好樹、他訳

四六判
272p
2,600円

自閉症の診療
診療の実際を具体的に紹介

安藤春彦 著

A5判
208p
3,680円

こころの臨床 à·la·carte
第23巻第3号（2004年9月）
自閉症理解の現在
―より進んだ地平を求めて

B5判
136p
2,300円

自閉症と発達障害研究の進歩2000／Vol. 4
〈特集〉アスペルガー症候群

高木隆郎、
M.ラター、
E.ショプラー 編

B5判
352p
5,800円

自閉症と発達障害研究の進歩2001／Vol. 5
〈特集〉自閉症の治療

高木隆郎、
M.ラター、
E.ショプラー 編

B5判
360p
7,800円

発行：星和書店　http://www.seiwa-pb.co.jp　価格は本体（税別）です

境界性人格障害＝BPD
はれものにさわるような毎日を
すごしている方々へ

メイソン、
クリーガー 著
荒井秀樹、野村祐子
束原美和子 訳

A5判
352p
2,800円

境界性人格障害＝BPD
実践ワークブック
はれものにさわるような毎日を
すごしている方々のための具体的対処法

クリーガー、
シャーリー 著
遊佐安一郎 監訳
野村、束原、黒沢 訳

A5判
336p
2,600円

こころの治療薬ハンドブック
第4版
向精神薬の錠剤のカラー写真が満載

青葉安里、
諸川由実代 編

四六判
256p
2,600円

家族のための
摂食障害ガイドブック

ロック、グラン 著
上原徹、
佐藤美奈子 訳

四六判
424p
2,500円

食も心もマインドフルに
食べ物との素敵な関係を楽しむために

S.アルバース 著
上原徹、
佐藤美奈子 訳

四六判
288p
1,800円

発行：星和書店　http://www.seiwa-pb.co.jp　価格は本体（税別）です